U0389100

Chikungunya Virus Methods and Protocols

基孔肯雅病毒理论与实验技术指南

主　编　〔新加坡〕J.朱江昂
　　　　〔新加坡〕江瑞锦
主　译　刘红旗
副主译　马得宏　刘建生　徐婧雯

科学出版社

北　京

图字：01-2022-0210 号

内 容 简 介

本书为 Humana Press 出版的"分子生物学方法"（*Methods in Molecular Biology*）系列丛书之一，原书作者都是相关领域的专家，针对基孔肯雅病毒研究相关的实验技术方法，以标准操作规程（SOP）的体例，从基本概念、实验原理到具体操作步骤，进行了详尽描述。本书内容涵盖了临床和诊断病毒学、细胞和病毒培养实验技术及细胞应答研究中的生物信息学与蛋白质组学方法、免疫学和动物模型研究、抗病毒药物和疫苗研发。

本书可供从事病毒学基础研究与临床检测的科研人员，以及从事病毒学相关学习和研究的本科生、硕士及博士研究生参考使用。

图书在版编目（CIP）数据

基孔肯雅病毒理论与实验技术指南/(新加坡) J.朱江昂 (Justin Jang Hann Chu)，(新加坡) 江瑞锦 (Swee Kim Ang) 主编; 刘红旗主译. —北京：科学出版社，2023.2
书名原文: Chikungunya Virus Methods and Protocols

ISBN 978-7-03-073960-5

Ⅰ. ①基…　Ⅱ. ①J…　②江…　③刘…　Ⅲ. ①蚊科－虫媒病毒－病毒学
Ⅳ. ①R373.3

中国版本图书馆 CIP 数据核字（2022）第 226939 号

责任编辑：李　悦　闫小敏 / 责任校对：郑金红
责任印制：吴兆东 / 封面设计：刘新新

科学出版社 出版
北京东黄城根北街 16 号
邮政编码：100717
http://www.sciencep.com
北京中科印刷有限公司印刷
科学出版社发行　各地新华书店经销
*
2023 年 2 月第 一 版　开本：B5 (720×1000)
2025 年 1 月第三次印刷　印张：20 1/4
字数：403 000
定价：**198.00 元**
(如有印装质量问题，我社负责调换)

《基孔肯雅病毒理论与实验技术指南》译者名单

主　　译　刘红旗

副 主 译　马得宏　刘建生　徐婧雯

翻译人员（按姓氏拼音排序）

陈　双　　陈泓宇　　程美慧

丁开云　　李　会　　时　宇

苏春燕　　吴建超　　严　尧

张　静　　张峰源　　邹　萌

译 者 序

基孔肯雅病毒（Chikungunya virus，CHIKV）是一种由蚊子传播的病毒，其感染常导致发烧、头痛、皮疹、恶心、呕吐、肌痛、关节痛，对人类的健康和工作产生了重大影响。世界卫生组织将该病毒列为 C 类病原体。我国也将其列为第 2 类病原体（高致病性病原体）。人类第一次感染 CHIKV 发生在 70 年前（1952 年）的东非。随着全球旅行、贸易和交流的增加，CHIKV 以新发和再发的形式播散到世界各地。目前，CHIKV 已成为一个世界性的公共卫生问题。1987 年，中国第一例 CHIKV 感染病例报告于云南省。之后相继在浙江、广东和云南等地报告了 CHIKV 感染的本土病例和输入型病例。国内外的研究还发现了登革病毒和 CHIKV 的共感染。因此，开展针对基孔肯雅病毒的监测、防控和研究已经成为当前的热门领域。然而，国内尚未见"基孔肯雅病毒"相关的专著。我们团队在研究过程中发现了这本很实用的技术指南，希望将其翻译出来，供从事 CHIKV 相关科研、教学的科技工作者和学生等借鉴。随后与科学出版社沟通、协商，由科学出版社负责购买中译本版权，并予以出版。

原著 *Chikungunya Virus Methods and Protocols*（《基孔肯雅病毒理论与实验技术指南》）由新加坡国立大学微生物学与免疫学系教授 J. 朱江昂（Justin Jang Hann Chu）和江瑞锦（Swee Kim Ang）主编，是 Humana Press 出版的 *Methods in Molecular Biology* "分子生物学方法"系列丛书）之第 1426 卷。该书由来自比利时、马来西亚、新加坡、日本、印度、中国、美国、意大利、澳大利亚等国的 73 位科学家共同完成。本书分 4 个专题：临床和诊断病毒学，细胞培养、病毒复制和细胞反应，免疫学和动物模型研究，抗病毒药物和疫苗。这是一本融合了分子生物学、免疫学和病毒学等经典实验技术方法的实验操作手册，对相关人员具有很好的参考价值。

该书结集的章节内容以标准操作规程（SOP）的形式，从基本概念、实验原理到具体操作步骤，对基孔肯雅病毒研究相关的实验技术方法进行了详尽的描述。由于原著于 2016 年出版，距今已有 6 个年头，而分子生物学、病毒学、免疫学等实验技术日新月异。因此，书中引用的部分实验材料和分析软件略显过时，加之译者专业知识和翻译水平有限，书中存在不足之处在所难免，恳请读者朋友批评指正。

在本译著出版之际，首先向原著的作者和出版社表示衷心感谢；其次向所有参与翻译和修订的专家、学者及研究生表示感谢，感谢他们一丝不苟的精神和为此付出的辛劳；最后，感谢科学出版社的大力支持！

中国医学科学院医学生物学研究所　刘红旗

2022 年 8 月 22 日

原 书 前 言

基孔肯雅病毒（CHIKV）是一种由蚊子传播的单股正链 RNA 病毒，属于披膜病毒科（Togaviridae）甲病毒属（*Alphavirus*）。CHIKV 感染人类已成为一种重要的再发传染病。最近，包括美国和欧洲等在内的世界多地暴发了该疫情，因此，该疾病不再局限于热带发展中国家。本书为越来越多的 CHIKV 研究人员提供了一本实用的手册，汇集和涵盖了全球领先实验室关于 CHIKV 研究各个方面的多学科方法。内容包括临床和诊断病毒学技术、细胞和病毒培养基本方案、细胞应答研究中生物信息学和蛋白质组学方法。此外，这本综合性手册还涵盖了免疫学和动物模型研究的方法，以及开发治疗 CHIKV 感染的抗病毒药物和疫苗的不同策略。

J. 朱江昂（新加坡）

江瑞锦（新加坡）

目　录

第一部分　临床和诊断病毒学

第一章　基孔肯雅病毒进化和流行病学 3
1.1　引言 3
1.2　病毒的传播循环和媒介 3
1.3　病毒的历史和起源 4
1.4　2004 年以来基孔肯雅病毒的流行病学和感染传播情况 5
1.5　基孔肯雅病毒在西半球的感染情况 6
1.6　结语 7
参考文献 7
第二章　基孔肯雅病毒分子流行病学 10
2.1　引言 10
2.2　材料 12
　　2.2.1　病毒 RNA 的提取 12
　　2.2.2　一步法反转录-聚合酶链反应（One-step RT-PCR） 12
　　2.2.3　聚合酶链反应（PCR）产物的琼脂糖凝胶电泳和纯化 13
　　2.2.4　测序反应 13
　　2.2.5　PCR 测序产物的纯化 13
2.3　方法 14
　　2.3.1　病毒 RNA 的提取 14
　　2.3.2　一步法 RT-PCR 14
　　2.3.3　琼脂糖凝胶电泳和纯化 PCR 产物 14
　　2.3.4　测序反应 15
　　2.3.5　纯化循环测序产物 15
　　2.3.6　测序数据编辑 16
　　2.3.7　系统发育树的构建 16

2.4 注释 ···16

参考文献 ··17

第三章 高级遗传方法学在基孔肯雅病毒进化和传播追踪溯源研究中的应用 ···19

3.1 引言 ···19

3.2 材料 ···20

3.3 方法 ···20

3.3.1 序列生成 ···21

3.3.2 从公共数据库获得序列 ··21

3.3.3 多序列比对 ···21

3.3.4 序列多态性和基因突变分析 ···22

3.3.5 中值连接进化网络的构建 ··23

3.3.6 生成一个时间尺度的贝叶斯系统发育树，并通过 BEAST
软件包计算目标序列到最近的共同祖先的时间（tMRCA）
以确定祖先的年代 ···24

3.3.7 BEAST 跟踪输出的可视化 ···26

3.3.8 用 BEAST 系统发育树输出方式构建最大分支可信度树 ················27

3.3.9 一致最大分支可信度树的可视化 ··27

3.3.10 通过 BEAST2 软件进行系统地理学分析来确定病毒株
时空传播特点 ···27

3.3.11 用 SPREAD 软件使系统地理学输出可视化 ································29

3.4 注释 ···29

参考文献 ··32

**第四章 基于合成肽的抗体检测方法诊断有无神经系统并发症的基孔肯雅
病毒感染** ···34

4.1 引言 ···34

4.2 材料 ···35

4.2.1 单向电泳 ···35

4.2.2 双向电泳 ···36

4.2.3 电洗脱 ···37

4.2.4 液相色谱-串联质谱（LC-MS/MS）分析 ·····································37

4.2.5 多肽合成 ···37

4.2.6 酶联免疫吸附试验（ELISA）···38

4.3 方法┈┈┈┈┈┈┈┈┈┈┈┈┈┈┈┈┈┈┈┈┈┈┈┈┈┈┈┈┈┈┈┈┈38

   4.3.1 单向电泳┈┈┈┈┈┈┈┈┈┈┈┈┈┈┈┈┈┈┈┈┈┈┈┈┈┈38

   4.3.2 双向电泳┈┈┈┈┈┈┈┈┈┈┈┈┈┈┈┈┈┈┈┈┈┈┈┈┈┈39

   4.3.3 电洗脱┈┈┈┈┈┈┈┈┈┈┈┈┈┈┈┈┈┈┈┈┈┈┈┈┈┈┈┈41

   4.3.4 蛋白液相色谱-串联质谱（LC-MS/MS）分析┈┈┈┈┈41

   4.3.5 多肽合成┈┈┈┈┈┈┈┈┈┈┈┈┈┈┈┈┈┈┈┈┈┈┈┈┈┈41

   4.3.6 酶联免疫吸附试验（ELISA）┈┈┈┈┈┈┈┈┈┈┈┈42

4.4 注释┈┈┈┈┈┈┈┈┈┈┈┈┈┈┈┈┈┈┈┈┈┈┈┈┈┈┈┈┈┈┈┈┈43

参考文献┈┈┈┈┈┈┈┈┈┈┈┈┈┈┈┈┈┈┈┈┈┈┈┈┈┈┈┈┈┈┈┈44

第五章 E2 糖蛋白在 Sf9 昆虫细胞的表达和纯化及其在血清学中的应用┈┈┈45

5.1 引言┈┈┈┈┈┈┈┈┈┈┈┈┈┈┈┈┈┈┈┈┈┈┈┈┈┈┈┈┈┈┈┈┈45

5.2 材料┈┈┈┈┈┈┈┈┈┈┈┈┈┈┈┈┈┈┈┈┈┈┈┈┈┈┈┈┈┈┈┈┈46

   5.2.1 昆虫表达组件的构建┈┈┈┈┈┈┈┈┈┈┈┈┈┈┈┈┈┈47

   5.2.2 Sf9 细胞的维持及 E2 糖蛋白的瞬时表达┈┈┈┈┈┈47

   5.2.3 在昆虫细胞中稳定表达 E2 糖蛋白┈┈┈┈┈┈┈┈┈47

   5.2.4 稳定表达细胞的冻存┈┈┈┈┈┈┈┈┈┈┈┈┈┈┈┈┈┈48

   5.2.5 自然分泌 CHIKV-E2 的纯化┈┈┈┈┈┈┈┈┈┈┈┈┈48

   5.2.6 基孔肯雅病毒的血清学诊断┈┈┈┈┈┈┈┈┈┈┈┈┈48

5.3 方法┈┈┈┈┈┈┈┈┈┈┈┈┈┈┈┈┈┈┈┈┈┈┈┈┈┈┈┈┈┈┈┈┈48

   5.3.1 构建昆虫表达组件┈┈┈┈┈┈┈┈┈┈┈┈┈┈┈┈┈┈┈48

   5.3.2 Sf9 细胞的维持和 E2 糖蛋白的瞬时表达┈┈┈┈┈49

   5.3.3 E2 糖蛋白在昆虫细胞中的稳定表达┈┈┈┈┈┈┈50

   5.3.4 稳定细胞的低温保存┈┈┈┈┈┈┈┈┈┈┈┈┈┈┈┈┈51

   5.3.5 纯化自然分泌的 CHIKV-E2 蛋白┈┈┈┈┈┈┈┈┈51

   5.3.6 CHIKV 的血清学诊断┈┈┈┈┈┈┈┈┈┈┈┈┈┈┈┈┈52

5.4 注释┈┈┈┈┈┈┈┈┈┈┈┈┈┈┈┈┈┈┈┈┈┈┈┈┈┈┈┈┈┈┈┈┈53

参考文献┈┈┈┈┈┈┈┈┈┈┈┈┈┈┈┈┈┈┈┈┈┈┈┈┈┈┈┈┈┈┈┈54

第六章 基于血清学工具的 CHIKV 感染诊断方法┈┈┈┈┈┈┈┈┈┈┈55

6.1 引言┈┈┈┈┈┈┈┈┈┈┈┈┈┈┈┈┈┈┈┈┈┈┈┈┈┈┈┈┈┈┈┈┈55

6.2 材料┈┈┈┈┈┈┈┈┈┈┈┈┈┈┈┈┈┈┈┈┈┈┈┈┈┈┈┈┈┈┈┈┈60

6.3 方法┈┈┈┈┈┈┈┈┈┈┈┈┈┈┈┈┈┈┈┈┈┈┈┈┈┈┈┈┈┈┈┈┈61

   6.3.1 血清样品的准备┈┈┈┈┈┈┈┈┈┈┈┈┈┈┈┈┈┈┈┈61

6.3.2　血清和病毒混合液的准备 ┈┈┈┈┈┈┈┈┈┈┈┈┈┈┈┈┈┈┈┈┈ 62

6.3.3　细胞培养 ┈┈┈┈┈┈┈┈┈┈┈┈┈┈┈┈┈┈┈┈┈┈┈┈┈┈┈┈┈┈┈┈ 62

6.3.4　用中和过的病毒感染细胞 ┈┈┈┈┈┈┈┈┈┈┈┈┈┈┈┈┈┈┈┈┈ 62

6.3.5　计算结果 ┈┈┈┈┈┈┈┈┈┈┈┈┈┈┈┈┈┈┈┈┈┈┈┈┈┈┈┈┈┈┈┈ 62

6.4　注释 ┈┈┈┈┈┈┈┈┈┈┈┈┈┈┈┈┈┈┈┈┈┈┈┈┈┈┈┈┈┈┈┈┈┈┈┈┈┈ 62

参考文献 ┈┈┈┈┈┈┈┈┈┈┈┈┈┈┈┈┈┈┈┈┈┈┈┈┈┈┈┈┈┈┈┈┈┈┈┈┈┈ 63

第七章　使用咽拭子及尿液标本诊断基孔肯雅病毒感染及其评价 ┈┈┈ 65

7.1　引言 ┈┈┈┈┈┈┈┈┈┈┈┈┈┈┈┈┈┈┈┈┈┈┈┈┈┈┈┈┈┈┈┈┈┈┈┈┈┈ 65

7.2　材料 ┈┈┈┈┈┈┈┈┈┈┈┈┈┈┈┈┈┈┈┈┈┈┈┈┈┈┈┈┈┈┈┈┈┈┈┈┈┈ 66

7.2.1　病毒检测 ┈┈┈┈┈┈┈┈┈┈┈┈┈┈┈┈┈┈┈┈┈┈┈┈┈┈┈┈┈┈┈┈ 66

7.2.2　ELISA 检测 IgM 抗体 ┈┈┈┈┈┈┈┈┈┈┈┈┈┈┈┈┈┈┈┈┈┈┈ 66

7.2.3　体外病毒分离 ┈┈┈┈┈┈┈┈┈┈┈┈┈┈┈┈┈┈┈┈┈┈┈┈┈┈┈┈ 67

7.2.4　体内病毒分离 ┈┈┈┈┈┈┈┈┈┈┈┈┈┈┈┈┈┈┈┈┈┈┈┈┈┈┈┈ 67

7.3　方法 ┈┈┈┈┈┈┈┈┈┈┈┈┈┈┈┈┈┈┈┈┈┈┈┈┈┈┈┈┈┈┈┈┈┈┈┈┈┈ 67

7.3.1　通过分子生物学技术和测序分析检测病毒基因组 ┈┈┈┈┈┈ 67

7.3.2　IgM 抗体捕获-ELISA 血清学检测 ┈┈┈┈┈┈┈┈┈┈┈┈┈┈┈ 68

7.3.3　体外病毒分离 ┈┈┈┈┈┈┈┈┈┈┈┈┈┈┈┈┈┈┈┈┈┈┈┈┈┈┈┈ 69

7.3.4　体内病毒分离 ┈┈┈┈┈┈┈┈┈┈┈┈┈┈┈┈┈┈┈┈┈┈┈┈┈┈┈┈ 70

7.4　注释 ┈┈┈┈┈┈┈┈┈┈┈┈┈┈┈┈┈┈┈┈┈┈┈┈┈┈┈┈┈┈┈┈┈┈┈┈┈┈ 70

参考文献 ┈┈┈┈┈┈┈┈┈┈┈┈┈┈┈┈┈┈┈┈┈┈┈┈┈┈┈┈┈┈┈┈┈┈┈┈┈┈ 71

第二部分　细胞培养、病毒复制和细胞反应

第八章　用蚊子细胞扩增基孔肯雅病毒 ┈┈┈┈┈┈┈┈┈┈┈┈┈┈┈┈┈┈┈ 75

8.1　引言 ┈┈┈┈┈┈┈┈┈┈┈┈┈┈┈┈┈┈┈┈┈┈┈┈┈┈┈┈┈┈┈┈┈┈┈┈┈┈ 75

8.2　材料 ┈┈┈┈┈┈┈┈┈┈┈┈┈┈┈┈┈┈┈┈┈┈┈┈┈┈┈┈┈┈┈┈┈┈┈┈┈┈ 76

8.2.1　培养 C6/36 细胞 ┈┈┈┈┈┈┈┈┈┈┈┈┈┈┈┈┈┈┈┈┈┈┈┈┈┈ 76

8.2.2　病毒扩增 ┈┈┈┈┈┈┈┈┈┈┈┈┈┈┈┈┈┈┈┈┈┈┈┈┈┈┈┈┈┈┈┈ 76

8.3　方法 ┈┈┈┈┈┈┈┈┈┈┈┈┈┈┈┈┈┈┈┈┈┈┈┈┈┈┈┈┈┈┈┈┈┈┈┈┈┈ 76

8.3.1　培养 C6/36 细胞 ┈┈┈┈┈┈┈┈┈┈┈┈┈┈┈┈┈┈┈┈┈┈┈┈┈┈ 76

8.3.2　病毒扩增 ┈┈┈┈┈┈┈┈┈┈┈┈┈┈┈┈┈┈┈┈┈┈┈┈┈┈┈┈┈┈┈┈ 77

8.4　注释 ┈┈┈┈┈┈┈┈┈┈┈┈┈┈┈┈┈┈┈┈┈┈┈┈┈┈┈┈┈┈┈┈┈┈┈┈┈┈ 78

　　参考文献 79
第九章　基孔肯雅病毒感染的定量分析——病毒蚀斑试验 81
　9.1　引言 81
　9.2　材料 82
　9.3　方法 83
　　　9.3.1　收集用于蚀斑试验的样本 83
　　　9.3.2　接种 BHK-21 细胞于 24 孔板 84
　　　9.3.3　蚀斑试验 84
　9.4　注释 86
　　参考文献 88
第十章　实时 RT-PCR 检测与定量分析基孔肯雅病毒 90
　10.1　引言 90
　10.2　材料 91
　　　10.2.1　寡核苷酸序列 91
　　　10.2.2　病毒 RNA 提取 91
　　　10.2.3　常规 RT-PCR 91
　　　10.2.4　PCR 产物的琼脂糖凝胶电泳及纯化 92
　　　10.2.5　体外转录合成 cDNA 92
　　　10.2.6　一步法 SYBR Green I 实时 RT-PCR 92
　　　10.2.7　一步法 TaqMan®实时 RT-PCR 92
　10.3　方法 92
　　　10.3.1　病毒 RNA 提取 93
　　　10.3.2　体外转录 PCR 产物的制备 93
　　　10.3.3　琼脂糖凝胶电泳及 PCR 产物纯化 93
　　　10.3.4　体外转录 94
　　　10.3.5　RNA 转录物的纯化 94
　　　10.3.6　总 RNA 产量的计算 94
　　　10.3.7　体外转录 RNA 拷贝数测定 95
　　　10.3.8　用于 RNA 绝对定量的标准品构建 95
　　　10.3.9　基于 SYBR-Green I 的实时 RT-PCR 的绝对定量 95
　　　10.3.10　基于 TaqMan®的实时 RT-PCR 的绝对定量 97
　　　10.3.11　定量未知样本中 CHIKV 载量 97

10.4　注释 ┈┈┈┈┈┈┈┈┈┈┈┈┈┈┈┈┈┈┈┈┈┈┈ 98

参考文献 ┈┈┈┈┈┈┈┈┈┈┈┈┈┈┈┈┈┈┈┈┈┈┈┈┈ 100

第十一章　伊蚊的基孔肯雅病毒感染 ┈┈┈┈┈┈┈┈┈┈┈┈ 102

11.1　引言 ┈┈┈┈┈┈┈┈┈┈┈┈┈┈┈┈┈┈┈┈┈┈┈ 102

11.2　材料 ┈┈┈┈┈┈┈┈┈┈┈┈┈┈┈┈┈┈┈┈┈┈┈ 103

　　11.2.1　含 CHIKV 的血液（CHIKV 血饲） ┈┈┈┈┈┈┈ 103

　　11.2.2　蚊子感染 ┈┈┈┈┈┈┈┈┈┈┈┈┈┈┈┈┈┈ 103

　　11.2.3　从蚊子收集 CHIKV ┈┈┈┈┈┈┈┈┈┈┈┈┈ 104

　　11.2.4　处理采集的蚊子脏器 ┈┈┈┈┈┈┈┈┈┈┈┈ 104

11.3　方法 ┈┈┈┈┈┈┈┈┈┈┈┈┈┈┈┈┈┈┈┈┈┈┈ 104

　　11.3.1　准备含病毒的血食物 ┈┈┈┈┈┈┈┈┈┈┈┈ 104

　　11.3.2　蚊子感染 ┈┈┈┈┈┈┈┈┈┈┈┈┈┈┈┈┈┈ 105

　　11.3.3　采集和处理受感染蚊虫的脏器 ┈┈┈┈┈┈┈┈ 106

　　11.3.4　处理采集的蚊虫组织器官 ┈┈┈┈┈┈┈┈┈┈ 108

11.4　注释 ┈┈┈┈┈┈┈┈┈┈┈┈┈┈┈┈┈┈┈┈┈┈┈ 108

参考文献 ┈┈┈┈┈┈┈┈┈┈┈┈┈┈┈┈┈┈┈┈┈┈┈┈┈ 109

第十二章　人工血食物感染蚊虫中 CHIKV 的分析 ┈┈┈┈┈ 111

12.1　引言 ┈┈┈┈┈┈┈┈┈┈┈┈┈┈┈┈┈┈┈┈┈┈┈ 111

12.2　材料 ┈┈┈┈┈┈┈┈┈┈┈┈┈┈┈┈┈┈┈┈┈┈┈ 112

　　12.2.1　蚊子的饲养 ┈┈┈┈┈┈┈┈┈┈┈┈┈┈┈┈ 112

　　12.2.2　制备含感染性 CHIKV 的血食物 ┈┈┈┈┈┈┈ 113

　　12.2.3　感染后蚊子的处理 ┈┈┈┈┈┈┈┈┈┈┈┈┈ 113

　　12.2.4　核酸的检测与定量 ┈┈┈┈┈┈┈┈┈┈┈┈┈ 114

12.3　方法 ┈┈┈┈┈┈┈┈┈┈┈┈┈┈┈┈┈┈┈┈┈┈┈ 115

　　12.3.1　埃及伊蚊和白纹伊蚊群落的饲养 ┈┈┈┈┈┈ 115

　　12.3.2　蚊子感染性血饲流程 ┈┈┈┈┈┈┈┈┈┈┈┈ 116

　　12.3.3　暴露后蚊子处理：通过分析 CPE 检测蚊子中的病毒 ┈┈ 117

　　12.3.4　暴露后蚊子处理：强迫唾液分泌 ┈┈┈┈┈┈ 118

　　12.3.5　CHIKV 核酸检测与定量 ┈┈┈┈┈┈┈┈┈┈ 119

12.4　注释 ┈┈┈┈┈┈┈┈┈┈┈┈┈┈┈┈┈┈┈┈┈┈┈ 119

参考文献 ┈┈┈┈┈┈┈┈┈┈┈┈┈┈┈┈┈┈┈┈┈┈┈┈┈ 121

第十三章　基孔肯雅病毒生长与荧光标记：免疫荧光法检测基孔肯雅病毒 ⋯⋯ 122

13.1　引言 ⋯⋯⋯⋯⋯⋯⋯⋯⋯⋯⋯⋯⋯⋯⋯⋯⋯⋯⋯⋯⋯⋯⋯⋯⋯⋯⋯ 122

13.2　材料 ⋯⋯⋯⋯⋯⋯⋯⋯⋯⋯⋯⋯⋯⋯⋯⋯⋯⋯⋯⋯⋯⋯⋯⋯⋯⋯⋯ 123

　13.2.1　病毒生长 ⋯⋯⋯⋯⋯⋯⋯⋯⋯⋯⋯⋯⋯⋯⋯⋯⋯⋯⋯⋯⋯⋯ 123

　13.2.2　荧光显微镜 ⋯⋯⋯⋯⋯⋯⋯⋯⋯⋯⋯⋯⋯⋯⋯⋯⋯⋯⋯⋯⋯ 123

　13.2.3　使用 IFA 进行血清学诊断 ⋯⋯⋯⋯⋯⋯⋯⋯⋯⋯⋯⋯⋯⋯ 124

　13.2.4　流式细胞术 ⋯⋯⋯⋯⋯⋯⋯⋯⋯⋯⋯⋯⋯⋯⋯⋯⋯⋯⋯⋯⋯ 124

13.3　方法 ⋯⋯⋯⋯⋯⋯⋯⋯⋯⋯⋯⋯⋯⋯⋯⋯⋯⋯⋯⋯⋯⋯⋯⋯⋯⋯⋯ 125

　13.3.1　细胞生长 ⋯⋯⋯⋯⋯⋯⋯⋯⋯⋯⋯⋯⋯⋯⋯⋯⋯⋯⋯⋯⋯⋯ 125

　13.3.2　荧光显微镜下确定病毒的生长 ⋯⋯⋯⋯⋯⋯⋯⋯⋯⋯⋯⋯ 125

　13.3.3　应用 IFA 进行血清学诊断 ⋯⋯⋯⋯⋯⋯⋯⋯⋯⋯⋯⋯⋯⋯ 126

　13.3.4　流式细胞术测定病毒生长 ⋯⋯⋯⋯⋯⋯⋯⋯⋯⋯⋯⋯⋯⋯ 127

13.4　注释 ⋯⋯⋯⋯⋯⋯⋯⋯⋯⋯⋯⋯⋯⋯⋯⋯⋯⋯⋯⋯⋯⋯⋯⋯⋯⋯⋯ 127

参考文献 ⋯⋯⋯⋯⋯⋯⋯⋯⋯⋯⋯⋯⋯⋯⋯⋯⋯⋯⋯⋯⋯⋯⋯⋯⋯⋯⋯⋯ 128

第十四章　用蔗糖密度梯度分离和制备基孔肯雅病毒样本用于透射电镜观察 ⋯ 130

14.1　引言 ⋯⋯⋯⋯⋯⋯⋯⋯⋯⋯⋯⋯⋯⋯⋯⋯⋯⋯⋯⋯⋯⋯⋯⋯⋯⋯⋯ 130

14.2　材料 ⋯⋯⋯⋯⋯⋯⋯⋯⋯⋯⋯⋯⋯⋯⋯⋯⋯⋯⋯⋯⋯⋯⋯⋯⋯⋯⋯ 131

　14.2.1　CHIKV 的分离与扩增 ⋯⋯⋯⋯⋯⋯⋯⋯⋯⋯⋯⋯⋯⋯⋯⋯ 131

　14.2.2　病毒纯化 ⋯⋯⋯⋯⋯⋯⋯⋯⋯⋯⋯⋯⋯⋯⋯⋯⋯⋯⋯⋯⋯⋯ 131

　14.2.3　负染色和免疫金标记法 ⋯⋯⋯⋯⋯⋯⋯⋯⋯⋯⋯⋯⋯⋯⋯ 132

14.3　方法 ⋯⋯⋯⋯⋯⋯⋯⋯⋯⋯⋯⋯⋯⋯⋯⋯⋯⋯⋯⋯⋯⋯⋯⋯⋯⋯⋯ 132

　14.3.1　分离 CHIKV ⋯⋯⋯⋯⋯⋯⋯⋯⋯⋯⋯⋯⋯⋯⋯⋯⋯⋯⋯⋯⋯ 132

　14.3.2　CHIKV 滴定 ⋯⋯⋯⋯⋯⋯⋯⋯⋯⋯⋯⋯⋯⋯⋯⋯⋯⋯⋯⋯⋯ 133

　14.3.3　大规模扩增 CHIKV 用于病毒纯化 ⋯⋯⋯⋯⋯⋯⋯⋯⋯⋯ 134

　14.3.4　聚乙二醇（PEG 沉淀）纯化病毒 ⋯⋯⋯⋯⋯⋯⋯⋯⋯⋯⋯ 134

　14.3.5　不连续的蔗糖梯度纯化病毒 ⋯⋯⋯⋯⋯⋯⋯⋯⋯⋯⋯⋯⋯ 135

　14.3.6　负染法 ⋯⋯⋯⋯⋯⋯⋯⋯⋯⋯⋯⋯⋯⋯⋯⋯⋯⋯⋯⋯⋯⋯⋯ 136

　14.3.7　免疫胶体金标记 ⋯⋯⋯⋯⋯⋯⋯⋯⋯⋯⋯⋯⋯⋯⋯⋯⋯⋯⋯ 136

14.4　注释 ⋯⋯⋯⋯⋯⋯⋯⋯⋯⋯⋯⋯⋯⋯⋯⋯⋯⋯⋯⋯⋯⋯⋯⋯⋯⋯⋯ 137

参考文献 ⋯⋯⋯⋯⋯⋯⋯⋯⋯⋯⋯⋯⋯⋯⋯⋯⋯⋯⋯⋯⋯⋯⋯⋯⋯⋯⋯⋯ 138

第十五章　酵母双杂交筛选法研究病毒-宿主蛋白的相互作用 ⋯⋯⋯⋯⋯⋯⋯ 139

15.1　引言 ⋯⋯⋯⋯⋯⋯⋯⋯⋯⋯⋯⋯⋯⋯⋯⋯⋯⋯⋯⋯⋯⋯⋯⋯⋯⋯⋯ 139

15.2 材料 ·· 141

  15.2.1 GAL4 Y2H 系统中使用的酵母菌株和质粒 ·············· 141

  15.2.2 培养基 ·· 141

  15.2.3 酵母转化 ·· 142

  15.2.4 准备酵母蛋白提取物 ·· 143

  15.2.5 BD 病毒融合构建物自激活的检测 ·························· 144

  15.2.6 病毒-宿主相互作用文库的筛选 ························· 144

  15.2.7 酵母菌落 PCR ·· 144

  15.2.8 多重库质粒的排除 ·· 145

  15.2.9 限制性消化排除重复文库质粒 ················· 145

  15.2.10 从酵母中分离捕获质粒 DNA ························· 145

  15.2.11 大肠杆菌细胞中酵母质粒的转化 ················· 145

  15.2.12 细菌菌落 PCR ··· 145

  15.2.13 分离大肠杆菌 DH5α 细胞中的质粒 DNA ······· 146

15.3 方法 ·· 146

  15.3.1 酵母细胞的小量转化 ·· 146

  15.3.2 准备酵母蛋白提取物 ·· 146

  15.3.3 自激活分析 ·· 148

  15.3.4 酵母双杂交文库筛选 ·· 148

  15.3.5 酵母菌落 PCR ·· 149

  15.3.6 消除多重库质粒 ·· 150

  15.3.7 限制性酶切消除重复文库质粒 ················· 150

  15.3.8 从酵母中分离捕获质粒 DNA ························· 150

  15.3.9 酵母质粒转化大肠杆菌（DH5α） ················· 150

  15.3.10 细菌克隆 PCR 和质粒 DNA 分离 ··············· 151

  15.3.11 测序分析 ·· 151

15.4 注释 ·· 151

参考文献 ··· 153

第十六章 GelC-MS/MS 在基孔肯雅病毒感染蛋白质组分析中的应用：
制备用于分析的肽段 ·· 155

16.1 引言 ·· 155

16.2　材料···156

　　16.2.1　蛋白制备及定量··156

　　16.2.2　SDS-聚丙烯酰胺凝胶（SDS-PAGE）·············157

　　16.2.3　凝胶染色和脱色（考马斯亮蓝）···················158

　　16.2.4　凝胶染色和脱色（银染）······························158

　　16.2.5　凝胶处理···159

　　16.2.6　蛋白分析···160

16.3　方法···160

　　16.3.1　样品制备（在组织培养板或培养瓶中培养的细胞）····160

　　16.3.2　标本制备（临床材料：白细胞）····················161

　　16.3.3　Lowry 法测定蛋白浓度································161

　　16.3.4　十二烷基硫酸钠-聚丙烯酰胺凝胶电泳（SDS-PAGE）··161

　　16.3.5　凝胶染色和脱色（考马斯亮蓝）···················162

　　16.3.6　凝胶染色和脱色（银染）······························162

　　16.3.7　还原/烷基化和凝胶内酶切消化······················163

16.4　注释···165

参考文献···166

第十七章　生物信息学方法研究基孔肯雅病毒感染过程中病毒与
　　　　　宿主的相互作用··167

17.1　引言···167

17.2　方法···168

　　17.2.1　病毒蛋白结构··168

　　17.2.2　鉴定基孔肯雅病毒和宿主的结构相似蛋白·······168

　　17.2.3　CHIKV 与宿主蛋白相互作用的预测···············168

　　17.2.4　基因聚类与相互验证···································169

　　17.2.5　结果解释···170

17.3　注释···170

参考文献···170

第十八章　基孔肯雅病毒 T 细胞表位预测·························173

18.1　引言···173

18.2　材料···174

　　18.2.1　数据··174

　　　　　18.2.2　软件 174

　　18.3　方法 174

　　　　　18.3.1　结合物和非结合物的定义 174

　　　　　18.3.2　肽序列转化为特征性载体 174

　　　　　18.3.3　预测模型的建立 175

　　　　　18.3.4　预测模型的评价 176

　　　　　18.3.5　CHIKV T 细胞表位的预测 177

　　18.4　注释 178

　　参考文献 178

第三部分　免疫学和动物模型研究

第十九章　基孔肯雅病毒小鼠模型 183

　　19.1　引言 183

　　19.2　材料 184

　　　　　19.2.1　新生小鼠的脑内感染 184

　　　　　19.2.2　3 周龄到成年小鼠鼻内接种感染 CHIKV 184

　　　　　19.2.3　新生小鼠的皮下接种 185

　　　　　19.2.4　14 天到成年 C57BL/6 小鼠的足部皮下接种感染 185

　　19.3　方法 185

　　　　　19.3.1　新生小鼠的脑内感染 186

　　　　　19.3.2　CHIKV 鼻内感染 3 周龄到成年小鼠 187

　　　　　19.3.3　CHIKV 皮下接种新生小鼠 188

　　　　　19.3.4　后肢皮下感染 2 周龄至成年 C57BL/6 小鼠 189

　　19.4　注释 191

　　参考文献 193

第二十章　使用 ClonaCell-HY 杂交瘤克隆试剂盒制备基孔肯雅病毒
　　　　　小鼠特异性单克隆抗体 195

　　20.1　引言 195

　　20.2　材料 196

　　　　　20.2.1　生物材料、细胞培养基和试剂 196

　　　　　20.2.2　其余设备和物品 196

　　20.3　方法 197

20.3.1　用基孔肯雅病毒免疫接种小鼠 ······················ 197

20.3.2　SP2/0 骨髓瘤细胞制备 ······························· 197

20.3.3　小鼠脾细胞制备 ····································· 197

20.3.4　融合 ··· 198

20.3.5　融合细胞接种培养皿 ································· 198

20.3.6　挑选克隆 ··· 199

20.3.7　克隆和亚克隆筛选 ··································· 199

20.4　注释 ··· 201

参考文献 ··· 201

第二十一章　免疫组化检测福尔马林固定和石蜡包埋组织中
　　　　　　基孔肯雅病毒抗原 ································· 203

21.1　引言 ··· 203

21.2　材料 ··· 204

21.2.1　石蜡切片 ··· 204

21.2.2　免疫组化 ··· 204

21.3　方法 ··· 204

21.3.1　石蜡切片 ··· 204

21.3.2　免疫组化 ··· 205

21.4　注释 ··· 206

参考文献 ··· 207

第四部分　抗病毒药物和疫苗

第二十二章　抗基孔肯雅病毒的抗病毒策略 ······················· 211

22.1　引言 ··· 211

22.2　治疗 CHIKV 感染的抗病毒策略 ··························· 212

22.2.1　病毒侵入抑制剂 ······································· 212

22.2.2　病毒蛋白翻译抑制剂 ··································· 213

22.2.3　病毒基因组复制抑制剂 ································· 214

22.2.4　CHIKV nsP2 抑制剂 ··································· 215

22.2.5　宿主靶点抑制剂 ······································· 215

22.2.6　未知靶点的抑制剂 ····································· 217

22.3　结论 ·· 218

参考文献 ·· 218

第二十三章　实时细胞分析鉴定基孔肯雅病毒的新型抗病毒化合物 ····· 222

23.1　引言 ·· 222

23.2　材料 ·· 223

　　23.2.1　组织培养 ··· 223

　　23.2.2　细胞 ··· 223

　　23.2.3　病毒 ··· 224

　　23.2.4　抗病毒化合物 ·· 224

　　23.2.5　RTCA 组件 ·· 224

23.3　方法 ·· 224

　　23.3.1　细胞增殖分析 ·· 224

　　23.3.2　细胞毒性试验 ·· 225

　　23.3.3　抗病毒试验 ··· 225

23.4　注释 ·· 227

参考文献 ·· 228

第二十四章　双顺反子杆状病毒表达载体系统筛选干扰基孔肯雅病毒
**　　　　　感染的化合物** ·· 229

24.1　引言 ·· 229

24.2　材料 ·· 230

　　24.2.1　昆虫细胞培养 ·· 230

　　24.2.2　重组杆状病毒产生与纯化 ·· 230

　　24.2.3　昆虫细胞融合抑制试验 ··· 231

　　24.2.4　化合物体外抗 CHIKV 活性测定 ··· 232

24.3　方法 ·· 232

　　24.3.1　昆虫细胞培养 ·· 232

　　24.3.2　在 Sf21 细胞中产生重组杆状病毒 ·· 232

　　24.3.3　重组杆状病毒的纯化 ·· 233

　　24.3.4　昆虫细胞融合抑制试验 ··· 234

　　24.3.5　体外抗 CHIKV 活性测定 ··· 235

24.4　注释 ·· 236

参考文献 ·· 237

第二十五章　基孔肯雅病毒感染中和试验：蚀斑减少中和试验 ⋯⋯⋯⋯⋯⋯239

　25.1　引言 ⋯⋯⋯⋯⋯⋯⋯⋯⋯⋯⋯⋯⋯⋯⋯⋯⋯⋯⋯⋯⋯⋯⋯⋯⋯⋯239

　25.2　材料 ⋯⋯⋯⋯⋯⋯⋯⋯⋯⋯⋯⋯⋯⋯⋯⋯⋯⋯⋯⋯⋯⋯⋯⋯⋯⋯240

　25.3　方法 ⋯⋯⋯⋯⋯⋯⋯⋯⋯⋯⋯⋯⋯⋯⋯⋯⋯⋯⋯⋯⋯⋯⋯⋯⋯⋯241

　　25.3.1　在 12 孔板准备细胞单层 ⋯⋯⋯⋯⋯⋯⋯⋯⋯⋯⋯⋯⋯⋯241

　　25.3.2　CHIKV-抗体免疫复合物的制备 ⋯⋯⋯⋯⋯⋯⋯⋯⋯⋯242

　　25.3.3　感染检测 ⋯⋯⋯⋯⋯⋯⋯⋯⋯⋯⋯⋯⋯⋯⋯⋯⋯⋯⋯⋯242

　　25.3.4　蚀斑可视化 ⋯⋯⋯⋯⋯⋯⋯⋯⋯⋯⋯⋯⋯⋯⋯⋯⋯⋯⋯244

　　25.3.5　蚀斑减少中和效价的测定 ⋯⋯⋯⋯⋯⋯⋯⋯⋯⋯⋯⋯244

　　25.3.6　微量中和试验 ⋯⋯⋯⋯⋯⋯⋯⋯⋯⋯⋯⋯⋯⋯⋯⋯⋯245

　25.4　注释 ⋯⋯⋯⋯⋯⋯⋯⋯⋯⋯⋯⋯⋯⋯⋯⋯⋯⋯⋯⋯⋯⋯⋯⋯⋯245

　　参考文献 ⋯⋯⋯⋯⋯⋯⋯⋯⋯⋯⋯⋯⋯⋯⋯⋯⋯⋯⋯⋯⋯⋯⋯⋯246

第二十六章　CHIKV 反向遗传学研究方法 ⋯⋯⋯⋯⋯⋯⋯⋯⋯⋯⋯248

　26.1　引言 ⋯⋯⋯⋯⋯⋯⋯⋯⋯⋯⋯⋯⋯⋯⋯⋯⋯⋯⋯⋯⋯⋯⋯⋯⋯248

　26.2　材料 ⋯⋯⋯⋯⋯⋯⋯⋯⋯⋯⋯⋯⋯⋯⋯⋯⋯⋯⋯⋯⋯⋯⋯⋯⋯250

　　26.2.1　病毒 RNA 提取 ⋯⋯⋯⋯⋯⋯⋯⋯⋯⋯⋯⋯⋯⋯⋯⋯⋯250

　　26.2.2　反转录 ⋯⋯⋯⋯⋯⋯⋯⋯⋯⋯⋯⋯⋯⋯⋯⋯⋯⋯⋯⋯250

　　26.2.3　PCR 扩增 ⋯⋯⋯⋯⋯⋯⋯⋯⋯⋯⋯⋯⋯⋯⋯⋯⋯⋯⋯250

　　26.2.4　琼脂糖凝胶电泳和胶回收 ⋯⋯⋯⋯⋯⋯⋯⋯⋯⋯⋯⋯250

　　26.2.5　DNA 克隆 ⋯⋯⋯⋯⋯⋯⋯⋯⋯⋯⋯⋯⋯⋯⋯⋯⋯⋯⋯250

　　26.2.6　RNA 转录与加帽 ⋯⋯⋯⋯⋯⋯⋯⋯⋯⋯⋯⋯⋯⋯⋯251

　　26.2.7　克隆衍生 CHIKV 复制与扩增 ⋯⋯⋯⋯⋯⋯⋯⋯⋯251

　　26.2.8　定点突变 ⋯⋯⋯⋯⋯⋯⋯⋯⋯⋯⋯⋯⋯⋯⋯⋯⋯⋯251

　26.3　方法 ⋯⋯⋯⋯⋯⋯⋯⋯⋯⋯⋯⋯⋯⋯⋯⋯⋯⋯⋯⋯⋯⋯⋯⋯⋯252

　　26.3.1　病毒 RNA 提取与 cDNA 合成 ⋯⋯⋯⋯⋯⋯⋯⋯⋯252

　　26.3.2　PCR 扩增病毒 cDNA 片段 ⋯⋯⋯⋯⋯⋯⋯⋯⋯⋯252

　　26.3.3　将病毒 cDNA 克隆至质粒载体 ⋯⋯⋯⋯⋯⋯⋯⋯253

　　26.3.4　CHIKV RNA 转录本合成 ⋯⋯⋯⋯⋯⋯⋯⋯⋯⋯⋯255

　　26.3.5　通过 RNA 转染获得感染性克隆来源的 CHIKV ⋯255

　　26.3.6　克隆来源的 CHIKV 扩增与特性研究 ⋯⋯⋯⋯⋯256

　　26.3.7　通过定点突变技术将突变引入全长 cDNA 克隆 ⋯256

　26.4　注释 ⋯⋯⋯⋯⋯⋯⋯⋯⋯⋯⋯⋯⋯⋯⋯⋯⋯⋯⋯⋯⋯⋯⋯⋯257

参考文献 ⋯⋯⋯⋯⋯⋯⋯⋯⋯⋯⋯⋯⋯⋯⋯⋯⋯⋯⋯⋯⋯⋯⋯⋯⋯ 258

第二十七章　在昆虫细胞中制备基孔肯雅病毒样颗粒和亚单位疫苗 ⋯260

27.1　引言 ⋯⋯⋯⋯⋯⋯⋯⋯⋯⋯⋯⋯⋯⋯⋯⋯⋯⋯⋯⋯⋯⋯⋯ 260

27.2　材料 ⋯⋯⋯⋯⋯⋯⋯⋯⋯⋯⋯⋯⋯⋯⋯⋯⋯⋯⋯⋯⋯⋯⋯ 261

　27.2.1　细胞培养 ⋯⋯⋯⋯⋯⋯⋯⋯⋯⋯⋯⋯⋯⋯⋯⋯⋯ 261

　27.2.2　重组杆状病毒 *Ac*-sE1、*Ac*-sE2 和 *Ac*-S27 制备 ⋯ 261

　27.2.3　CHIKV-sE1 和-sE2 糖蛋白亚单位及 VLP 制备 ⋯ 263

　27.2.4　CHIKV-sE1 和-sE2 糖蛋白亚单位纯化 ⋯⋯⋯⋯ 263

　27.2.5　CHIKV-VLP 纯化 ⋯⋯⋯⋯⋯⋯⋯⋯⋯⋯⋯⋯⋯ 263

　27.2.6　CHIKV 糖蛋白分析 ⋯⋯⋯⋯⋯⋯⋯⋯⋯⋯⋯⋯ 263

27.3　方法 ⋯⋯⋯⋯⋯⋯⋯⋯⋯⋯⋯⋯⋯⋯⋯⋯⋯⋯⋯⋯⋯⋯⋯ 264

　27.3.1　细胞培养 ⋯⋯⋯⋯⋯⋯⋯⋯⋯⋯⋯⋯⋯⋯⋯⋯⋯ 264

　27.3.2　重组杆状病毒 *Ac*-sE1、*Ac*-sE2 和 *Ac*-S27 制备 ⋯ 264

　27.3.3　CHIKV-sE1 和-sE2 亚单位及 VLP 制备 ⋯⋯⋯⋯ 267

　27.3.4　sE1 和 sE2 亚单位纯化 ⋯⋯⋯⋯⋯⋯⋯⋯⋯⋯⋯ 267

　27.3.5　CHIKV-VLP 纯化 ⋯⋯⋯⋯⋯⋯⋯⋯⋯⋯⋯⋯⋯ 268

　27.3.6　CHIKV 蛋白分析 ⋯⋯⋯⋯⋯⋯⋯⋯⋯⋯⋯⋯⋯ 268

27.4　注释 ⋯⋯⋯⋯⋯⋯⋯⋯⋯⋯⋯⋯⋯⋯⋯⋯⋯⋯⋯⋯⋯⋯⋯ 269

参考文献 ⋯⋯⋯⋯⋯⋯⋯⋯⋯⋯⋯⋯⋯⋯⋯⋯⋯⋯⋯⋯⋯⋯⋯⋯ 271

第二十八章　基孔肯雅病毒 DNA 新型疫苗的研发程序 ⋯⋯⋯⋯⋯⋯ 273

28.1　引言 ⋯⋯⋯⋯⋯⋯⋯⋯⋯⋯⋯⋯⋯⋯⋯⋯⋯⋯⋯⋯⋯⋯⋯ 273

28.2　材料 ⋯⋯⋯⋯⋯⋯⋯⋯⋯⋯⋯⋯⋯⋯⋯⋯⋯⋯⋯⋯⋯⋯⋯ 276

　28.2.1　体外转染 ⋯⋯⋯⋯⋯⋯⋯⋯⋯⋯⋯⋯⋯⋯⋯⋯⋯ 276

　28.2.2　SDS-PAGE 和 Western blotting ⋯⋯⋯⋯⋯⋯⋯⋯ 277

　28.2.3　免疫荧光分析 ⋯⋯⋯⋯⋯⋯⋯⋯⋯⋯⋯⋯⋯⋯⋯ 277

　28.2.4　DNA 疫苗免疫小鼠 ⋯⋯⋯⋯⋯⋯⋯⋯⋯⋯⋯⋯⋯ 278

　28.2.5　免疫小鼠脾细胞分离 ⋯⋯⋯⋯⋯⋯⋯⋯⋯⋯⋯⋯ 278

　28.2.6　IFN-γ 酶联免疫斑点试验 ⋯⋯⋯⋯⋯⋯⋯⋯⋯⋯ 278

　28.2.7　酶联免疫吸附试验（ELISA） ⋯⋯⋯⋯⋯⋯⋯⋯ 279

　28.2.8　流式细胞术和细胞内细胞因子染色试验 ⋯⋯⋯⋯ 279

　28.2.9　病毒中和试验 ⋯⋯⋯⋯⋯⋯⋯⋯⋯⋯⋯⋯⋯⋯⋯ 280

　28.2.10　猕猴 DNA 质粒免疫研究 ⋯⋯⋯⋯⋯⋯⋯⋯⋯⋯ 280

28.3　方法 ··280

28.3.1　DNA 疫苗设计 ··280

28.3.2　体外转染 ··281

28.3.3　SDS-PAGE 和 Western blotting ·······························282

28.3.4　免疫荧光分析（IFA）··282

28.3.5　DNA 疫苗免疫小鼠 ··283

28.3.6　免疫小鼠脾细胞分离 ··283

28.3.7　IFN-γ 酶联免疫斑点试验 ··284

28.3.8　ELISA 结合实验 ···284

28.3.9　流式细胞术（FACS）和细胞内细胞因子染色（ICS）分析····285

28.3.10　病毒中和试验 ··286

28.3.11　恒河猴 DNA 质粒免疫研究 ··286

28.4　注释 ···287

参考文献 ···289

原书贡献者

拉纳·阿卜杜勒纳比 Laboratory of Virology and Chemotherapy, Department of Microbiology and Immunology, Rega Institute for Medical Research, KU Leuven – University of Leuven, Leuven, Belgium

乌穆尔·哈尼纳·阿里 Department of Medical Microbiology, Faculty of Medicine, University of Malaysia, Jalan Universiti, Kuala Lumpur, Malaysia；Virology Unit, Infectious Diseases Research Center, Institute for Medical Research, Kuala Lumpur, Malaysia

江瑞锦 Department of Microbiology and Immunology, Yong Loo Lin School of Medicine, National University Health System, National University of Singapore, Singapore, Singapore

诺阿兹拉·穆罕默德·阿扎米 Department of Virology I, National Institute of Infectious Diseases, Tokyo, Japan；Graduate School for Comprehensive Human Sciences, University of Tsukuba, Tsukuba, Japan

施拉达·S. 布拉尔 Biochemistry Research Laboratory, Central India Institute of Medical Sciences, Nagpur, India

陈耀芬 Department of Microbiology, Faculty of Medicine, University of Malaya, Kuala Lumpur, Malaysia

尼廷·H. 钱达克 Biochemistry Research Laboratory, Central India Institute of Medical Sciences, Nagpur, India

陈滢儒 Bioengineering Group, Institute of Biologics, Development Center for Biotechnology, New Taipei, China

陈俊伟 Department of Medical Microbiology, Faculty of Medicine, University of Malaya, Kuala Lumpur, Malaysia

J·朱江昂 Department of Microbiology and Immunology, Yong Loo Lin School of Medicine, National University Health System, National University of Singapore, Singapore, Singapore

蔡崇龙 Department of Medical Microbiology, Faculty of Medicine, University of Malaya, Kuala Lumpur, Malaysia

钟·克里斯托弗 Department of Pathology and Laboratory Medicine, University of Pennsylvania School of Medicine, Philadelphia, PA, USA

林·德朗 Laboratory of Virology and Chemotherapy, Department of Microbiology and Immunology, Rega Institute for Medical Research, KU Leuven-University of Leuven, Leuven, Belgium

纳米拉塔·杜达 Center for Emerging Diseases, Department of Biotechnology, Jaypee Institute of Information Technology, Noida, Uttar Pradesh, India

黄·洛平·克里斯汀 Department of Biochemistry, Yong Loo School of Medicine,

National University of Singapore, Singapore, Singapore

保罗·盖巴尼 Regional Reference Centre for Microbiological Emergencies (CRREM), Unit of Microbiology, S. Orsola-Malpighi Hospital, Bologna, Italy

桑杰·古普塔 Center for Emerging Diseases, Department of Biotechnology, Jaypee Institute of Information Technology, Noida, Uttar Pradesh, India

H. 哈努迈亚 National Institute of Virology, Bangalore Unit, Bangalore, India

哈普拉奇格·钱迪莎·哈普拉奇 Environmental Health Institute, National Environment Agency, Singapore, Singapore

劳拉·J. 埃雷罗 Emerging Viruses and Infl ammation Research Group, Institute for Glycomics, Griffi th University-Gold Coast Campus, Southport, QLD, Australia

何一俊 Institute of Prevention Medicine, National Defense Medical Center, Taipei, China

拉杰帕尔·S. 卡什亚普 Biochemistry Research Laboratory, Central India Institute of Medical Sciences, Nagpur, India

帕文·考尔 Department of Microbiology and Immunology, Yong Loo Lin School of Medicine, National University Health System, National University of Singapore, Singapore, Singapore

郭素成 Institute of Prevention Medicine, National Defense Medical Center, Taipei, China

林秀兰 Department of Microbiology and Immunology, Yong Loo Lin School of Medicine, National University Health System, National University of Singapore, Singapore, Singapore

玛丽亚·波拉·兰迪尼 Unit of Microbiology, Regional Reference Centre for Microbiological Emergencies (CRREM), St. Orsola Malpighi Hospital, Bologna, Italy ; DIMES, University of Bologna, Bologna, Italy

杰里米·P. 莱德曼 Centers for Disease Control and Prevention, Fort Collins, CO, USA

李政成 · School of Life Sciences and Chemical Technology, Ngee Ann Polytechnic, Singapore, Singapore

李静话·里贾纳 Department of Microbiology and Immunology, Yong Loo Lin School of Medicine, National University Health System, National University of Singapore, Singapore, Singapore

林昌光 Laboratory of Neurovirology, Department of Virology 1, National Institute of Infectious Diseases, Tokyo, Japan

刘祥 Emerging Viruses and Infl ammation Research Group, Institute for Glycomics, Griffi th University-Gold Coast Campus, Southport, QLD, Australia

苏雷什·马哈林甘 Emerging Viruses and Infl ammation Research Group, Institute for Glycomics, Griffi th University-Gold Coast Campus, Southport, QLD, Australia

斯特凡·W. 梅茨 Department of Microbiology and Immunology, University of North Carolina, Chapel Hill, NC, USA; Laboratory of Virology, Wageningen University, Wageningen, The Netherlands

梅孟令 Department of Virology 1, National Institute of Infectious Diseases, Tokyo, Japan; Institute of Tropical Medicine, Nagasaki University, Nagasaki, Japan

卡尔·穆图马尼 Department of Pathology and Laboratory Medicine, University of Pennsylvania School of Medicine, Philadelphia, PA, USA

约翰·内茨 Laboratory of Virology and Chemotherapy, Department of Microbiology and Immunology, Rega Institute for Medical Research, KU Leuven-University of Leuven, Leuven, Belgium

翁建柴 Department of Biomedical Science, Faculty of Medicine, University of Malaya, Kuala Lumpur, Malaysia

阿查拉·帕曼尼 Institute of Molecular Biosciences, Mahidol University, Nakorn Pathom, Thailand; National Center for Genetic Engineering and Biotechnology (BIOTEC), National Science and Technology Development Agency, Pathum Thani, Thailand

帕卡拉·普埃克斯 Department of Pathobiology, Faculty of Veterinary Medicine, Khon Kaen University, Khon Kaen, Thailand

戈尔本·P. 皮尔曼 Laboratory of Virology, Wageningen University, Wageningen, The Netherlands

安·M. 鲍尔斯 Centers for Disease Control and Prevention, Fort Collins, CO, USA

斯里吉思·拉贾塞卡兰 Center for Emerging Diseases, Department of Biotechnology, Jaypee Institute of Information Technology, Noida, Uttar Pradesh, India

钱德拉谢卡尔·G. 劳特 National Institute of Virology, Bangalore Unit, Bangalore, India

弗伦达·C. 劳特 Dr. D. Y. Patil Medical College, Hospital and Research Center, Pune, India

吉亚达·罗西尼 Unit of Microbiology, Regional Reference Centre for Microbiological Emergencies (CRREM), St. Orsola Malpighi Hospital, Bologna, Italy

西提鲁克·罗伊特拉库尔 National Center for Genetic Engineering and Biotechnology (BIOTEC), National Science and Technology Development Agency, Pathum Thani, Thailand

彭妮·A. 鲁德 Emerging Viruses and Inflammation Research Group, Institute for Glycomics, Griffi th University-Gold Coast Campus, Southport, QLD, Australia

扎伊纳·萨特 Virology Unit, Infectious Diseases Research Centre, Institute for Medical Research, Kuala Lumpur, Malaysia

山姆依静 Department of Medical Microbiology, Faculty of Medicine, University of Malaya, Kuala Lumpur, Malaysia

维托里奥·桑布里 DIMES, University of Bologna, Bologna, Italy; Unit of Microbiology, The Greater Romagna Area Hub Laboratory, Pievesestina, Italy

尼兰詹·Y. 萨尔代赛 Inovio Pharmaceuticals, Plymouth Meeting, PA, USA

莎玛拉·德维·塞卡兰 Department of Medical Microbiology, Faculty of Medicine, University of Malaysia, Jalan Universiti, Kuala Lumpur, Malaysia

邓肯·R. 史密斯 Institute of Molecular Biosciences, Mahidol University, Nakorn Pathom, Thailand; Center for Emerging and Neglected Infectious Diseases, Mahidol University, Bangkok, Thailand

万·尤索夫·万·苏莱曼 Department of Parasitology, Faculty of Medicine, University of Malaya, Kuala Lumpur, Malaysia

高崎智彦 Department of Virology 1, National Institute of Infectious Diseases, Tokyo, Japan

谭怡珠 Monoclonal Antibody Unit, Institute of Molecular and Cell Biology (IMCB), Agency for Science, Technology and Research, Singapore, Singapore; Department of Microbiology, Yong Loo Lin School of Medicine, National University Health System (NUHS), National University of Singapore, Singapore, Singapore

谭丁韦 Department of Biochemistry, Yong Loo School of Medicine, National University of Singapore, Singapore, Singapore

吉达尔·M. 陶里 Biochemistry Research Laboratory, Central India Institute of Medical Sciences, Nagpur, India

腾超一 Bioengineering Group, Institute of Biologics, Development Center for Biotechnology, New Taipei, China

拉文德兰·塔扬 Virology Unit, Infectious Diseases Research Centre, Institute for Medical Research, Kuala Lumpur, Malaysia

董乔川 Department of Biochemistry, Yong Loo School of Medicine, National University of Singapore, Singapore, Singapore; Institute of High Performance Computing, Agency for Science, Technology and Research, Singapore, Singapore

肯尼斯·E. 乌根 Department of Molecular Medicine, University of South Florida Morsani College of Medicine, Tampa, FL, USA

因陀罗·维蒂林加姆 Department of Parasitology, Faculty of Medicine, University of Malaya, Kuala Lumpur, Malaysia

王世梅 Faculty of Medicine, Jalan Hospital, Universiti Teknologi MARA (UiTM), Selangor, Malaysia

大卫·B. 韦纳 Department of Pathology and Laboratory Medicine, University of Pennsylvania School of Medicine, Philadelphia, PA, USA

尼特瓦拉 Institute of Molecular Biosciences, Mahidol University, Nakorn Pathom, Thailand

斯蒂芬·沃尔夫 Emerging Viruses and Inflammation Research Group, Institute for Glycomics, Griffith University-Gold Coast Campus, Southport, QLD, Australia

黄昆通 Department of Pathology, Faculty of Medicine, University of Malaya, Kuala Lumpur, Malaysia

黄惠文 Department of Microbiology Faculty of Medicine, University of Malaya, Kuala Lumpur, Malaysia

吴宗远 Department of Bioscience Technology, Chung Yuan Christian University, Chung-Li, China

杨乔雯 Monoclonal Antibody Unit, Institute of Molecular and Cell Biology (IMCB), Agency for Science, Technology and Research, Singapore, Singapore

穆罕默德·阿潘迪·尤索夫 Virology Unit, Infectious Diseases Research Centre, Institute of Medical Research, Kuala Lumpur, Malaysia

凯万·赞迪 Tropical Infectious Disease Research and Education Center (TIDREC), Department of Medical Microbiology, Faculty of Medicine, University of Malaya, Kuala Lumpur, Malaysia

第一部分
临床和诊断病毒学

第一章　基孔肯雅病毒进化和流行病学

吉亚达·罗西尼，玛丽亚·波拉·兰迪尼，维托里奥·桑布里

摘要：基孔肯雅病毒（*Chikungunya virus*，CHIKV）是一种蚊媒传播病毒，隶属于甲病毒属，目前正在全球的热带地区传播。该病毒基因组 RNA 长度约 11.8kb。最相关的传播媒介是伊蚊，其将 3 种不同的基孔肯雅病毒基因型由最早的发源地非洲传播至其他地方。最近的研究表明，在亚洲存在另外一个病毒起源地。自 2004 年基孔肯雅病毒从非洲海岸向东传播至印度洋以来，人们对基孔肯雅热的流行病学开始了广泛深入的研究。值得注意的是，这种传播主要是通过白纹伊蚊来维持的，由于病毒的 E1 蛋白发生 Ala 226 Val 突变后适应了白纹伊蚊，因此其成为基孔肯雅病毒新的传播媒介。在热带地区之外，分别于意大利北部（2007 年）和法国南部（2010 年）首次小规模暴发基孔肯雅病毒相关疾病期间，也发现了这种突变。三年后，该病毒首次出现在西半球，此后不到 2 年，就传播到了北美洲和南美洲。

关键词：基孔肯雅病毒，虫媒病毒，蚊子，进化

1.1　引　　言

基孔肯雅病毒是一种由蚊子传播的病毒，自 2004 年以来已导致数百万人感染。在此之前，基孔肯雅病毒传播的范围只限于撒哈拉以南的非洲、印度次大陆和东南亚地区，如今已经扩散到亚热带地区和西半球。传播该病毒的蚊子媒介分布在全球的热带和温带地区，为基孔肯雅病毒继续传播到新的地理区域提供了条件[1,2]。

1.2　病毒的传播循环和媒介

基孔肯雅病毒属于披膜病毒科（Togaviridae）甲病毒属（*Alphavirus*）。该病毒属于塞姆利基森林病毒（*Semliki forest virus*）抗原复合群，该复合群还包括阿良良病毒（*O'nyong nyong virus*）、马雅罗病毒（*Mayaro virus*）和罗斯河病毒（*Ross river virus*）。基孔肯雅病毒的基因组为一个大小约 11.8kb 的线性单股正链 RNA。

CHIKV 感染引起的疾病通常是自限性的，其特征是突然出现高烧、严重关节痛和皮疹，偶尔可能诱发神经系统和心脏的并发症。该疾病通常与持续性、致残性的关节炎有关。因此，大规模的基孔肯雅病毒流行会对经济发展造成十分严重的影响，尤其是对公共卫生方面构成严重的威胁。

对基孔肯雅病毒进行系统进化分析[3]确定了三个与地域相关的基因型，包括西非基因型、东/中/南非（ECSA）基因型和亚洲基因型。不同地理谱系基因型的基孔肯雅病毒株在亚洲的循环传播存在差异[4]。基孔肯雅病毒主要在城镇周期性往复循环传播，涉及家畜周边的蚊子（埃及伊蚊和白纹伊蚊）和人类。与此相反，在非洲，该病毒以人畜共患方式传播循环并维持在森林的伊蚊（*Aedes furcifer* 和 *Ae. africanus*）和非人灵长类动物中。当疾病流行从森林循环向城市循环进行转换时，主要以蚊子作为媒介，在人类之间进行传播。非洲农村地区的疫情规模通常比亚洲小得多，原因可能是人口密度较低，也可能是非洲群体免疫力较稳定。虽然基孔肯雅病毒有至少三种基因型，但它只有一种血清型。因此，在人群中暴发后可产生群体免疫，从而提供保护。这也许可以解释为什么只有在流行地区出现大量的无免疫保护人群时，才会发生大规模的基孔肯雅病毒感染。然而，大规模的感染通常需要几十年的时间[5]。

1.3 病毒的历史和起源

基孔肯雅病毒被认为起源于非洲，它以丛林中的伊蚊作为媒介在非人灵长类动物中广泛传播[3,4]。据历史记载，发热性疾病伴关节痛，可能由基孔肯雅病毒感染引起，这些发热性疾病在非洲地区已经存在了几个世纪或更长时间。在 18 世纪和 19 世纪时期[6]，基孔肯雅热可能在当初被描述为登革热等相关疾病。

1952 年，东非坦桑尼亚的马孔德高原暴发基孔肯雅热时，首次分离到基孔肯雅病毒[7]。CHIKV 存在丛林自然疫源性循环的第一证据是在乌干达发现的。随后，CHIKV 主要通过丛林中的蚊子传播到撒哈拉以南的非洲许多地区[8]。系统发育研究表明，这些撒哈拉以南的非洲地区代表性的基孔肯雅病毒株统称为东/中/南非（ECSA）谱系[3,4]。20 世纪，在非洲撒哈拉以南的多个地区发生过基孔肯雅病毒的流行，在非洲其他地区和亚洲也有疫情零星发生。在亚洲地区，曼谷于 1958 年暴发流行基孔肯雅热时，首次分离鉴定到基孔肯雅病毒，当时的病毒主要通过埃及伊蚊传播[9]。1962 年，印度报告了加尔各答和马德拉斯的首次基孔肯雅病毒疫情[10-12]。

最初认为，20 世纪五六十年代在亚洲流行的基孔肯雅病毒是从非洲传过来的。然而，测序和系统发育研究[3,4]发现，1958～1973 年，亚洲基孔肯雅病毒暴发时得到的分离株，是从东/中/南非谱系分离出来的一个独立分支，即亚洲谱系。1973

年以后，基孔肯雅病毒亚洲谱系在印度绝迹，但是仍在东南亚循环传播，偶尔也会出现中小型的暴发流行。

1.4 2004年以来基孔肯雅病毒的流行病学和感染传播情况

在2004年以前，基孔肯雅病毒在自然疫源地以外的流行地点寥寥无几[1]。有记录的、大规模的基孔肯雅病毒暴发流行包括1962～1964年泰国疫情、1963～1964年及1974年印度疫情[13,14]。此后30多年未见其他大规模疫情的报道，极有可能是因为流行地区的人群已经建立了群体免疫[4]。

2004年，在肯尼亚沿海发生基孔肯雅病毒疫情持续暴发，使得基孔肯雅病毒感染的流行病学和传播情况发生了转变[15]。2005年，疫情可能通过受感染的航空旅客传播到印度洋岛屿和印度次大陆，导致了暴发性的大流行，涉及数百万人[16-19]。该致病毒株属于新的进化谱系，起源于东/中/南非（ECSA）谱系，被命名为印度洋谱系（IOL）病毒株（表1-1）[20-22]。在印度洋和印度次大陆传播的基孔肯雅病毒中发现了两个不同的进化分支，它们源自东非，然后循着独立的进化过程传播到印度洋和印度次大陆[4]。其中被研究得最透彻的是在法属留尼汪岛暴发的疫情，波及30万病例[17]，主要媒介载体是白纹伊蚊。这些暴发严重的疫情受诸多因素影响，如日益增加的航空旅行、印度洋盆地的人群缺乏保护性免疫、高密度的传播媒介白纹伊蚊，以及新近暴发流行的印度洋谱系（IOL）病毒株发生的一系列适应性突变，从而增强了媒介白纹伊蚊对病毒的传播。在印度洋盆地，白纹伊蚊

表1-1 节选的基孔肯雅病毒疫情暴发

年份	国家/地区	基孔肯雅病毒谱系	传播媒介	参考文献
1952	坦桑尼亚	东/中/南非谱系	埃及伊蚊	[7]
1958	泰国（曼谷）	亚洲谱系	埃及伊蚊	[9]
1962	印度（加尔各答、马德拉斯）	亚洲谱系	埃及伊蚊	[10-12]
2004	肯尼亚沿海	印度洋谱系	埃及伊蚊	[15]
2005～2011	科摩罗、毛里求斯、法属留尼汪岛	印度洋谱系	白纹伊蚊	[16, 17, 21]
2005～2008	印度、斯里兰卡	印度洋谱系	白纹伊蚊/埃及伊蚊	[18, 19]
2006	马来西亚	亚洲谱系		[29]
2007	意大利	印度洋谱系	白纹伊蚊	[25, 26]
2008	泰国	印度洋谱系	白纹伊蚊	[28, 30]
2008	新加坡	印度洋谱系	埃及伊蚊	[37]
2010	法国	印度洋谱系	白纹伊蚊	[27]
2013	加勒比海群岛	亚洲谱系	埃及伊蚊	[31]
2014	巴西	亚洲谱系、东/中/南非谱系	白纹伊蚊/埃及伊蚊	[34, 35]
2014	法国	东/中/南非谱系	白纹伊蚊	[36]

第一次被提示为基孔肯雅病毒暴发流行的主要媒介。基孔肯雅病毒在法属留尼汪岛暴发期间，其基因组测序表明，E1 囊膜糖蛋白[21]中存在氨基酸突变，即第 226 位的丙氨酸（Ala）突变为缬氨酸（Val），这种突变使白纹伊蚊成为主要的传播媒介。实验感染也支持这样的假说，即 CHIKV 的 E1-Ala 226 Val 替换突变，使得病毒对媒介宿主白纹伊蚊更适应，从而增强了病毒通过媒介种属传播的能力[23,24]。在白纹伊蚊广泛分布的地区，CHIKV 很可能会发生暴发性流行。由于白纹伊蚊广泛的地理分布，以及 E1-Ala 226 Val CHIKV 变异株对白纹伊蚊的适应性增强，因此白纹伊蚊对基孔肯雅病毒的全球流行病学产生了重要的影响。

印度洋谱系（IOL）基孔肯雅病毒在印度洋盆地和亚洲地区暴发流行高峰期，数千名受感染的旅行者将基孔肯雅病毒携带至世界各地。2007 年意大利北部一名来自印度的病毒携带者[25,26]和 2010 年法国南部的病毒携带者[27]引发了小规模疫情，这两次疫情都是由白纹伊蚊引起的（表 1-1）。由于 CHIKV 可通过白纹伊蚊媒介传播，这两次欧洲暴发的疫情突出表明温带地区也易发生基孔肯雅病毒播散，具有流行风险。该疾病疫情在 2008 年和 2009 年持续性地广泛传播流行，在泰国南部引发了一场波及近 5 万人的大规模疫情[28]（表 1-1），此次的疫情暴发与印度洋谱系（IOL）基孔肯雅病毒有关，表明该谱系正在取代自 20 世纪 50 年代以来该地区原有并一直存在的亚洲谱系病毒株。然而，多年来，在东南亚一直存在着亚洲谱系和东/中/南非/印度洋谱系（ECSA/IOL）病毒株的共同循环[29,30]。

1.5 基孔肯雅病毒在西半球的感染情况

在西半球，第一个本地 CHIKV 感染病例于 2013 年 12 月发现于圣马丁岛（表 1-1）[31]。此后，许多其他加勒比海群岛也报告了本土病例。受感染的旅行者携带来自周边岛屿国家的病毒，导致南美洲大陆出现了基孔肯雅病毒感染本土病例。序列分析表明，目前加勒比海地区的疾病暴发是由亚洲基因型基孔肯雅病毒引起的，可能是从东南亚或大洋洲输入的[32]。加勒比海地区流行的 CHIKV 病毒株与 2012 年中国分离株、2013～2014 年密克罗尼西亚联邦雅蒲岛分离株密切相关，与 2014 年 1 月在英属维尔京群岛流行的病毒株非常相似[32]。这些表明了 CHIKV 亚洲基因型病毒株从东亚向西太平洋迁移的过程。亚洲基因型 CHIKV 病毒株已经扩散到中美洲国家、南美洲大部分地区、墨西哥北部和美国佛罗里达州。截至 2014 年 8 月，泛美卫生组织/世界卫生组织（PAHO/WHO）报告的本土病例已超过 65 万例。

迄今为止，加勒比海地区的疫情主要由埃及伊蚊传播。亚洲基因型 CHIKV 病毒株对白纹伊蚊的适应能力有限[33]，这可能限制了亚洲基因型 CHIKV 病毒株在温带地区的传播，包括美国南部，该地区的白纹伊蚊比埃及伊蚊更为常见。

2014 年 9 月，首次在巴西的阿马帕州奥亚波基市发现了基孔肯雅病毒的本地传播。从加勒比海地区和南美洲疫情持续流行区检测鉴定到的病毒株为亚洲基因型 CHIKV。然而，令人惊讶的是，2014 年在巴西费拉迪圣安娜发现并确认了一个独立的 CHIKV 病毒株，为 ECSA 基因型。遗传和流行病学数据表明，ECSA 谱系是通过一名携带病毒的旅行者从安哥拉引入的（表 1-1[34,35]）。与此同时，2014 年 9～10 月，位于地中海沿岸的法国蒙彼利埃市暴发了一场涉及 12 例本土病例的 CHIKV 疫情。输入病例为一名从喀麦隆回国的病毒携带者，其感染了一株东/中/南非（ECSA）谱系病毒株，该病毒株发生 E1-Ala 226 Val 适应性突变（表 1-1[36]）。

1.6　结　　语

基孔肯雅病毒在全球范围内的传播能力，基本上与病毒基因组出现的自发突变有关，这种突变可能导致病毒对不同媒介物种产生适应性。因此，最重要的是建立一个全球监测系统，以监测病毒的扩散和新变异基因的出现。只有当世界各地的实验室都采用敏感、特异的诊断方法，把有效的公共卫生系统与诊断措施相结合，才能实现对感染患者和病毒变异体的快速识别。

参 考 文 献

1. Powers AM (2015) Risks to the Americas associated with the continued expansion of chikungunya virus. J Gen Virol 96(Pt 1): 1–5. doi: 10.1099/vir.0.070136-0
2. Morrison TE (2014) Reemergence of chikungunya virus. J Virol 88(20): 11644–11647. doi: 10.1128/JVI.01432–14
3. Powers AM, Brault AC, Tesh RB, Weaver SC (2000) Re-emergence of Chikungunya and O'nyong-nyong viruses: evidence for distinctgeographical lineages and distant evolutionary relationships. J Gen Virol 81(Pt 2): 471–479
4. Volk SM, Chen R, Tsetsarkin KA, Adams AP, Garcia TI, Sall AA, Nasar F, Schuh AJ, Holmes EC, Higgs S, Maharaj PD, Brault AC, Weaver SC (2010) Genome-scale phylogenetic analyses of chikungunya virus reveal independent emergences of recent epidemics and various evolutionary rates. J Virol 84(13): 6497–6504. doi: 10.1128/JVI.01603-09
5. Ng LC, Hapuarachchi HC (2010) Tracing the path of Chikungunya virus–evolution and adaptation. Infection, genetics and evolution. Infect Genet Evol 10(7): 876–885. doi: 10.1016/j.meegid.2010.07.012
6. Carey DE (1971) Chikungunya and dengue: a case of mistaken identity? J Hist Med Allied Sci26(3): 243–262
7. Lumsden WH (1955) An epidemic of virus disease in Southern Province, Tanganyika Territory, in 1952-53. II General description and epidemiology. Trans R Soc Trop Med Hyg 49(1): 33–57
8. Coffey LL, Failloux AB, Weaver SC (2014) Chikungunya virus-vector interactions. Viruses 6(11): 4628–4663. doi: 10.3390/v6114628
9. Hammon WM, Sather GE (1964) Virological findings in the 1960 hemorrhagic fever epidemic

(dengue) in Thailand. Am J Trop Med Hyg 13: 629–641

10. Myers RM, Carey DE, Reuben R, Jesudass ES, De Ranitz C, Jadhav M (1965) The 1964 epidemic of dengue-like fever in South India: isolation of chikungunya virus from human sera and from mosquitoes. Indian J Med Res 53(8): 694–701

11. Shah KV, Gibbs CJ Jr, Banerjee G (1964) Virological investigation of the epidemic of haemorrhagic fever in Calcutta: isolation of three strains of chikungunya virus. Indian J Med Res 52: 676–683

12. Dandawate CN, Thiruvengadam KV, Kalyanasundaram V, Rajagopal J, Rao TR (1965) Serological survey in Madras city with special reference to chikungunya. Indian J Med Res 53(8): 707–714

13. Halstead SB, Scanlon JE, Umpaivit P, Udomsakdi S (1969) Dengue and chikungunya virus infection in man in Thailand, 1962-1964. IV Epidemiologic studies in the Bangkok metropolitan area. Am J Trop Med Hyg 18(6): 997–1021

14. Mavalankar D, Shastri P, Bandyopadhyay T, Parmar J, Ramani KV (2008) Increased mortality rate associated with chikungunya epidemic, Ahmedabad, India. Emerg Infect Dis 14(3): 412–415. doi: 10.3201/eid1403.070720

15. Chretien JP, Anyamba A, Bedno SA, Breiman RF, Sang R, Sergon K, Powers AM, Onyango CO, Small J, Tucker CJ, Linthicum KJ (2007) Drought-associated chikungunya emergence along coastal East Africa. Am J Trop Med Hyg 76(3): 405–407

16. Charrel RN, de Lamballerie X, Raoult D (2007) Chikungunya outbreaks–the globalization of vector borne diseases. New Engl J Med 356(8): 769–771. doi: 10.1056/NEJMp078013

17. Gerardin P, Guernier V, Perrau J, Fianu A, LeRoux K, Grivard P, Michault A, de Lamballerie X, Flahault A, Favier F (2008) Estimating Chikungunya prevalence in La Reunion Island outbreak by serosurveys: two methods for two critical times of the epidemic. BMC Infect Dis 8: 99. doi: 10.1186/1471-2334-8-99

18. Outbreak and Spread of Chikungunya (2007) Weekly epidemiological record/Health Section of the Secretariat of the League of Nations 82(47): 409–415

19. Mavalankar D, Shastri P, Raman P (2007) Chikungunya epidemic in India: a major public-health disaster. Lancet Infect Dis 7(5): 306–307. doi: 10.1016/S1473-3099(07)70091-9

20. Parola P, de Lamballerie X, Jourdan J, Rovery C, Vaillant V, Minodier P, Brouqui P, Flahault A, Raoult D, Charrel RN (2006) Novel chikungunya virus variant in travelers returning from Indian Ocean islands. Emerg Infect Dis 12(10): 1493–1499. doi: 10.3201/eid1210.060610

21. Schuffenecker I, Iteman I, Michault A, Murri S, Frangeul L, Vaney MC, Lavenir R, Pardigon N, Reynes JM, Pettinelli F, Biscornet L, Diancourt L, Michel S, Duquerroy S, Guigon G, Frenkiel MP, Brehin AC, Cubito N, Despres P, Kunst F, Rey FA, Zeller H, Brisse S (2006) Genome microevolution of chikungunya viruses causing the Indian Ocean outbreak. PLoS Med 3(7): e263. doi: 10.1371/journal.pmed.0030263

22. Arankalle VA, Shrivastava S, Cherian S, Gunjikar RS, Walimbe AM, Jadhav SM, Sudeep AB, Mishra AC (2007) Genetic divergence of Chikungunya viruses in India (1963-2006) with special reference to the 2005-2006 explosive epidemic. J Gen Virol 88(Pt 7): 1967–1976. doi: 10.1099/vir.0.82714-0

23. Tsetsarkin KA, Vanlandingham DL, McGee CE, Higgs S (2007) A single mutation in chikungunya virus affects vector specificity and epidemic potential. PLoS Pathog 3(12): e201. doi: 10.1371/journal.ppat.0030201

24. Vazeille M, Moutailler S, Coudrier D, Rousseaux C, Khun H, Huerre M, Thiria J, Dehecq JS, Fontenille D, Schuffenecker I, Despres P, Failloux AB (2007) Two Chikungunya isolates from

the outbreak of La Reunion (Indian Ocean) exhibit different patterns of infection in the mosquito, *Aedes albopictus*. PLoS One 2(11): e1168. doi: 10.1371/journal.pone.0001168

25. Rezza G, Nicoletti L, Angelini R, Romi R, Finarelli AC, Panning M, Cordioli P, Fortuna C, Boros S, Magurano F, Silvi G, Angelini P, Dottori M, Ciufolini MG, Majori GC, Casson A, CHIKV Study Group (2007) Infection with chikungunya virus in Italy: an outbreak in a temperate region. Lancet 370(9602): 1840–1846. doi: 10.1016/S0140-6736(07)61779-6

26. Angelini R, Finarelli AC, Angelini P, Po C, Petropulacos K, Silvi G, Macini P, Fortuna C, Venturi G, Magurano F, Fiorentini C, Marchi A, Benedetti E, Bucci P, Boros S, Romi R, Majori G, Ciufolini MG, Nicoletti L, Rezza G, Cassone A (2007) Chikungunya in north-eastern Italy: a summing up of the outbreak. Euro Surveill 12(11): E071122.2

27. Grandadam M, Caro V, Plumet S, Thiberge JM, Souares Y, Failloux AB, Tolou HJ, Budelot M, Cosserat D, Leparc-Goffart I, Despres P (2011) Chikungunya virus, southeastern France. Emerg Infect Dis 17(5): 910–913. doi: 10.3201/eid1705.101873

28. Rianthavorn P, Prianantathavorn K, Wuttirattanakowit N, Theamboonlers A, Poovorawan Y (2010) An outbreak of chikungunya in southern Thailand from 2008 to 2009 caused by African strains with A226V mutation. Intl J Infect Dis 14(Suppl 3): e161–e165. doi: 10.1016/j.ijid.2010.01.001

29. AbuBakar S, Sam IC, Wong PF, MatRahim N, Hooi PS, Roslan N (2007) Reemergence of endemic Chikungunya, Malaysia. Emerg Infect Dis 13(1): 147–149. doi: 10.3201/eid1301.060617

30. Pulmanausahakul R, Roytrakul S, Auewarakul P, Smith DR (2011) Chikungunya in Southeast Asia: understanding the emergence and finding solutions. Intl J Infect Dis 15(10): e671–e676. doi: 10.1016/j.ijid.2011.06.002

31. Leparc-Goffart I, Nougairede A, Cassadou S, Prat C, de Lamballerie X (2014) Chikungunya in the Americas. Lancet 383(9916): 514. doi: 10.1016/S0140-6736(14)60185-9

32. Lanciotti RS, Valadere AM (2014) Transcontinental movement of Asian genotype chikungunya virus. Emerg Infect Dis 20(8): 1400–1402. doi: 10.3201/eid2008.140268

33. Tsetsarkin KA, Chen R, Leal G, Forrester N, Higgs S, Huang J, Weaver SC (2011) Chikungunya virus emergence is constrained in Asia by lineage-specific adaptive landscapes. Proc Natl Acad Sci U S A 108(19): 7872–7877. doi: 10.1073/pnas.1018344108

34. Nunes MR, Faria NR, de Vasconcelos JM, Golding N, Kraemer MU, de Oliveira LF, Azevedo Rdo S, da Silva DE, da Silva EV, da Silva SP, Carvalho VL, Coelho GE, Cruz AC, Rodrigues SG, Vianez JL Jr, Nunes BT, Cardoso JF, Tesh RB, Hay SI, Pybus OG, Vasconcelos PF (2015) Emergence and potential for spread of Chikungunya virus in Brazil. BMC Med 13: 102. doi: 10.1186/s12916-015-0348-x

35. Teixeira MG, Andrade AM, Costa Mda C, Castro JN, Oliveira FL, Goes CS, Maia M, Santana EB, Nunes BT, Vasconcelos PF (2015) East/Central/South African genotype chikungunya virus, Brazil, 2014. Emerg Infect Dis 21(5): 906–907. doi: 10.3201/eid2105.141727

36. Delisle E, Rousseau C, Broche B, Leparc-Goffart I, L'Ambert G, Cochet A, Prat C, Foulongne V, Ferre JB, Catelinois O, Flusin O, Tchernonog E, Moussion IE, Wiegandt A, Septfons A, Mendy A, Moyano MB, Laporte L, Maurel J, Jourdain F, Reynes J, Paty MC, Golliot F (2015) Chikungunya outbreak in Montpellier, France, September to October 2014. Euro Surveill 20(17)

37. Leo YS, Chow AL, Tan LK, Lye DC, Lin L, Ng LC (2009) Chikungunya outbreak, Singapore, 2008. Emerg Infect Dis 15(5): 836–837. doi: 10.3201/eid1505.081390

第二章 基孔肯雅病毒分子流行病学

拉文德兰·塔扬，穆罕默德·阿潘迪·尤索夫，扎伊纳·萨特，
莎玛拉·德维·塞卡兰，王世梅

摘要：基孔肯雅病毒（*Chikungunya virus*，CHIKV）分子监测具有重要意义，不仅能为研究基孔肯雅病毒在流行国家的循环传播提供基因型数据，也使我们能针对即将暴发的疫情采取措施。分子监测首先是对易感人群或者现场捕获的蚊子进行基孔肯雅病毒检测，然后对病毒基因的特定区域进行测序，为确定病毒的来源和病毒基因型与感染病例增加的相关性提供证据。

关键词：分子监测，反转录–聚合酶链反应，测序，进化树

2.1 引 言

基孔肯雅病毒分子流行病学研究通常是在特定的时间对某一个地理区域的病毒株进行鉴定[1]。具体内容是对从当前感染的患者中分离出的基孔肯雅病毒进行测序，并将其基因序列与从以往病例分离出的病毒或基因库（GenBank）等数据库中的病毒序列进行比对。定期进行 CHIKV 的分子流行病学研究有助于确定新传入的毒株。此外，这些数据也可提供一些关于基孔肯雅病毒株与某地基孔肯雅病毒感染病例突然增加相关联的证据，提示有新的病毒株传入人群。由于该地区存在未接触过新毒株的未免疫人群，因此可能出现基孔肯雅病毒感染的迹象和症状。

基孔肯雅病毒主要发现于非洲，特别是非洲东部、南部、中部、西部，以及亚洲包括印度、泰国和马来西亚在内的部分地区。目前已鉴定了三种基因型，分别是亚洲基因型、东/中/南非基因型和西非基因型[2-4]。由于人类是虫媒病毒的主要宿主，因此监测人类和蚊子体内的病毒对于预防疫情的暴发非常重要，可通过开展基孔肯雅病毒的分子流行病学研究来实现。

多篇论文报道了基孔肯雅病毒分子流行病学研究的重要性[1,5-9]。他们的研究结果直观地说明了引起疾病暴发的基孔肯雅病毒株的作用。2013 年 12 月，加勒比海圣马丁岛首次报告了 2 个基孔肯雅病毒感染病例，这是基孔肯雅病毒首次出

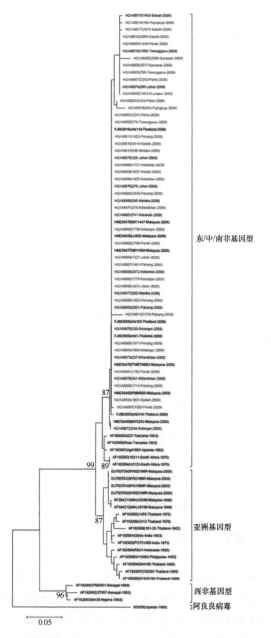

图 2-1　采用 MEGA 4 软件邻接法（neighbor-joining method）推断建立的 CHIKV 糖蛋白 E1 部分序列系统进化树。采用最大似然法计算进化距离。以阿良良病毒为外群，用方括号表示亚洲基因型、东/中/南非基因型及西非基因型。2008 年和 2009 年来自马来西亚的 49 株 CHIKV 分离株分别用红色和蓝色表示。从基因库获得的每个基因型的代表性毒株表示如下："GenBank 登录号"-"分离株名称"-"分离自哪个国家"-"分离年份"。1000 伪重复数据集的自展值（＞75%）显示于各分支节点处[13]。（彩图请扫封底二维码）

现在美洲[8]。自那时起，该病毒就进入美洲大陆。2013 年 12 月到 2014 年 3 月，美洲报告了 17 000 多起疑似和确诊病例。最严重的疫情可能是 2005～2007 年由东/中/南非基因型所引起的基孔肯雅病毒暴发，其规模之大前所未有，其影响范围包括从法属留尼汪岛、毛里求斯、塞舌尔、科摩罗到印度西南部，这些地方都有死亡病例、脑炎和新生儿感染的报道[4]。印度南部喀拉拉邦在 2007 年暴发了发热性关节炎，影响了近 2.5 万人[10]，被认为与基孔肯雅病毒有关，因为当时泰国报告了与 A 226 V 突变相关的基孔肯雅病毒感染病例[11,12]。与此同时，马来西亚基孔肯雅病毒的分子流行病学研究表明，在 2008～2009 年流行的毒株也属于东/中/南非基因型（图 2-1[13]）。因此，从以往的基孔肯雅病毒分子流行病学研究来看，最好的方法是对病毒的特定区域进行测序。CHIKV 中研究最多的区域是囊膜蛋白（E1）基因，因为该区域的变异提供了与环境压力相关的突变信息。此外，由于目的片段较小，可以用一代测序来完成测序，该方法比通常用于全基因组的二代测序（NGS）成本更低。

本章介绍了用于鉴定基孔肯雅病毒株的方法，包括：基于病毒囊膜糖蛋白基因的引物设计和针对目标区域进行的反转录–聚合酶链反应。随后，通过测序、数据分析及根据病毒的基因型阐释病毒特征。这些信息有助于推断基孔肯雅病毒的分子流行病学。

2.2　材　　料

所有生物标本，包括血样都应被视为具有潜在的感染性，并应按照国家和地方相应的生物安全规范进行处理。此外，从研究对象身上采集血液样本必须得到人类伦理道德委员会的批准。所有生物和医疗废物在处置前必须按照国家和地方规定进行消毒。所有溶液必须使用超纯水和分子级试剂配制。

2.2.1　病毒 RNA 的提取

1. 来自基孔肯雅病毒感染者的血清或基孔肯雅病毒感染的细胞培养上清。
2. 病毒 RNA 提取试剂盒（Qiagen）或任何商业化病毒 RNA 提取试剂盒。
3. 无 RNase 和 DNA 的擦拭纸：RNaseZap 和 DNAZap。

2.2.2　一步法反转录–聚合酶链反应（One-step RT-PCR）

1. PCR 引物序列：基孔肯雅病毒正向引物（5′ TACCCATTCATGTGGGGC 3′）和基孔肯雅病毒反向引物（5′ GCCTTTGTACACCACGATT 3′）（见注释 1；[14]）。
2. 一步法反转录–聚合酶链反应试剂盒：Qiagen One-Step RT-PCR Kit 或任何

商业化反转录–聚合酶链反应试剂。

　　3. 无核酸酶水。

　　4. 聚合酶链反应扩增仪。

　　5. 微型离心机。

2.2.3　聚合酶链反应（PCR）产物的琼脂糖凝胶电泳和纯化

　　1. NuSieve 公司 3∶1 琼脂糖。

　　2. 三羟甲基氨基甲烷–乙二胺四乙酸缓冲液（1×）：89mmol/L 三羟甲基氨基甲烷–硼酸盐，2mmol/L 乙二胺四乙酸。

　　3. Red Safe™核酸染色液。

　　4. DNA 分子量标准物：100bp DNA ladder marker。

　　5. 上样缓冲液：6 × Loading dye。

　　6. 琼脂糖凝胶电泳系统。

　　7. 凝胶提取试剂盒（Qiagen）。

　　8. 聚合酶链反应纯化试剂盒（Qiagen）。

2.2.4　测序反应

　　1. CHIKV 的 PCR 产物。

　　2. PCR 产物的正向引物和反向引物。

　　3. 终止反应试剂盒 V3.1（BigDye Terminator Ready Reaction Kit V3.1）（Applied Biosystems）。

　　4. 无核酸酶水。

　　5. 热循环仪。

　　6. 微型离心机。

2.2.5　PCR 测序产物的纯化

　　1. 无核酸酶水。

　　2. 3mol/L 乙酸钠（pH 4.6）。

　　3. 95%的乙醇。

　　4. 70%的乙醇。

　　5. Hi Di 甲酰胺（Applied Biosystems）。

　　6. 离心机。

　　7. 微型离心机。

2.3 方　　法

除另有规定外，所有程序均在室温下进行。在 PCR/UV（紫外）工作台制备 RT-PCR 混合反应液。使用 RNaseZap 和 DNAZap 擦拭纸清洁工作台与吸管，清除所有潜在 RNase 和 DNA 污染。

2.3.1　病毒 RNA 的提取

1. 所有工作必须在生物安全柜中进行。用 RNaseZap 擦拭纸清洁所有用具表面。

2. 使用商业化病毒 RNA 提取试剂盒进行病毒 RNA 提取。标本为基孔肯雅病毒感染者血清或基孔肯雅病毒感染的叙利亚幼地鼠肾细胞（BHK）培养上清。

3. 按照试剂盒中描述的方法操作。抽提获得的 RNA 使用前应存储于−80℃（见注释 2）。

2.3.2　一步法 RT-PCR

1. 每一个 PCR 反应体系为 25μl，包含：5μl RNA、1μl 反转录（RT）酶、12.5μl 2×一步法 RT-PCR 混合缓冲液、每个引物 0.5μl[上游引物（25μmol/L）和下游引物（25μmol/L）]，最后用无核酸酶水补足体积至 25μl。缓冲液、dNTP、*Taq* 聚合酶和镁离子应根据厂家推荐使用相应的浓度。

2. 在微型离心机上瞬时离心 PCR 反应管，并将其放入 PCR 仪中。热循环条件包括：50℃孵育 30min 进行反转录步骤；95℃变性 15min；然后运行 40 个循环（95℃变性 30s，54℃退火延伸 60s），最终在 72℃延伸 10min。

3. PCR 反应运行完成后，将扩增产物暂存在−20℃或进行琼脂糖凝胶电泳确定扩增产物的大小（见注释 3）。

2.3.3　琼脂糖凝胶电泳和纯化 PCR 产物

1. 制备 2%琼脂糖凝胶：将 2g 琼脂糖粉末小心地转移到一个干净的含 100ml 1×三羟甲基氨基甲烷–乙二胺四乙酸缓冲液（1×TBE，Tris-borate ethylene diamine tetraacetic acid）的 250ml 锥形瓶中（见注释 4），轻轻混合，确保所有粉末接触到 TBE 缓冲液。

2. 用微波炉于高功率下加热 2min，溶解琼脂糖（见注释 5）。轻轻混合液体，以确保所有琼脂糖完全溶解。向已溶解的凝胶中加入 2μl 红色安全酸染料并充分混匀。将凝胶轻轻倒入合适的凝胶槽中，并插入梳子，确保不形成气泡。将凝胶槽置于室温约 30min，使琼脂凝固。

3. 从凝胶模中取出梳子。将 10μl PCR 扩增产物（包括阳性参照物和阴性参照物）与 1μl 负载染料混合。将混合物分别加入各个梳孔中。将 5μg 100bp DNA ladder marker 加到一侧的凝胶孔。

4. 琼脂糖凝胶电泳：以 100V 电压电泳约 45min 或直到负载染料接近凝胶的底部边缘停止电泳。将凝胶转移到凝胶成像系统中，捕捉凝胶的图像。

5. 在进行测序反应之前，PCR 反应产物必须经过纯化以去除多余的引物和其他 PCR 反应混合液，因为这些物质可能抑制测序反应。如果 PCR 反应产物只有 1 条电泳条带，则可以直接用纯化试剂盒纯化 PCR 反应产物。如果存在 1 条以上的电泳条带，那么在进行纯化之前，必须先切出目的条带，然后用凝胶提取试剂盒进行纯化。

6. 采用试剂盒说明书中描述的方法进行纯化。

7. 使用纯化的 PCR 反应产物作为后续测序反应的模板，或在使用前暂存在 −20℃。

2.3.4　测序反应

1. 在 200μl 无菌管中，加 4μl 反应预混液、2μl 正向或反向引物（10pmol/μl）和 2μl 测序反应缓冲液。

2. 随后，加 1μl 模板（100ng/μl），加无 RNase 水至 20μl。在微型离心机中瞬时离心。

3. 将反应管放入 PCR 仪，反应条件如下：于 96℃初始变性 1min，96℃变性 10s，50℃杂交 5s，60℃延伸 4min。

2.3.5　纯化循环测序产物

1. 循环测序完成后，将离心板放入离心机内，于 100×g 离心 1min。

2. 每孔加入 80μl 混合液，包含：2.55μl 3mol/L 乙酸钠（pH 4.6）、54.74μl 95% 乙醇和 22.71μl 无 RNase 水。

3. 关闭隔板以防泄漏，轻轻混匀，以 100×g 转速离心 1min。

4. 室温孵育 30min，使其沉淀。于 4℃、3000×g 再离心 30min。

5. 去除上清，每孔加入 150μl 的 70%乙醇，涡旋混合洗涤。在 4℃、3000×g 离心 10min。

6. 弃上清，重复乙醇清洗步骤。将平板以 50×g 离心 1min。

7. 弃上清，使用热循环器在 65℃风干 5min。

8. 在将样本注入测序仪前，每孔加入 10μl 甲酰胺重悬沉淀。将平板以 100×*g* 转速离心 1min。

9. 于 95℃加热 2min，使样品变性，然后立即冰浴。将平板以 200×*g* 的速度离心 1min。

10. 将所有样本装入 ABI 3130 基因分析和 DNA 测序仪的指定孔中，在含 POP 7 聚合物的 5cm 毛细管阵列中进行反应。

11. 用 SeqScape v 5.2 软件分析数据。

2.3.6 测序数据编辑

为了保证测序数据的可靠性，必须使用模板正向、反向引物的测序数据进行编辑。

1. 从互联网下载合适的测序数据编辑软件。例如，CHROMAS 软件是一个合适的测序数据编辑器，可以从互联网下载。

2. 运行 CHROMAS 软件，然后打开正向和反向测序反应的原始数据。

3. 利用 CHROMAS 软件，对利用反向引物得到的反向序列进行反向互补，然后比较正向和反向测序反应的原始数据，查找任何不匹配的测序数据，以保证测序数据的可靠性。

4. 如果两个测序数据之间存在不匹配的突变，表明在测序反应中存在错误，需重复测序实验。

5. 一旦建立了可靠的原始测序数据，将这些经过编辑的原始测序数据导入 MEGA 6，使用这个软件创建一个系统发育树。

2.3.7 系统发育树的构建

1. 为了研究病毒的分子流行病学，必须建立系统发育树，以确定病毒的起源。为此，强烈建议使用 MEGA 6 这款免费软件（见注释 6；[14]）。

2. 在网站 http://www.ncbi.nlm 上进行核苷酸 BLAST，以获得参考序列。在多重比对分析时，应根据配对序列间的距离，用邻接法进行分析。

3. 基于 1000 个重复抽样的方法来评估序列聚类的可信度。

2.4 注 释

1. 通过这些引物扩增得到单一的、大小为 294bp 的 PCR 产物。如果出现其他条带，可以使用梯度 PCR 进一步优化 PCR 条件。通常退火温度的升高会降低非特异条带出现的概率。如果额外的条带仍然存在，那么最好的选择是切下 294bp

大小的条带，使用 Qiagen 凝胶纯化试剂盒纯化 PCR 产物。设计的引物如果是高度特异性的，可得到一个单一的扩增子，这使得 PCR 扩增产物的纯化更容易。

2. 提取的 RNA 应分装成合适的体积（12μl 适合两个反应），以防止其反复冻融而降解。RNA 必须存储在-80℃。

3. 为了减少外切酶活性的影响，PCR 扩增产物应在 RT-PCR 完成后 1 周内纯化。

4. 使用玻璃器皿加热琼脂糖时，应戴上隔热手套。在琼脂糖加热过程中使用的缓冲液体积应比所需体积少 10%，以确保琼脂糖能更好溶解。琼脂糖完全溶解后，加入足够体积的 1×TBE 缓冲液，使琼脂糖溶液达到所需体积。

5. 确保琼脂糖完全溶解，然后使最终体积达到所需的体积。

6. 测序数据编辑开始前，参考 MEGA 6 软件提供的教程是非常有必要的[14]。

参 考 文 献

1. Singh RK, Tiwari S, Mishra VK, Tiwari R, Dhole TN (2012) Molecular epidemiology of Chikungunya virus: mutation in E1 gene region. J Virol Methods 185: 213–220
2. Powers AM, Brault AC, Tesh RB, Weaver SC (2000) Re-emergence of Chikungunya and O'nyong-nyong viruses: evidence for distinct geographical lineages and distinct evolutionary relationships. J Gen Virol 81: 471–479
3. Schuffenecker I, Iteman I, Michault A, Murri Frangeul S, Vaney L et al (2006) Genome microevolution of Chikungunya viruses causing the Indian Ocean outbreak. PLoS Med 3: e263
4. Powers AM, Logue CH (2007) Changing patterns of Chikungunya virus: re-emergence of a zoonotic arbovirus. J Gen Virol 88: 2363–2377
5. Laksmipathy DT, Dhanasekaran D (2008) Molecular epidemiology of Chikungunya virus in Vellore District, Tamilnadu, India in 2006. East Afr J Public Health 5(2): 122–125
6. Chem YK, Zainah S, Beremdam SJ, Tengku Rogayah TAR, Khairul AH, Chua KB (2010) Molecular epidemiology of Chikungunya virus in Malaysia since its first emergence in 1998. Med J Malaysia 5(1): 31–35
7. Noridah O, Paranthaman V, Nayar SK, Masliza M, Ranjit K, Norizah I, Chem YK, Mustafa B, Kumarasamy V, Chua KB (2007) Outbreak of Chikungunya due to virus of Central/East African Genotype 1 in Malaysia. Med J Malaysia 62(4): 323–328
8. Bortel WV, Dorleans F, Rosine J, Blateau A, Rousset D, Matheus S, Leparc-Goffart I, Flusin O et al (2014) Chikungunya outbreak in the Caribbean region, December 2013 to March 2014, and the significance for Europe. Euro Surveill 19(13): pii: 20759
9. Laurent P, Roux KL, Grivard P, Bertil G, Naze F, Picard M, Staikowsky F, Barau G, Schuffenecker I, Michault A (2007) Development of a sensitive real time reverse transcriptase PCR assay with an internal control to detect and quantify Chikungunya virus. Clin Chem 53(8): 1408–1414
10. Santhosh SR, Dash PL, Parida MM, Khan M, Tiwari M, Lakshmana Rao PV (2008) Comparative full genome analysis revealed E1: A226V shift in 2007 Indian Chikungunya virus isolates. Virus Res 135: 36–41
11. Rianthavorn P, Prianantathavorn K, Wuttirattanakowit N, Theamboonlers A, Poovorawan Y

(2010) An outbreak of Chikungunya in southern Thailand from 2008-2009 caused by African strains with A226V mutation. Int J Infect Dis 145: 161–165

12. Pongsiri P, Praianantathavorn K, Theamboonlers A, Payungporn S, Poorawan Y (2012) Multiplex real time RT-PCR for detecting Chikungunya virus and dengue virus. Asian Pac J Trop Dis 5(5): 342–346

13. Apandi YM, Lau SK, Norfaezah A, Nur Izmawati AR, Liyana AZ, Khairul Izwan H, Zainah S (2011) Epidemiology and molecular characterization of Chikungunya virus involved in the 2008 and 2009 outbreak in Malaysia. J Gen Mol Virol 3(2): 35–42

14. Tamura K, Stecher G, Peterson D, Filipski A, Kumar S (2013) MEGA6: molecular evolutionary genetics analysis version 6.0. Mol Biol Evol 30: 2725–2729

第三章 高级遗传方法学在基孔肯雅病毒进化和传播追踪溯源研究中的应用

哈普拉奇格·钱迪莎·哈普拉奇，李政成

摘要： 遗传方法学的最新进展极大地提高和拓展了我们追踪快速进化的病原体进化与时空分布的能力。从病原体进化和时空分布分析中收集到的信息可以用来解读影响疾病流行的宿主适应性。本章中，我们将描述如何利用可免费获得的资源来跟踪基孔肯雅病毒（*Chikungunya virus*，CHIKV）的进化和传播。

关键词： 基孔肯雅病毒，系统发育，系统地理学，进化论，共同起源，进化网络，多重校准

3.1 引　　言

RNA 病毒的高突变率极大地影响了其生物学，从而导致了一个快速的进化过程，在平行的时间尺度上，可能与疾病流行病学和生态动力学相互作用。病毒种群在空间分布的同时，快速的进化造就了其多样性和宿主适应性。因此，RNA 病毒进化和空间动力学之间存在的关联，使我们可以通过研究它们不断进化的遗传特征来跟踪其传播。病毒基因突变会改变传播媒介特异性、传播性、药物敏感性和免疫应答，从而影响病毒传播、致病性和疾病控制。

基孔肯雅病毒是一种由节肢动物携带的 RNA 病毒，自 2004 年以来出现了新一轮的流行[1,2]。基孔肯雅病毒已席卷印度洋群岛、东南亚、太平洋岛屿和加勒比海地区，发生了实质性的进化，导致了数百万人感染。与登革病毒等 RNA 病毒（其传播特点是持续且高度流行）相比，CHIKV 在长时间消失之后再现时，人们能够根据突变谱更精确地追踪其在各大洲的传播[3-5]。在过去 10 年中，对东/中/南非（ECSA）基因型 CHIKV 的进化和地理分布进行了遗传分析，表明其是一个很好的分子趋同进化导致载体适应的例子[6]。基孔肯雅病毒囊膜糖蛋白（E1）在趋同进化过程中发生单一氨基酸突变（E1-A 226 V），已证明这一突变可以增强病毒对白纹伊蚊的感染性[7,8]，从而增强病毒在白纹伊蚊栖身地区的传播。进化分析

表明，在地理位置相距遥远的印度洋岛屿、印度和中非，分别出现了 E1-A 226 V 的突变。我们的分析表明，第 4 次 E1-A 226 V 突变发现于斯里兰卡的基孔肯雅病毒分离株[5]。有趣的是，E1-A 226 V 突变病毒株主要分布在白纹伊蚊占优势的 4 个区域，这是适应驱动的分子趋同进化过程的例证。

众多可用的分析方法、大量时空信息明确的基因组序列及计算能力的提高提升了我们进行进化分析的能力。除了传统的系统遗传学方法之外，突变定位图谱、进化网络[9]和系统发育地理学[10,11]技术极大地扩展了人们对快速进化的病原体的进化和时空分布开展追踪的能力。此外，生物信息学结构建模、克隆分子鉴定及宿主–病毒相互作用认识方面的进展，对破译病毒进化导致疾病流行过程中宿主的适应性做出了巨大贡献。在本章中，我们将描述如何利用免费资源进行简单的系统发育、突变定位图谱、进化网络和高级系统地理学分析，以追踪基孔肯雅病毒的进化和传播。本章提供了对可用的 CHIKV 序列进行此类分析的示例。

3.2 材　　料

本节描述的分析都基于计算机，所有相关软件程序都是免费的。除了这里的描述之外，每个软件程序的使用操作都是由最初的开发人员描述的，可参考相关章节及注释所引用的刊物、相关网站。因此，以下描述仅为可供选择的基本实用指南。还应该指出的是，本章提供的描述并不包括各软件的所有功能元素。有关其他分析选项的详细信息，建议参考由相应软件的开发人员提供的原始教程和出版物等。需强调的是，本章所有软件程序都是免费的，因此可能存在一些功能缺陷。如果某个版本始终生成某些错误消息，建议尝试使用同一软件的多个不同版本。同时开发人员不断更新并进行错误修复，因此强烈建议使用最新版本的软件。

3.3 方　　法

3.3.1 序列生成

1. 从临床标本中获得基孔肯雅病毒分离株后，扩增基因组前后有部分重叠的基因片段，经 Sanger 双脱氧链终止或二代测序方法获得基因片段序列，再拼接成基因组序列（见注释 1）。

2. 测序前的过程包括：从临床标本/分离株提取 CHIKV 的 RNA；合成互补 DNA（cDNA）；利用 PCR 技术扩增重叠片段；纯化待测序的 PCR 产物。每一步都可以用商业化试剂盒来完成。前文已描述了基孔肯雅病毒全基因组测序的详细方案[5]。

3. PCR 扩增和测序方案涉及多个寡核苷酸（引物）。寡核苷酸应该位于 CHIKV 基因组片段重叠区域的两侧，并尽可能针对保守片段进行设计。即使通过一对寡核苷酸对重叠片段进行扩增，也需要多个寡核苷酸来完成每个片段的测序。我们之前已经发表了一整套可用于基孔肯雅病毒东/中/南非基因型测序的寡核苷酸[5]。

3.3.2　从公共数据库获得序列

1. 来自不同地理位置的 CHIKV 的序列可从序列数据库下载，如 GenBank 数据库（http://www.ncbi.nlm.nih.gov/genbank/）、日本基因数据库（http://www.ddbj.nig.ac.jp/）和欧洲核苷酸库（http://www.ebi.ac.uk/ena/）。任何一个提交给这些数据库的序列都是共享的，并且每天都会上传。用户可以通过访问这些数据库中的任何一个来下载相同的数据集。以下步骤描述了从 GenBank 数据库获得 CHIKV 序列。

2. 使用网络浏览器，登录美国国家生物技术信息中心（NCBI）主页 http://www.ncbi.nlm.nih.gov/。

3. 单击 "resource（资源）" 菜单下的 "Taxonomy（分类）" 选项卡，进入工具栏 "Taxonomy Browser（分类浏览器）" 下的工具。

4. 在 "viruses（病毒）" 菜单下找到基孔肯雅病毒，或者可以在搜索工具中键入 "Chikungunya virus（基孔肯雅病毒）"。

5. 点击出现在窗口中的 "Chikungunya virus"。

6. 在右上角的 "Entrez records（Entrez 记录）" 中查找结果。数据库中可用的核苷酸序列总数显示在表格的 "Nucleotide（核苷酸）" 一栏。

7. 点击 "nucleotides direct links（核苷酸直接链接）" 下的数字。

8. 这时可以单独读取数据库中所有可用的基孔肯雅病毒序列。请注意，这些序列包括了部分和完整的基因组序列。

9. 如果您只需要下载完整的基因组序列，请在搜索窗口中键入 "Chikungunya virus AND complete（完整基孔肯雅病毒序列）"。

10. 若要批量下载所有序列，请单击选项卡 "Send to（发送到）"。

11. 点击 "Choose Destination（选择目的地）" 标签下的 "File（文件）"，然后选择 "Format（格式）" 和 "Sort by（排序）" 选项。FASTA 和 GENBANKFULL 是常用的格式。

12. 单击 "Create File（创建文件）" 选项卡下载和保存序列。请注意，保存的序列没有进行比对。

3.3.3　多序列比对

多序列比对是许多下游分析（如多态性分析、系统发育推断和分子结构预测）

前必须进行的一项重要工作。在大多数情况下，序列比对是基于同源基因或序列进行的，假设一组比对序列由一个共同的祖先分化和遗传。通过使用多序列比对算法，可以对来自不同病毒株的一批序列进行比对。该过程首先在特定序列和剩余序列之间进行成对比对，然后生成最终比对结果。多序列比对（见注释 2）可以通过独立软件或免费软件包中 Clustal X、Clustal W[12]和 MUSCLE[13]算法执行实现，也可以使用 BioEdit 7.2.5[14]和 MEGA[15]等免费软件实现。下面描述了如何使用 BioEdit 7.2.5 软件包中的 Clustal W 算法对病毒序列进行多序列比对。

1. 可以登录 http://www.mbio.ncsu.edu/bioedit/bioedit.html 下载软件。

2. 使用 BioEdit 中的"File（文件）->Open（打开）"加载序列。例如，可以加载下载的 FASTA 格式序列或以文本编辑器（.txt）文档格式保存的序列。确保在 BioEdit 软件的"Open file（打开文件）"面板选择正确的文档格式。

3. BioEdit 序列比对编辑器有三个主要面板：顶部面板有功能选项卡，左侧下方面板有序列标识（ID），以及右侧下方面板有对应序列。使用顶部面板中显示的序列数量和左侧下方面板中的序列标识验证数据集。

4. 点击"Accessory Applications（附件应用）->Clustal W Multiple Alignment（多系列比对多重对齐）"进入对齐面板。

5. Clustal W 多序列比对对齐面板提供了设置比对参数的选项。默认情况下，面板将使用具有 1000 次引导迭代的邻接向导树执行完整的多重对齐。

6. 点击"Run Clustal W（运行多系列比对）->OK（确定）"开始比对过程（见注释 3）。

7. 保存已完成比对的序列并手动检查是否有错误。如果测试序列是编码区域，则可以从核苷酸序列切换到氨基酸序列，并检查比对序列中是否有终止密码子。在编码区域中存在终止密码子可能表示比对或序列出现错误。为此，通过单击"Edit（编辑）->Select All Sequences（选择所有序列）"来选择所有序列，然后单击"Translation（翻译）->Toggle translation（切换翻译）"。

8. 通过单击"Edit（编辑）->Search（搜索）->Find/Replace（查找/替换）"把比对中产生的"～"符号更改为空格"-"（见注释 4）。

3.3.4 序列多态性和基因突变分析

像基孔肯雅病毒这样的 RNA 病毒，发生突变的速率对于产生各种各样的病毒种群有着关键的作用。由于基孔肯雅病毒在全球范围内传播，因此需要开展多样性和突变特征的平行动力学研究，使研究人员能够跟踪基孔肯雅病毒的传播。更重要的是，这些信息提供了关于某些突变如何驱动 CHIKV 跨地域流行的见解。从本质上讲，特别是就快速进化的病毒而言，序列多态性和突变分析为了解病毒进化及其流行病学提供了基本数据信息。有许多免费软件程序可用于序列多态性分析。在接下来的章节中，我们描述了 DnaSP 程序中定位同义/非同义突变的基本方法。

1. 从 http://www.ub.edu/dnasp/网址可以免费下载 DnaSP 程序。

2. 通过"File（文件）->Open Data File（打开数据文件）"将已比对序列文件加载到 DnaSP 程序中。DnaSP 程序只接受 FASTA、MEGA、NBRF/PIR、NEXUS 或 PHYLIP 格式的序列比对文件。所有待比对的序列都必须是相同的长度。

3. 为了定位同义/非同义突变位点，首先需要指定编码区域。为指定编码区域，点击"Data（数据）->Assign Coding Region（指定编码区）"。由于编码区域不一定从第一个位点开始，因此可以根据参考序列确定起始氨基酸残基。通常，有关参考序列起始密码子位置的信息可以从相应基因库（GenBank）记录的"Feature（特征）"下的编码序列（CDS）中查找。

4. 在"Assign Coding Region（指定编码区域）"窗口中，指定编码区域的第一个和最后一个核苷酸，然后点击"OK（确定）"。

5. DnaSP 还提供了一个可以定义基因序列特定结构域的选择。点击"Data（数据）->Define Domain Sets（定义结构域组）"，打开"Define Domain Region（限定结构域区域）"面板，亚结构域可以通过指定特定域的起始和结束位点来确定。一旦指定了特定区域，点击"Add New Domain（新增结构域）"按钮来标记结构域名。

6. 若要显示比对数据，点击"Display（显示）->View Data（查看数据）"。与指定编码区域的氨基酸序列比对的核苷酸序列将显示在单独的窗口中。特定位点的同义或非同义突变可以用位于比对数据窗口右下角的"Select Sites/Codons（选择位点/密码子）"下拉菜单突出显示。

7. 要获得多态性分析的结果，点击"Analysis（分析）->Polymorphic Sites（多态位点）"，将显示一个可变/不变位点的窗口，包括：单变量位点和简约信息位点，以及同义和非同义突变的特定位点（见注释 5）。

3.3.5　中值连接进化网络的构建

展示同源序列间进化关系的传统方法是构建一个树状分支结构形式的系统发育树。系统发育树的构建通常假定进化是以一种简单的树状方式进行的。然而，该方法可能不能充分代表一个种群的进化历史，因为其可能发生了重组、趋同进化和微进化等。针对上述这些局限性，系统进化网络可以对复杂进化过程进行可视化，因而广受欢迎。例如，利用系统进化网络对基孔肯雅病毒进行分析，进一步揭示了促使该病毒在东南亚重新出现和传播的关键进化事件[5]。下面描述了如何使用免费的 Network 4.6.1.3 程序构建系统进化网络。

1. 在电脑上安装 Network 4.6.1.3。最新的版本可以从 http://www.fluxusengineering.com/sharenet.htm 下载。

2. 在构建系统进化网络之前，选择分析中用到的序列并准备比对。Network 4.6.1.3 接受多种格式的比对。推荐使用 Phylip 和 Nexus 格式，因为它们易于处理。可用 3.3.1（见注释 6）节描述的 BioEdit 软件包和 Clustal X（.nxs）软件进行比对。

3. 通过"Calculate Network（计算网络）->Network Calculations（网络运算）->Median Joining（中值连接）"路径上传比对结果。

4. 比对结果上传完后，点击"Calculate Network（计算网络）"。

5. 以自己喜欢的文件名和路径保存为属性为".out"的输出文件。

6. 通过"Draw Network（绘制网络）->File（文件）->Open（打开）"路径打开输出文件来绘制网络。初稿可能与屏幕不兼容，但该软件将寻求许可进行重新绘制。

7. 点击"Draw（绘制）->Finalize（完成）"完成绘图。

8. 这时软件面板显示完整的带节点标识符和突变差异的网络。如果网络关系图在查看面板中没有对齐，可以使用导航面板重新摆放位置。

9. 选择显示参数面板中的显示选项。例如，如果不打算显示两个节点之间的突变差异，可以不勾选"Display Mutated Positions（显示突变位置）"。节点大小可以用"Minimum Node Size（最小节点大小）"功能进行调节。点击"Statistics（统计）"选项卡可获得突变和单倍型的总结（见注释 7）。

10. 右键单击相应的对象，重新格式化分支颜色、分支厚度、字体和节点（见注释 8）。

11. 为了在饼图中显示序列比例，双击相应的节点，获得每个节点中病毒分离株的清单。

12. 通过右键单击访问饼图面板（见注释 9）。

13. 通过"File（文件）->Save（保存）"路径保存系统进化网络的最终版本。为了便于发表，图表文件可以保存为 PDF 格式，然后可以用来生成图像文件（图 3-1）。

3.3.6 生成一个时间尺度的贝叶斯系统发育树，并通过 BEAST 软件包计算目标序列到最近的共同祖先的时间（tMRCA）以确定祖先的年代

BEAST（Bayesian evolutionary analysis by sampling trees）是一个利用贝叶斯统计框架进行系统发育、系统地理学和系统动力学分析的软件包。BEAST 提供了一个强大的平台来执行贝叶斯–马尔可夫链蒙特卡罗（MCMC）算法以进行各种

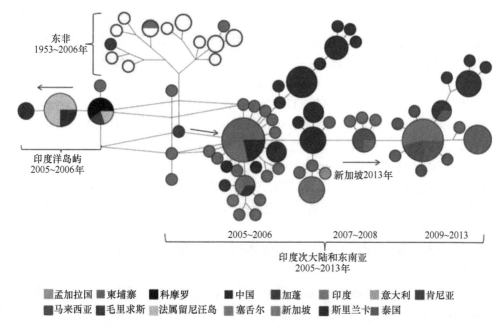

图 3-1 基孔肯雅病毒囊膜糖蛋白 1（E1）基因序列的中值网络联合分析。用 Network 4.6.1.3 软件绘制完整的 E1 基因序列（$n = 152$）网络图。圆圈表示具有相同序列的单个分离株或集群。每个圆的直径与每个圆内分离株的数目成正比。圆之间连接线的长度与它们之间的突变距离不成正比。红色箭头表示 2004 年以来基孔肯雅病毒的时空扩展方向。图中的每种颜色代表一个国家。解释：如果每个序列的分离时间已知，网络分析将能够显示特定病原体在其跨区域传播过程中是如何进化的。例如，此图表明，2004 年有两个基孔肯雅病毒谱系从肯尼亚传播出去。其中一个谱系在印度洋岛屿上扎根，另一个谱系传播到了印度。这两个谱系的病毒株都在各自的驻足地引起了流行病。然而，印度洋岛屿谱系并没有向邻近地区播散开来，其进化也受到了限制。另外，印度谱系在 2006～2013 年发生了广泛进化并横扫东南亚。如红色箭头所示，基孔肯雅病毒在东南亚传播过程中的进化是渐进性的。病毒在这一过程中产生了独特的突变特征，该突变特征一旦在新的分离地点出现就可以用来对该病毒株进行溯源。（彩图请扫封底二维码）

进化分析，包括：系统发育树重建、分化年代测定、系统地理学分析及假设检验。下面描述如何使用 BEAST 来确定分化时间、进行贝叶斯系统发育树重建和病原体种群系统地理学分析，并以基孔肯雅病毒为例演示其数据输出。

1. 从 www.beast2.org 下载最新版本的 BEAST[16]。

2. 为测试序列标记采样日期（年/月/日），如序列名称-年份（SeqID_year）。

3. 序列以 NEXUS（.nex）格式进行比对，这可以在 Clustal X 软件中直接完成。如果待比对的序列是其他格式，如 FASTA 格式，则可以在 Cluster X 中通过点击"File（文件）->Load Sequences（加载序列）->Save Sequences As（保存序列为）->Nexus"，将 FASTA 转换为 NEXUS 格式。

4. 双击 BEAST 文件夹中的图标打开 BEAUti（见注释 10）。

5. 单击 BEAUti 用户界面左下角的"+"选项卡加载 NEXUS 比对文件。在 BEAUti 2 中，当单击"+"选项卡时，会出现一个新的面板（添加分区）。在"Select What to Add（选择要添加的内容）"下拉菜单中，选择"Add Alignment（添加比对）"后，点击"OK（确定）"（见注释 11）。

6. 单击顶部参数面板中的"Tip Dates（提示日期）"选项卡。点击"Use Tip Dates（使用提示日期）"，在"Since Sometime in the Past（自从过去某时开始）"下拉菜单中指定日期（如年份、月份等）。

7. 点击"（猜测）Guess"。使用"Guess Dates（猜测日期）"面板来指示将序列名称的哪个部分用作采样日期。例如，按照步骤 2 中给出的序列名称格式猜测日期，选择"Use Everything（使用所有）->After Last_symbol（最新_标志）"（见注释 12）。

8. 检查面板，确保日期和高度的准确性。最新抽样日期的高度应为 0（见注释 13）。

9. 单击"Site Model（站点模型）"选项，为测试序列设置所需的替代模型（见注释 14）。

10. 在"Clock Model（时钟模型）"和"Priors（优先选项）"中分别选择所需的时钟模型与树模型。可以使用用户定义树、UPGMA 树或随机树。

11. 点击优先面板上的"+"标签。为要计算目标序列到最近的共同祖先的时间（tMRCA）的目标序列分类单元集指定一个名称，并含有需要包含在目标序列到最近的共同祖先的时间分析中的序列。方法是，从左侧面板中选择序列名称，然后使用">>"选项卡将其移动到右侧面板，再点击"OK（确定）"（见注释 15）。

12. 使用"MCMC（马尔可夫链蒙特卡罗理论）"选项卡设置 MCMC 参数（见注释 16）。

13. 使用所需的名称命名"Trace Log（跟踪记录）"、"Screen Log（屏幕记录）"和"Tree Log（树状记录）"等。

14. 使用"File（文件）->Save As（保存为）"路径保存参数。文件将以".xml"格式与测试比对序列保存在同一文件夹中。

15. 双击"BEAST"文件夹中的"BEAST"图标。从已保存的目标文件夹中选择含分析参数的".xml"文件，然后单击"Run（运行）"开始分析。如果参数设置没有任何错误，BEAST 将启动运行（见注释 17）。

3.3.7　BEAST 跟踪输出的可视化

1. 示踪软件是一种 MCMC（马尔可夫链蒙特卡罗理论）示踪分析工具。最新版本可以从 http://tree.bio.e.ac.uk /software/下载。以下是 1.6.0 版本的描述。

2. 点击"Tracer（绘图工具）"图标，进入用户界面。

3. 单击左上角"Trace Files（跟踪文件）"部分下面的"+"图标。从 BEAST 运行中选择跟踪记录文件。

4. 根据有效样本值（ESS）确定运行是否实现了足够的独立样本混合和趋同（见注释 18）。

5. 单击左面板中的一个参数，可以在右面板中进行可视化评估。单击右上角面板中的"Trace（跟踪）"选项卡可以将马尔可夫链蒙特卡罗（MCMC）理论跟踪图可视化。如果像 3.3.6 节中的步骤 11 那样，为 tMRCA 生成一个先验信息，那么相关的统计结果亦会显示在左侧面板中。

3.3.8 用 BEAST 系统发育树输出方式构建最大分支可信度树

1. 双击 BEAST 文件夹中的"Tree Annotator（树注解）"图标。

2. 调整"Burnin（博恩宁）"（建议：BEAST 分析生成树数量的 10%）和"posterior probability Limit（后验概率限制）"（建议：使用默认值）选项。

3. 选择"Maximum Clade Credibility Tree（最大分支可信度树）"作为目标树类型和"Median Heights（中位数值高度）"作为节点高度。

4. 从 BEAST 分析中选择树的记录文件作为输入树文件。

5. 用不同的名称定义输出最大分支可信度（MCC）树。

6. 单击"Run（运行）"生成一致树（consensus tree）。

3.3.9 一致最大分支可信度树的可视化

1. FigTree 是一个树形可视化软件，允许用嵌入的分析参数注释系统发育树。最新版本的 FigTree 可以从 http://tree.bio.ed.ac.uk/software/下载，下面是关于该软件 1.4.2 版本的描述。

2. 双击 FigTree 应用程序图标。

3. 使用"File（文件）->Open（打开）"路径加载 MCC 树文件。

4. 根据需要用左面板中的可用选项来注释在右面板中打开的树（见注释 19）。

5. 单击"Scale Axis（缩放轴）"添加树的时间比例（见注释 20）。

6. 使用"File（文件）->Export（导出）"路径将最终的树保存为 PDF 格式或图像文件（图 3-2）。

3.3.10 通过 BEAST2 软件进行系统地理学分析来确定病毒株时空传播特点

1. 为比对了的测试序列标记日期（年/月/日）和采样地点（如序列名称-样地点-年份）（见注释 21）。

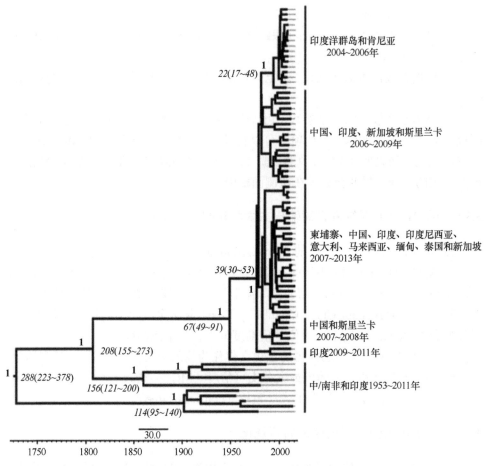

图 3-2   基孔肯雅病毒东/中/南非基因型的时间尺度最大分支可信度树（time-scaled maximum clade credibility tree）[16]。该树是通过 BEAST2 软件构建的。分析包括了 1953～2013 年报道的 78 个基孔肯雅病毒东/中/南非基因型的完整编码序列。该图用 FigTree 1.4.2 软件生成。树的时间尺度如底部标尺所示。分支节点上粗体显示的数字是后验支持值（posterior support value）。斜体数字是各个分支节点上的祖先年龄（年）。括号内数据为 95%最高后验概率密度区间值（highest posterior density interval，HPD）。注释：以时间为尺度的树可以用来确定病毒谱系的祖先毒株可能的起源和出现时间。

2. 按照 3.3.6 节的步骤 5，将 NEXUS 格式的比对了的测试序列加载到 BEAUti 软件中。

3. 点击 BEAUti 用户界面左下角的"+"符号。

4. 通过在"Select What to Add（选择要添加的内容）"下拉菜单中选择所需的模块来添加系统地理分区。"trait（特点）"可以重新命名（见注释 22）。

5. 从序列名称中估计每个序列的位置，如 3.3.6 节步骤 7 所述。

6. 为"New Trait（新特点）"分区指定时钟模型参数。

7. MCMC（马尔可夫链蒙特卡罗理论）部分包含一个命名为"New Trait（树地点）"的附加文件。设置日志记录频率并根据需要命名文件。

8. 以".xml"格式保存文件，并在 BEAST2 中运行。

9. 一旦 BEAST 运行完成，使用"示踪物（Tracer）"选项中的追踪日志文件检查 ESS 值（有效样本值），以确定分析中的采样和趋同性。

10. 在树注释器中运行"Location Tree（定位树）"记录文件，生成与时空信息一致的 MCC 树。

3.3.11　用 SPREAD 软件使系统地理学输出可视化

1. SPREAD 的最新版本可以从 http://www.phylogeography.org/SPREAD.html 下载[17]。

2. 双击 SPREAD 图标启动程序。

3. 选择正确的系统地理学模块（离散的或连续的），用于生成 SPREAD 用户界面顶部面板的".xml"文件。下面描述了如何分析离散的系统地理学输出。

4. 点击"Open（打开）"，加载 3.3.10 节步骤 6 生成的 MCC 树位置文件。

5. 点击"Setup（设置）"选项卡设置位置坐标（见注释 23）。

6. 点击"Save（保存）"保存位置信息为文本文件，再点击"Done（完成）"。

7. 根据测试数据调整最新的采样数据。

8. 将状态属性名称更改为 3.3.10 节步骤 4 给出的名称（见注释 24）。

9. 在"branches mapping（分支映射）"、"circles mapping（圆映射）"和"computations（计算）"选项卡中分别设置分支颜色、厚度、圆颜色和计算参数（见注释 25）。

10. 在"Output（输出）"选项中命名输出文件名为".kml"。

11. 通过点击"Generate KML/plot map（生成/展点图）"选项卡中的"Generate（生成）"选项，生成".kml"文件。输出的".kml"文件将与 MCC 树文件保存在同一文件夹中。

12. 单击"Plot Map（展点图）"选项卡，可以在世界地图上可视化系统地理学输出。

13. 如果计算机中安装了谷歌地图，双击".kml"输出文件启动谷歌地图的系统地理学输出功能。

3.4　注　　释

1. 从临床样本中能否成功地获取完整的基因组取决于每个样本中的病毒载

量。如果病毒载量足够高，可以通过 PCR 产生所有前后交互重叠的片段，则无须从每个样本中分离基孔肯雅病毒，即可获得完整基因组。如果不能，在进行基因组测序之前，应该从临床标本中分离基孔肯雅病毒。

2. 准确比对测试序列是下游突变和系统发育分析的重要前提。不准确的比对可能导致错误的分析和解释。

3. 从成对对齐开始查看面板显示的对齐进度。完成比对所需的时间取决于计算能力及测试序列的数量、长度和相似程度。通过单击对齐面板中 "Fast algorithm for guide tree（指导树快速算法）" 选项，可以加快该过程。尤其是当测试序列同源，并且表示特定病毒的相同基因型/亚型时。

4. 在 BioEdit 中进行核苷酸和氨基酸序列之间切换时，将对齐的所有间隙转换为 "～" 符号。这个符号可能无法被系统发育分析软件识别。因此，在使用系统发育分析软件对齐之前，请确保将所有～符号转换为空格符号（-）。

5. 根据毒株的突变谱对毒株进行分组是确定单系病毒群遗传特征的必要条件。来自不同地理区域的病毒株的遗传标记可用于跟踪病毒从一个区域到另一个区域的活动。

6. 在 BioEdit 中可以保存两种格式的比对文件：.phy 3.2 和.phy 4。只有.phy 3.2 与 Network 软件兼容。请注意，序列名称可能会根据系统发育树构建格式进行更改。

7. 默认情况下，节点的大小与每个节点内聚集序列的频率成正比。同样，两个节点之间的距离与两个节点之间的突变距离成正比。如果有节点不是用序列表示的，则分析算法生成称为中位向量的假设节点。中位向量通常表示假设的已灭绝的祖先毒株或现存但未取样的毒株。

8. 在免费版本的 Network 4.6.1.3 中，饼图中显示的节点组成部分必须手动对分支颜色、分支厚度和字体进行重新格式化。

9. 当您打算说明病毒序列的地理分布时，以饼图格式显示节点非常重要。如果病毒的传播遵循一个连续的时空模式，一个饼状图节点也将有助于追踪病毒株的进化路径。

10. BEAST 文件夹包含多个软件，如 BEAUti、BEAST、树注释器、日志合并器和 Densi 树。其中，BEAUti 用于为 BEAST 中贝叶斯定理的运行设置参数。

11. 序列比对文件的名称不要包括 "&" 之类的符号，因为这些文件不能被 BEAUti 加载。

12. BEAUti 能够依据包含日期信息的预格式化的测试序列名称估算日期。如果序列名称有多个由字符如−分隔的组件，则 "Split on Character（字符分割）" 功能可用于确定感兴趣的部分。

13. BEAUti 用户界面显示序列列表、采样数据和高度。高度是指每个序列的采样日期与数据集中所有序列平均最新采样日期之间的差值。如果序列 ID 中有错误，BEAUti 将不执行日期计算。在这种情况下，需检查序列名称格式的一致性。

14. 如果替换率已知，则可以将默认值更改为已知值。如果未知，让软件根据测试序列使用"Estimate（估算）"函数进行计算。

15. 为了计算一组单系病毒株到最近的共同祖先的时间，需要将其中的单个病毒序列列为一组。这可以在 BEAST2 分析的前期完成。BEAST 以前的版本中，在 BEAUti 用户界面中有一个单独的标签（Taxa）。

16. 链长可在 MCMC 中确定。"Trace Log（跟踪记录）"、"Screen Log（屏幕记录）"和"Tree Log（树状记录）"部分允许在输出文件中改变数据点的频率。一般情况下，建议至少有 10 000 个痕迹和树。因此，应该根据所选择的 MCMC 链长调整"Log every（节点）"节中出现的数字。例如，如果 MCMC 链长为 1000 万，则应该要求程序每 1000 个链间隔记录一次（10 000 000/10 000 = 1000）。

17. BEAST 首先检查任何错误的参数设置。如果出现错误，进程将终止，并显示一条消息，指出错误的可能部分。在这种情况下，应使用 BEAUti 在".xml"文件中的参数设置进行更正。完成分析所需的大约时间可以在屏幕日志显示得到。

18. 有效样本值（ESS）是参数在马尔可夫链内后验分布的估计。ESS 值与 MCMC 运行过程中独立样本混合和收敛的可信度成正比。一般认为，ESS 值大于 200 就足以确定某一特定参数在其后验分布内的采样数是可靠的。虽然所有参数的 ESS 值可能不需要超过 200，但后验、似然和先验参数应该满足 ESS 的临界值（cut-off）要求。

19. 分类单元名称的字体可以在提示选项卡中更改。可以在外观选项卡中更改分支颜色和厚度等外观。在顶部面板（选择模式）中选择分类单元选项卡后，可以使用顶部面板选项卡对分类单元名称进行注释。通过在"Origin Value（原点值）"中插入正确的树根时间来调整测试序列的合适时间框架。

20. 一个特定分支序列到最近的共同祖先的时间（tMRCA）也可以使用修正后的时间尺度手工计算。在"Node Bars（节点条）"和"Node Labels（节点标签）"函数中选择 95%最高后验概率密度区间值（95% HPD），可以得到 95%的置信区间。

21. 系统地理学模块可将采样的时间（时间）和位置（空间）加载到传统的贝叶斯系统发育分析中[10]。因此，该方法可用于了解已知时间段内病毒株的时空分布规律。所以，测试序列的名称除了时间之外，还应该包括采样位置的信息（离散的位置名称和连续的系统地理学中经纬度），如序列名称-采样地点-年份。

22. 系统地理学模块可以自动包含在 BEAST2 的".xml"文件中[16]。系统地理学分析有两种方法：离散的和连续的，这些应用在其他地方有描述[10,11,18]。添加比对过的测试序列后，可以将所需的系统地理学模块作为单独的分区合并到.xml 文件。

23. 比对过的测试序列的位置将显示在"Setup Location Coordinates（列中位置坐标）"面板的"Location（设置位置）"。手动插入每个位置的经纬度信息，或者通过上传带有相关信息的以标签分隔的文本来插入。

24. 状态属性名必须与生成的".xml"文件使用的属性名相同。否则，SPREAD 将生成一条错误消息。在任何文本编辑器软件中打开 MCC 树都可以获得正确的属性名。

25. 有关这些参数设置的详细说明，请参见 http://www.kuleuven.be/aidslab/phylogeography/tutorial/spread_tutorial.html。根据我们的经验，SPREAD 最稳定的版本是 1.0.4。

致谢：感谢本章所描述软件的原始开发人员，感谢他们在系统发育分析方面的专业贡献。他们不断改进现有软件并免费提供的努力，应该受到极大的赞赏。

参 考 文 献

1. Kariuki Njenga M, Nderitu L, Ledermann JP, Ndirangu A, Logue CH, Kelly CH, Sang R, Sergon K, Breiman R, Powers AM (2008) Tracking epidemic Chikungunya virus into the Indian Ocean from East Africa. J Gen Virol 89(Pt 11): 2754–2760

2. Schuffenecker I, Iteman I, Michault A, Murri S, Frangeul L, Vaney MC, Lavenir R, Pardigon N, Reynes JM, Pettinelli F, Biscornet L, Diancourt L, Michel S, Duquerroy S, Guigon G, Frenkiel MP, Brehin AC, Cubito N, Despres P, Kunst F, Rey FA, Zeller H, Brisse S (2006) Genome microevolution of chikungunya viruses causing the Indian Ocean outbreak. PLoS Med 3(7): e263

3. Arankalle VA, Shrivastava S, Cherian S, Gunjikar RS, Walimbe AM, Jadhav SM, Sudeep AB, Mishra AC (2007) Genetic divergence of Chikungunya viruses in India (1963-2006) with special reference to the 2005-2006 explosive epidemic. J Gen Virol 88(Pt 7): 1967–1976

4. Ng LC, Hapuarachchi HC (2010) Tracing the path of Chikungunya virus–evolution and adaptation. Infect Genet Evol 10(7): 876–885

5. Hapuarachchi HC, Bandara KB, Sumanadasa SD, Hapugoda MD, Lai YL, Lee KS, Tan LK, Lin RT, Ng LF, Bucht G, Abeyewickreme W, Ng LC (2010) Re-emergence of Chikungunya virus in South-east Asia: virological evidence from Sri Lanka and Singapore. J Gen Virol 91(Pt 4): 1067–1076

6. deLamballerie X, Leroy E, Charrel RN, Ttsetsarkin K, Higgs S, Gould EA (2008) Chikungunya virus adapts to tiger mosquito via evolutionary convergence: a sign of things to come? Virol J 5: 33

7. Tsetsarkin KA, Vanlandingham DL, McGee CE, Higgs S (2007) A single mutation in chikungunya virus affects vector specificity and epidemic potential. PLoS Pathog 3(12): e201

8. Vazeille M, Moutailler S, Coudrier D, Rousseaux C, Khun H, Huerre M, Thiria J, Dehecq JS, Fontenille D, Schuffenecker I, Despres P, Failloux AB (2007) Two Chikungunya isolates from the outbreak of La Reunion (Indian Ocean) exhibit different patterns of infection in the mosquito, *Aedes albopictus*. PLoS One 2(11): e1168

9. Bandelt HJ, Forster P, Rohl A (1999) Median joining networks for inferring intraspecific phylogenies. Mol Biol Evol 16(1): 37–48

10. Lemey P, Rambaut A, Drummond AJ, Suchard MA (2009) Bayesian phylogeography finds its roots. PLoS Comput Biol 5(9): e1000520

11. Lemey P, Rambaut A, Welch JJ, Suchard MA (2010) Phylogeography takes a relaxed random walk in continuous space and time. Mol Biol Evol 27(8): 1877–1885

12. Larkin MA, Blackshields G, Brown NP, Chenna R, McGettigan PA, McWilliam H, Valentin F, Wallace IM, Wilm A, Lopez R, Thompson JD, Gibson TJ, Higgins DG (2007) Clustal W and Clustal X version 2.0. Bioinformatics 23(21): 2947–2948

13. Edgar RC (2004) MUSCLE: multiple sequence alignment with high accuracy and high throughput. Nucleic Acids Res 32(5): 1792–1797

14. Hall TA (1999) BioEdit: a user-friendly biological sequence alignment editor and analysis program for Windows 95/98/NT. Nucl Acid Symp Ser 41: 95–98

15. Tamura K, Stecher G, Peterson D, Filipski A, Kumar S (2013) MEGA6: molecular evolutionary genetics analysis version 6.0. Mol Biol Evol 30(12): 2725–2729

16. Bouckaert R, Heled J, Kuhnert D, Vaughan T, Wu CH, Xie D, Suchard MA, Rambaut A, Drummond AJ (2014) BEAST 2: a software platform for Bayesian evolutionary analysis. PLoS Comput Biol 10(4): e1003537

17. Bielejec F, Rambaut A, Suchard MA, Lemey P (2011) SPREAD: spatial phylogenetic reconstruction of evolutionary dynamics. Bioinformatics 27 (20): 2910–2912

18. Bloomquist EW, Lemey P, Suchard MA (2010) Three roads diverged? Routes to phylogeographic inference. Trends Ecol Evol 25(11): 626–632

第四章 基于合成肽的抗体检测方法诊断有无神经系统并发症的基孔肯雅病毒感染

拉杰帕尔·S. 卡什亚普，施拉达·S. 布拉尔，尼廷·H. 钱达克，吉达尔·M. 陶里

摘要： 基于合成肽的基孔肯雅病毒感染诊断技术是一种高效、简便易行的免疫诊断方法。本章描述了通过基孔肯雅病毒（Chikungunya virus，CHIKV）特异性的 40kDa 蛋白研发的基于合成肽的酶联免疫吸附试验，用于检测患者样本中基孔肯雅病毒的特异性抗体。对患者样本的总蛋白质进行十二烷基硫酸钠–聚丙烯酰胺凝胶电泳（SDS-PAGE）分析，以鉴定特定的蛋白质条带，然后通过液相色谱–串联质谱（LC-MS/MS）分析蛋白质的特征。最后根据已经鉴定的蛋白质，通过软件设计和化学方法合成免疫原性肽。这些肽可用于研发更特异、灵敏、简便的诊断方法。

关键词： 单向电泳，双向电泳，液相色谱–串联质谱，合成肽，酶联免疫吸附试验

4.1 引 言

鉴定能用于有效诊断疾病的病毒抗原的能力依赖于多种因素。最重要的因素之一是临床标本的来源。来自患病个体的临床标本可用于鉴定和分离蛋白质组或感兴趣的一组蛋白质。蛋白质分析科学由一系列的分析技术组成，包括由来已久的方法：凝胶电泳、酶联免疫吸附试验（ELISA）和液相色谱–串联质谱[1,2]。在蛋白质组学领域，运用 LC-MS/MS 技术开展蛋白质分析已迅速发展起来[3]。它的独特能力大大加强了这一领域的研究，而这在 10 年前是不可能实现的。获取蛋白质 LC-MS/MS 数据后，根据序列集合进行搜索，以确定相应的肽和蛋白质[4]。通过单向凝胶电泳一旦分离到一组蛋白质，就可以使用双向凝胶电泳或柱层析分离该蛋白质组中的单个蛋白质。当蛋白质通过凝胶电泳分离后，可以从凝胶中手工切取单个的蛋白质条带或斑点。为了鉴定切割条带或斑点中的蛋白质，可以对含有蛋白质的凝胶进行 LC-MS/MS 分析。利用不断更新的 NCBI 和 UniProt 蛋白质

序列数据库，在已知蛋白质的氨基酸序列数据库中搜索比对 MS 数据，从而对蛋白质进行鉴定。一旦蛋白质序列被鉴定，可用在线工具进行蛋白抗原性预测，并可进一步用于免疫诊断检测。基于来自抗原蛋白的合成肽，已经开发了几种用于检测抗体的免疫诊断试验，用于检测病毒、细菌和寄生虫疾病[5]。以前报道过用于检测基孔肯雅热患者样本中 IgM 和 IgG 抗体[6]。已开展了多个利用在线软件设计的多肽进行抗体检测的研究[7]。通过在线软件预测分析这些抗原序列，获得具有抗原表位的多肽，化学合成后通过 ELISA 进行验证。本章概述的实验规程如图 4-1 所示。

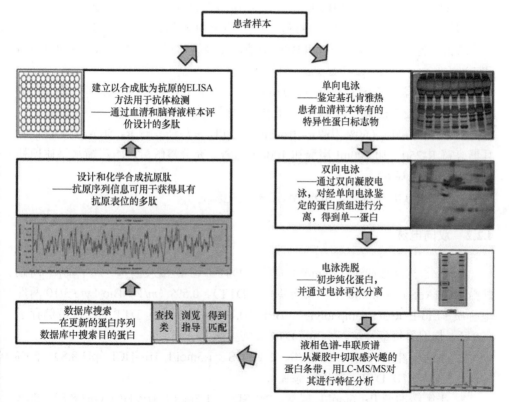

图 4-1　概述示意图：鉴定特异性病毒蛋白，用于研发基于合成肽的酶联免疫吸附试验（ELISA），检测基孔肯雅热患者血清或脑脊液中的特异性抗体。

4.2　材　　料

4.2.1　单向电泳

1. 制备 30% 丙烯酰胺单体溶液：30g 丙烯酰胺和 0.8g 双丙烯酰胺，用蒸馏水配制成体积为 100ml，置于 2～8℃避光保存（见注释 1）。

2. 分离胶缓冲液（1.5mol/L Tris-HCl，pH 8.8）：在 75ml 蒸馏水中加入 18.66g Tris-碱，充分溶解后，用稀 HCl 将 pH 调至 8.8，最后用蒸馏水将体积补充到 100ml。

3. 浓缩胶缓冲液（0.5mol/L Tris-HCl，pH 6.8）：将 6.55g Tris-碱加到 75ml 蒸馏水中，充分溶解后，用稀 HCl 调 pH 至 6.8，最后用蒸馏水将体积补充到 100ml。

4. 过硫酸铵（APS）：10%水溶液。加 0.1g 过硫酸铵至 1ml 蒸馏水中（见注释 2 和 3）。

5. *N,N,N,N'*-四甲基乙二胺（TEMED；见注释 2）。

6. 样本制备：配制 BPB 溶液，即取 0.1g 溴酚蓝（BPB）、1g SDS、2ml 甘油、2.5ml 浓缩胶缓冲液，用蒸馏水补充到 10ml。测定样本的蛋白质浓度后，取含 40μg 蛋白质的一定体积样本，加 10μl BPB 溶液，使最终体积达到 30～40μl（见注释 4 和 5）。

7. Tank 电泳缓冲液[25mmol/L Tris-HCl（pH 8.3），192mmol/L 甘氨酸，0.1% SDS]：取 3.03g Tris-碱、14.4g 甘氨酸和 1g 甘氨酸，用蒸馏水把体积补充到 1L。

8. 蛋白质染色（50%甲醇，10%乙酸，2g/L 考马斯亮蓝 R-250）：称取 2g 考马斯亮蓝 R-250，加 500ml 甲醇和 100ml 乙酸，充分溶解后，用蒸馏水将体积补充到 1L（见注释 6）。

9. SDS-PAGE 电泳槽，SDS-PAGE 配套电源。

4.2.2 双向电泳

1. 水化/样品缓冲液：7mmol/L 尿素、4% 3-[（3-胆酰胺丙基）二甲基]-1-丙磺酸盐（CHAPS）、60mmol/L 二硫苏糖醇（DTT）、0.5%（*m/V*）Bio-Lyte 3/10 两性电解质（Bio-Lyte 3/10 ampholyte）、BPB（0.1%）。先配备无 DTT 的缓冲液储存于 −20℃。临用前每毫升加入 9.3mg DTT（见注释 7）。

2. 平衡缓冲液 I：6mol/L 尿素、2% SDS、1.5mol/L Tris-HCl（pH 8.8）、50% 甘油、2%（*m/V*）DTT（临用前添加）。

3. 平衡缓冲液 II：6mol/L 尿素、2% SDS、1.5mol/L Tris-HCl（pH 8.8）、50% 甘油、2.5% 碘乙酰胺（IAA）（临用前添加）。

4. 50%甘油溶液。

5. PROTEAN IEF IPG 条，pH 4～7（7cm、11cm、17cm）。

6. 带盖等电聚焦（IEF）盘（与 IPG 条尺寸相同）。

7. 预切割电极芯。

8. 吸墨纸。

9. 矿物油。

10. 镊子，吸头（4～1000μl）。

11. 条板。

12. 保鲜膜。

13. 8%～16% SDS-PAGE 凝胶。

14. SDS-PAGE 电泳槽，SDS-PAGE 配套电源。

15. 电泳缓冲液。

16. SDS-PAGE 蛋白染液。

17. 脱色液（40%甲醇，10%乙酸）。

18. 一次性水化/平衡托盘盖（与 IPG 条尺寸相同）。

19. 高纯水。

4.2.3 电洗脱

1. 洗脱缓冲液：0.15mol/L 磷酸盐缓冲液（PBS），pH 7.4。

2. 凝胶洗脱系统。

4.2.4 液相色谱–串联质谱（LC-MS/MS）分析

1. 脱色液：50%甲醇，10%乙酸。

2. 洗涤液：50%乙腈/0.1mol/L Tris-HCl，pH 8.0。

3. 胰蛋白酶。

4. 烷基化剂：100mmol/L IAA。

5. 凝胶内消化剂：50mmol/L 碳酸氢铵缓冲液，pH 8.5（见注释 8）。

6. 乙腈。

7. 0.5%乙酸。

8. Finnigan LCQ 离子阱质谱联用高压液相色谱（HPLC）系统。

9. 一个 75μm（ID）×10cm 长、预装 3μm 填料的 C18 毛细管柱连接到纳米喷雾设备。

10. 流动相溶剂 A：2%乙腈、97.9%水、0.1%甲酸。

11. 流动相溶剂 B：90%乙腈、9.9%水、0.1%甲酸。

12. 高效液相色谱级水。

4.2.5 多肽合成

1. 2-（1H-苯并三唑-1-酰基）-1,1,3,3-四甲基六氟磷酸盐（HBTU）/二异丙基乙胺（DIEA）偶联化学反应：每偶联一个周期，需用 3 个当量 N-9-氟甲氧基羰基（Fmoc）氨基酸、6 个当量 DIEA、3 个当量 HBTU。

2. 20%哌啶/二甲基甲酰胺（DMF）溶液。

3. 三氟乙酸（TFA）裂解液：TFA/硫代苯甲醚/1,2-乙二醇/三异丙基硅烷/水（70∶10∶10∶1∶35）。

4. 冷乙醚。

5. Varian Pro-Star 系统制备型 HPLC 法：通过紫外检测仪，在 220nm 下配制线性的 0.1% TFA/乙腈/水梯度混合物，每分钟增加 1%乙腈。

4.2.6　酶联免疫吸附试验（ELISA）

1. 10×PBS：在 800ml 蒸馏水中加入氯化钠 80g、氯化钾 2g、磷酸氢二钠 14.4g 和磷酸二氢钠 2.4g，充分溶解后，将 pH 调整到 7.35，用蒸馏水补充体积到 1L。

2. 1×PBS：取 100ml 10×PBS，用蒸馏水配制至 1L。玻璃微纤维滤纸过滤后使用。

3. 合成肽（25ng/100μl）：配制 10ml，即 2.5μg 合成肽溶解于 10ml 1×PBS，用前混匀。

4. 血清样本稀释（1∶200）及脑脊液样本稀释（1∶5）：于 268×g 离心 2min；用 1×PBS 稀释，混合均匀后使用。

5. 0.5%牛血清白蛋白（BSA）：配制 10ml，即 50mg BSA 溶解于 10ml 1×PBS，充分混匀。

6. 辣根过氧化物酶（HRP）标记的山羊抗人 IgM（Goat-anti-human IgM-HRP）：1∶5000 稀释，即取 0.5μl 抗体加入 10ml 1×PBS 中。

7. 辣根过氧化物酶（HRP）标记的山羊抗人 IgG（Goat-anti-human IgG-HRP）：1∶10 000 稀释，即取 1μl 抗体加入 10ml 1×PBS 中。

8. 3,3,5,5′-四甲基联苯胺（TMB）底物：商品化，棕色瓶保存于 4℃。

9. 1.25mol/L 硫酸：吸取 35ml 浓硫酸（98%）加入 465ml 蒸馏水中，使总容积达到 500ml。

10. 设备：旋涡摇荡器，ELISA 读板仪。

4.3　方　　法

4.3.1　单向电泳

以下凝胶系统使用的缓冲体系为 Laemmli[8]。

1. 清洗玻璃板，将玻璃板/凝胶盒垂直组装于电泳设备上。

2. 在玻璃烧杯中将表 4-1 中的组分混合（见注释 9）。

表 4-1 聚丙烯酰胺凝胶配制表

	分离胶（10%）	浓缩胶（5%）
丙烯酰胺单体	1.7ml	0.5ml
分离胶缓冲液	1.3ml	—
浓缩胶缓冲液	—	0.4ml
蒸馏水	1.9ml	2.1ml
混合和脱气 5min 后添加以下组分：		
SDS（10%）	50μl	30μl
APS（10%）	50μl	30μl
TEMED	10μl	10μl

3. 灌注分离胶溶液，使其聚合。

4. 将浓缩胶灌注到已聚合的分离胶顶部。

5. 浓缩胶灌注后，立即插入梳子，让凝胶聚合 15～30min。

6. 浓缩胶聚合后，慢慢取出梳子，移开底部垫片。

7. 用缓冲液清洗胶板，去除气泡和凝胶颗粒。

8. 测定样本的蛋白质含量，在每个样本孔中加样 10μl（经处理，相当于 40μg 蛋白质）。样本临用前进行 95～100℃加热处理。

9. 电泳槽连接电源，调节电压至 150V。

10. 运行电泳，直到染料到达凝胶的底部（见注释 10）。

11. 将凝胶浸泡在新配制的染色液中染色 2h。

12. 凝胶用蒸馏水短暂漂洗后，浸泡到脱色液中，并放在脱色摇床上进行脱色。

13. 15～20min 后，更换新鲜脱色液，再次置于脱色摇床上，直到蛋白质条带清晰可见（见注释 11）。

14. 把凝胶放在成像仪上拍照。

15. 使用凝胶成像系统进行灰度值量化分析。

4.3.2 双向电泳

1. 根据表 4-2 中胶条的长度准备样本量。

表 4-2 胶条上样体积和蛋白质总量参考表

胶条长度	7cm	11cm	17cm
样品上样体积（最大）	125μl	185μl	300μl
蛋白质上样量（最大）	169μg	250μg	405μg

2. 取一个新鲜、干净、干燥的一次性水化反应托盘。

3. 向托盘内加入用水化缓冲液稀释的样本（见注释 12）。

4. 取出于−20℃保存的现成 IPG 条，用镊子将上面的贴片剥去。

5. 轻轻地将凝胶条的一面朝下放到托盘里的样本上，即数字面应朝上，然后等待 1h。注意不要让样本在塑料背衬上溢出（见注释 12）。

6. 在每个 IPG 条上逐滴加 2～3ml 矿物油，以防止水化过程中水化缓冲液蒸发。

7. 于托盘中，室温水化 12～16h。

8. 第一向等电聚焦：取出干燥、清洁、无油、与水化托盘大小相同的 PROTEAN IEF 聚焦盘。

9. 用镊子把纸芯放在覆盖有电极丝的通道两端。

10. 用吸管往每个纸芯加 8μl 超纯水。

11. 用镊子小心取出 IPG 条，将其垂直置于面巾纸上静置 7～8s，让矿物油沥干。

12. 将 IPG 条转移到聚焦盘中，同时保持凝胶面朝下。

13. 注意："+"和"pH 范围"总是在聚焦盘的左侧。

14. 用 1.5～2ml 矿物油覆盖 IPG 条。然后盖上聚焦盘盖。

15. 将聚焦盘放入 PROTEAN IEF 等电聚焦电泳仪中，并关闭盖子。

16. 用适当的 3 步流程编辑 PROTEAN IEF 等电聚焦电泳仪程序。

17. 按"开始"启动和运行电泳。

18. 电泳运行完成后（如 4～5h），从聚焦盘上取下 IPG 条。将其垂直置于面巾纸上静置 7～8s，让矿物油沥干。

19. 为了平衡 IPG 条，将其转移到干净的平衡或水化托盘中，胶面朝上。

20. 将 IPG 条在平衡缓冲液 I 中保持 15min，然后将其从平衡托盘中取出，垂直置于面巾纸上静置 7～8s，让平衡缓冲液 I 沥干。

21. 重复步骤 20，首先用平衡缓冲液 II，然后用 SDS 缓冲液。

22. 在平衡操作完成前 15min，制备 12%的 SDS-PAGE 胶。

23. 将 IPG 条慢慢地放到大玻璃板上，蛋白质面必须朝上。

24. 将 IPG 条按压在丙烯酰胺凝胶的顶部，用 0.5%低熔点琼脂糖完全密封覆盖 IPG 条和丙烯酰胺凝胶，使 IPG 条上所有蛋白质都能转移到丙烯酰胺凝胶中（见注释 13）。

25. 将整个装置于 4℃放置 10min，使琼脂糖凝固。

26. 组装第二向电泳装置，然后进行双向电泳。

27. 电泳结束后，进行考马斯亮蓝染色。

4.3.3　电洗脱

为了部分地纯化蛋白质，通过单向 SDS-PAGE 电泳分离血清，根据蛋白质条带切胶，然后在洗脱缓冲液中预平衡。在凝胶洗脱系统中以 30V 的电压电洗脱凝胶 1h。对收获的洗脱液进行 PBS 透析并测定蛋白质浓度。对这部分已纯化的蛋白质再次进行 SDS-PAGE 电泳分离，用考马斯亮蓝染色，并从凝胶中切取条带。将切取的蛋白质条带进行 LC-MS/MS 分析。

4.3.4　蛋白质液相色谱–串联质谱（LC-MS/MS）分析

在进行 LC-MS/MS 分析前，对每个凝胶块进行清洗和脱色，再用烷基化试剂处理，最后切下蛋白质条带并进行胶内胰蛋白酶消化。

1. 凝胶在 50mmol/L、pH 8.5 的碳酸氢铵缓冲液中于 37℃消化约 4h。根据凝胶块的体积，添加等量的消化缓冲液，通常范围在 20～50μl。胰蛋白酶的用量取决于凝胶块的大小和凝胶带内大概的蛋白质量。一般情况下，消化每个凝胶带的胰蛋白酶用量为 200ng～1μg。

2. 向消化混合物中加入乙腈（加样量为消化缓冲液的 3～5 倍），以提取肽。

3. 样本高速离心 5min。用一个灌胶的吸头将上清液转移到一个干净的微量离心管中，在中温下用 SpeedVac 干燥。

4. LC-MS/MS 分析测试前，添加烷基化剂。

5. 将干燥后的样本溶解于 0.5%乙酸中。采用 Finnigan LCQ 离子阱质谱联用高压液相色谱（HPLC）系统进行 LC-MS/MS 分析。

6. 将 75μm（ID）× 10cm 长、预装 3μm 填料的 C18 毛细管柱连接到一个特殊设计的纳米喷雾设备上。该装置能够以 100～1500nl/min 的流速通过电喷雾的形式递送流动相（包括溶剂 A 和溶剂 B）。

7. 对于这种分析，将离子阱质谱（ion trap MS）设置为数据依赖的操作模式，并打开自动增益控制（Automatic Gain Control）。

8. 根据内部质量控制（QC）标准，评估 MS/MS 数据。通过 QC 标准后，将串联质谱（MS/MS）数据加载到专有的 ProtQuest 搜索引擎中，搜索最新的非冗余蛋白质数据库。然后，手动分析 ProtQuest 搜索到的结果。

4.3.5　多肽合成

1. 肽的选择与设计：基于液相色谱–串联质谱（LC-MS/MS）分析数据，在数据库中鉴定出蛋白质后，从 EXPASY 蛋白质组学分析系统 UniProtKB/Swiss-Prot 软件的服务器中检索已鉴定到的蛋白质序列。通过在线软件"Molecular Immunology Foundation-Bioinformatics software（分子免疫学基础–生物信息学软件）"，基于 Kolaskar-Tongaonkar 法，确定该蛋白质的抗原肽[9]。

2. 多肽的合成：采用下面的 N-Fmoc/t-Bu 保护策略和化学固相法制备多肽。

1）对于标准氨基酸残基采用以下括号里的侧链保护策略：天冬氨酸 Asp（OtBu）、谷氨酸 Glu（OtBu）、精氨酸 Arg（Pbf）、赖氨酸 Lys（Boc）、色氨酸 Trp（Boc）、丝氨酸 Ser（tBu）、苏氨酸 Thr（tBu）、酪氨酸 Tyr（tBu）、天冬酰胺 Asn（Trt）、半胱氨酸 Cys（Trt）、谷氨酰胺 Gln（Trt）和组氨酸 His（Trt）。

2）采用 HBTU/DIEA 化学偶联方法，以 0.11～0.15mmol 树脂（Fmoc Rink resin），在 AAPPTEC Apex396 多肽合成仪上逐步进行固相组装。

3）每个偶联周期使用 3 当量的 N-9-氟甲氧基羰基（Fmoc）氨基酸、6 当量的二异丙基乙胺（DIEA）和 3 当量的 2-（1H-苯并三唑-1-酰基）-1,1,3,3-四甲基六氟磷酸盐（HBTU）。偶联时间为 1h。用 20%哌啶/DMF 溶液进行两次 Fmoc 去保护基操作，每次 8min。

3. 肽段切割和全面去保护基：通过三氟乙酸（TFA）切割混合物的后续处理，将目标肽段从各自肽基树脂上切割下来和去保护基，方法如下。

1）将 4ml TFA 切割混合物（三氟乙酸/硫代苯甲醚/1,2-乙醇二硫醇/三异丙基硅烷/水为 70：10：10：5：5）加入反应模块的各孔中，搅拌 3h。

2）采用正压将孔中的 TFA 收集到位于反应器底部相应模块内的小瓶中。

3）再用 0.5ml 的 TFA 冲洗孔中的树脂两次，并将冲洗液与小瓶中的溶液混合。

4）将 TFA 裂解液加入 45ml 的冷乙醚中，沉淀出肽段。

5）用乙醚洗涤沉淀物 3 次，干燥后得到粗品肽。

4. 肽纯化：采用 Varian Pro-Star 系统制备型 HPLC 法。通过紫外检测仪，在 220nm 下配制线性的 0.1%三氟乙酸/乙腈/水梯度混合物，每分钟增加 1%乙腈。所需产物洗脱后按 15～20ml 组分/管收集，并用冻干法获得白色粉状多肽。

4.3.6 酶联免疫吸附试验（ELISA）

1. 为寻找可作为基孔肯雅病毒感染诊断标志物的一个肽段，采用酶联免疫吸附试验（ELISA）进行 IgM/IgG 检测。在 450nm 处，与对照比较，检测样本在酶标仪上的吸光度较高，这表明血清/脑脊液样本中存在抗原特异性抗体。

2. 每孔包被 25ng/100μl 的多肽，在 37℃孵育 3h。

3. 用 PBS 洗涤后，用含 0.5% BSA 的 PBS 在 37℃封闭 2h。

4. 用 PBS 洗涤一次后，4℃保存过夜。

5. 第二天，每孔加 100μl 脑脊液/血清样本，于 37℃孵育 45min。

6. 用 PBS 洗涤三次，每孔加 100μl 二抗（山羊抗人 HRP 偶联抗体，1∶10 000），于 37℃孵育 30min。

7. IgM 抗体检测：每孔加 100μl HRP 偶联的山羊抗人 IgM 抗体（1∶10 000 稀释），于 37℃孵育 30min。

8. PBS 洗涤后，每孔加 100μl 的 TMB 底物溶液，在室温孵育 10min。

9. 每孔加 100μl 的 1.25mol/L 硫酸，终止反应。

10. 读取 450nm 的吸光度。

11. 通过比较基孔肯雅组和非基孔肯雅组吸光度，用接受者操作曲线（ROC）计算临界值。评估已开发的基于肽基抗体（IgG 和 IgM）的 ELISA 方法诊断基孔肯雅病毒感染的敏感性和特异性。

4.4　注　释

1. 丙烯酰胺是一种神经毒素。因此，在使用时需采取必要的防护措施。

2. 每天都需准备新鲜的溶液。

3. APS-TEMED 配对使用时，pH 6 以下的聚合效能不如 pH 6 以上的。为了补偿缓冲液在 pH 6 以下时聚合效能的损失，可将 TEMED 浓度提高 5 倍。

4. 纯蛋白质或简单混合物应使用 0.5～1mg/ml 的浓度。对于更复杂的样本，如血清，必须通过反复试验确定合适的浓度。

5. SDS-PAGE 是一种非常具有可重复性的方法。不同实验室之间的主要差异在于制备样本的方法不同。不适当的样本制备会导致不适当的凝胶带型。

6. 考马斯亮蓝染色检测蛋白质的灵敏度接近 0.1μg。如果选择的样本中目标蛋白质含量较低，应采用银染色等较为敏感的方法。

7. 高达 9mol/L 的尿素可增加样品黏稠度和防止样本漂浮。

8. 如果碳酸氢铵中的铵干扰氨基酸分析，应使用磷酸钠缓冲液。

9. 凝胶浓度在很大程度上取决于要分离蛋白质的大小。如果蛋白质的分子量范围很广，则相应设定最合适的浓缩和分离胶比例。

10. 如果样本是第一次分析，染料到达凝胶的底部就应停止电泳，这样低分子量的蛋白质就不会从凝胶中迁移出来。可以经过反复试验确定电泳结束时染料的位置。

11. 脱去凝胶中多余的考马斯亮蓝需要更长的时间。通常定期更换脱色液，使染料从凝胶中析出，直到条带清晰可见。

12. 注意不应该有任何气泡。小心不要使凝胶下面产生气泡。

13. 尽管覆盖琼脂糖不是必需的。但在加缓冲液时，如果覆盖琼脂糖，有助于防止凝胶条浮起来。

参 考 文 献

1. Lequin R (2005) Enzyme Immunoassay (EIA)/ Enzyme-Linked Immunosorbent Assay (ELISA). Clin Chem 51: 2415–2418
2. Lilley KS, Razzaq A, Dupree P (2002) Twodimensional gel electrophoresis: recent advances in sample preparation, detection and quantitation. Curr Opin Chem Biol 6: 46–50
3. Shi Y, Xiang R, Horváth C, Wilkins JA (2004) The role of liquid chromatography in proteomics. J Chromatogr A 1053: 27–36
4. Fenyo D (2000) Identifying the proteome: software tools. Curr Opin Biotechnol 11: 391–395
5. Gómara MJ, Haro I (2007) Synthetic peptides for the immunodiagnosis of human diseases. Curr Med Chem 14: 531–546
6. Kashyap RS, Morey SH, Chandak NH et al (2010) Detection of viral antigen, IgM and IgG antibodies in cerebrospinal fluid of Chikungunya patients with neurological complications. Cerebrospinal Fluid Res 7: 12
7. Morey SH, Kashyap RS, Purohit HJ et al (2010) An approach towards peptide-based antibody detection for diagnosis of Chikungunya infection. Biomarkers 15: 546–552
8. Laemmli UK (1970) Cleavage of structural proteins during the assembly of the head of bacteriophage T4. Nature 227: 680–685
9. Kolaskar AS, Tongaonkar PC (1990) A semiempirical method for prediction of antigenic determinants on protein antigens. FEBS Lett 276: 172–174

第五章　E2糖蛋白在Sf9昆虫细胞的表达和纯化及其在血清学中的应用

蔡崇龙，山姆依静，陈耀芬

摘要：基孔肯雅病毒（*Chikungunya virus*，CHIKV）是一种蚊媒病毒，对全球公共卫生构成了重大威胁。对CHIKV进行明确诊断至关重要，尤其是该病毒与登革病毒的鉴别诊断，因为这两种病毒经常在流行区共感染，并且都以蚊子作为传播媒介。实验室诊断主要基于血清学或分子生物学方法。E2糖蛋白是感染过程中的免疫优势抗原，能与CHIKV阳性血清发生反应，是一种很好的血清学诊断候选抗原。在本章中，我们构建了能表达分泌型、可溶性、天然构象的重组CHIKV-E2糖蛋白的稳定Sf9昆虫细胞克隆。我们在昆虫细胞中直接表达质粒，而不是采用产生重组杆状病毒的传统技术。该重组蛋白可用于CHIKV感染的血清学诊断。

关键词：基孔肯雅病毒，重组蛋白，E2糖蛋白，免疫优势抗原，血清学，酶联免疫吸附试验，Sf9

5.1　引　言

基孔肯雅病毒属于正链RNA甲病毒，包括三种流行的基因型：亚洲基因型、东/中/南非基因型和西非基因型。CHIKV的大规模暴发并传播到新地域，已成为世界范围内一个主要的公共卫生问题[1]。为了满足这种以前被忽视的疾病的诊断需要，已经研发和报道了一些酶联免疫吸附试验（ELISA）。重组蛋白用作抗原较灭活病毒更安全，更容易标准化，并能提高特异性。病毒颗粒被衣壳和囊膜糖蛋白E1与E2包裹，这些结构蛋白在感染过程中具有高度的免疫原性，而且是诱导抗体产生的靶点[2]。E2糖蛋白的免疫优势特性是众所周知的，因为它能被急性期、早期和康复晚期的CHIKV阳性血清识别[3-5]。CHIKV-E2糖蛋白介导病毒与细胞表面受体的结合，产生的有效中和抗体的中和表位主要分布在其A区和B区[6,7]。因此，重组E2糖蛋白可用于急性疾病的免疫诊断和既往感染的血清学调查。

重组 E2 糖蛋白的功能研究已经在细菌、昆虫和哺乳动物表达系统中开展[8-10]。其中，重组昆虫表达系统常用于研究、诊断和疫苗开发。从昆虫细胞中获得的重组蛋白在蛋白质的精确折叠方面更接近于原病毒颗粒，包括二硫键的形成和糖基化等翻译后处理[11]。利用昆虫细胞表达系统的主要好处是保留了重组蛋白的抗原性和反应活性，类似于原病毒颗粒。因此，该平台已成功地应用于研发可安全和有效地诱导保护性免疫的病毒样颗粒（VLP）疫苗[12]。

本章描述了在昆虫细胞中直接表达质粒，而不是传统的由杆状病毒介导的昆虫细胞表达技术。直接在昆虫细胞中表达质粒可以快速、高效地产生蛋白质，而采用重组杆状病毒介导费时费力。将克隆扩增子插入 pIEX-5 中（图 5-1a）。pIEX-5是一个编码脂肪动力激素（AKH）信号序列的载体，可以将重组蛋白连同 His 标签编码序列一起分泌到培养基中。将 pIEX-5 表达组件与 pIE1-neo 质粒共转染后，在硫酸盐 G418（Geneticin）抗性的选择下，可以获得稳定表达的细胞克隆。可直接从培养基中进行蛋白质纯化。纯化后的重组蛋白可作为 CHIKV 感染血清学诊断的抗原。

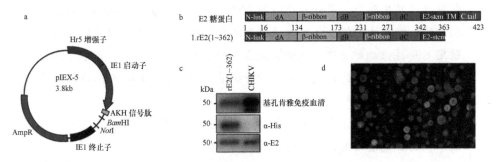

图 5-1　CHIKV-E2 糖蛋白在 pIEX-5 中的重组克隆策略。(a)带 BamHI 和 NotI 酶切位点的 pIEX-5载体图。(b) E2 糖蛋白示意图，数字表示氨基酸位置；不表达跨膜区（TM）和胞质尾（C. tail）区段氨基酸；dA：结构域 A，dB：结构域 B。(c) CHIKV 免疫血清（1∶1000 稀释）与重组CHIKV-E2 糖蛋白[rE2（1～362）]、纯化 CHIKV 病毒粒子的血清学反应性，以小鼠 His 抗体（α-His，1∶2000）和小鼠单克隆 E2 抗体[α-E2，B-D2 克隆（C4）1μg/ml]为对照。(d) 用小鼠单克隆 E2 抗体免疫染色的稳定表达 E2 糖蛋白的细胞，4′,6-二脒基-2-苯基吲哚（DAPI）复染细胞核；放大倍数：20×。（彩图请扫封底二维码）

5.2　材　　料

E2 糖蛋白序列来源于 2008 年在马来西亚分离到的 ECSA 型病毒株 MY/08/065（GenBank 编号 FN295485）[13]。为保证可溶性蛋白在培养基中表达，E2 糖蛋白的跨膜区和胞质尾不包含在表达组件中（图 5-1b）。

5.2.1　昆虫表达组件的构建

1. 含 CHIKV 的细胞培养上清液。
2. QIAamp 病毒 RNA 提取试剂盒（QIAamp Viral RNA extraction kit）。
3. 反转录酶 III 试剂盒（SuperScript III Reverse Transcriptase kit）。
4. 随机引物。
5. Q5 高保真 DNA 聚合酶（Q5 high-fidelity DNA polymerase）。
6. 引物（下划线标注的为限制性酶切位点）。
1）E2-1 F：GC<u>GGATCC</u>TAGCACCAAGGACAACTTCAAT。
2）E2-362 R：GC<u>GCGGCCGC</u>CAGCTCATAATAATACAGAAT。
7. 10mmol/L dNTP。
8. *Bam*HI 和 *Not*I。
9. PCR 产物纯化试剂盒（PCR clean-up kit）。
10. T4 DNA 连接酶。
11. pIEX-5 昆虫表达载体。
12. TOP10F'感受态大肠杆菌。
13. LB 液体培养基和含 100μg/ml 氨苄西林的 LB 琼脂平板。
14. 无内毒素质粒提取试剂盒。
15. 温度循环仪（PCR 仪）。
16. 琼脂糖凝胶电泳设备及耗材。

5.2.2　Sf9 细胞的维持及 E2 糖蛋白的瞬时表达

1. 15ml 离心管，T-75cm^2 培养瓶。
2. 6 孔板。
3. Sf9 昆虫细胞。
4. BacVector 昆虫细胞培养基。
5. 脂质体 II 试剂（Cellfectin II reagent）。

5.2.3　在昆虫细胞中稳定表达 E2 糖蛋白

1. T-25cm^2 培养瓶。
2. pIE1-neo 载体。
3. 含 0.5mg/ml G418 硫酸盐的 BacVector 昆虫细胞培养基。
4. 含 5% 热灭活胎牛血清（FBS）和 0.5mg/ml G418 硫酸盐的 BacVector 昆虫细胞培养基。

5. 含 5%热灭活 FBS 和 1mg/ml G418 硫酸盐的 BacVector 昆虫细胞培养基。

5.2.4 稳定表达细胞的冻存

1. 细胞冷冻容器。

2. 1.8ml 无菌冻存管。

3. 冻存液配方：含 10%灭活 FBS、20%二甲基亚砜（DMSO）、1mg/ml G418 硫酸盐的 BacVector 昆虫细胞培养基。制备 10ml 冻存液：7ml 培养基、2ml DMSO、1ml FBS 和 G418 硫酸盐（最终浓度为 1mg/ml）。

5.2.5 自然分泌 CHIKV-E2 的纯化

1. 含 0.45μm 针筒滤器的 Filter Minisart 过滤装置。

2. His-Tag 融合蛋白纯化树脂（His-Tag Purification Resin）。

3. 1× His-Tag 结合缓冲液：50mmol/L NaH$_2$PO$_4$、300mmol/L NaCl（pH 8.0）。

4. 1× His-Tag 洗脱缓冲液：50mmol/L NaH$_2$PO$_4$、300mmol/L NaCl、250mmol/L 咪唑（pH 8.0）。

5. 聚丙烯柱（polypropylene column）。

6. 用于更换缓冲液的超滤柱（Amicon Ultra-15 centrifugal filter units）。

7. 99%甘油。

5.2.6 基孔肯雅病毒的血清学诊断

1. 高吸附 96 孔 ELISA 板（96-well Maxisorp ELISA plate）。

2. 包被液：0.05mol/L 碳酸氢盐缓冲液（pH 9.6）。

3. 洗涤缓冲液（1×PBST）：含 0.05% Tween-20 的磷酸盐缓冲液。

4. 封闭液：含 3% BSA 的 1× PBST。

5. 抗体稀释液：含 1% BSA 的 1×PBST 。

6. 二抗：兔抗人 IgG-HRP。

7. TMB：过氧化物酶底物。

8. 终止液：1mol/L 磷酸（H$_3$PO$_4$）。

5.3 方　　法

5.3.1 构建昆虫表达组件

1. 根据制造商提供的说明，提取 CHIKV 的 RNA，并用随机引物反转录成 cDNA。

1）反转录反应体系：8.5μl ddH₂O、2μl 10mmol/L dNTP、0.5μl 随机引物和 2μl 病毒 RNA。

2）在 65℃孵育 5min，然后立即置于冰上至少 3min。

3）加 4μl 5×反应缓冲液、1μl DTT、1μl RNA 酶和 1μl 反转录酶 III，混匀。

4）在 PCR 仪中孵育，参数如下：25℃孵育 15min，50℃孵育 60min，70℃孵育 15min。

2. 使用高保真聚合酶扩增 E2 基因和纯化扩增产物（见注释 1 和 2）。扩增产物再通过限制性内切酶 *Bam*HI 和 *Not*I 定向克隆至 pIEX-5 载体（图 5-1a）。

1）PCR 反应混合物（50μl）：在 PCR 管中配制，10μl 5×Q5 反应缓冲液、1μl 10mmol/L dNTP、1μl 30μmol/L 正向引物、1μl 30μmol/L 反向引物、1μl cDNA 模板、35.5μl ddH₂O 和 0.5μl Q5 高保真 DNA 聚合酶。

2）在 PCR 仪中进行反应，参数如下：98℃初始变性，持续 30s；30 个循环，每个循环 98℃ 10s、56℃ 30s 和 72℃ 35s；最后 72℃延伸 2min。

3. 经 1%琼脂糖凝胶电泳检测扩增后的 DNA 进行纯化。

1）对扩增的 PCR 产物和载体进行酶切与纯化后，在一个反应管中对扩增产物和载体进行连接。

2）酶切反应混合物（50μl）：在 PCR 管中，加 1μg DNA 或载体、5μl 10×缓冲液、1μl *Bam*HI、1μl *Not*I，最后加无 RNase/DNase 水至终体积为 50μl。

3）于 37℃酶切 1h。

4）用 1%琼脂糖凝胶电泳检查酶切产物，并回收酶切后的 DNA。

5）连接混合物（10μl）：在 PCR 管中，加 1μl 10×连接酶缓冲液、0.5μl 酶切载体、4.5μl 酶切 DNA 片段、3μl ddH₂O 和 1μl 连接酶。

6）将混合物在 4℃孵育过夜。

4. 将连接混合物转化到感受态细胞（见注释 3）。

1）冰上解冻感受态细胞，加入 4μl 连接混合物与感受态细胞一起冰浴 15min。

2）于 42℃热激细胞 1min，并立即置于冰上 3min。

3）加入 LB 液体培养基扩增细胞，37℃孵育 1h。

4）1000×*g* 离心 5min，将细胞接种到含氨苄西林的琼脂平板上，37℃孵育过夜。

5. 选择阳性克隆，提取质粒进行限制性内切酶酶切分析并测序。

5.3.2 Sf9 细胞的维持和 E2 糖蛋白的瞬时表达

1. 将冻存的 Sf9 细胞在 37℃快速解冻 2min，转移到生物安全柜前用 70%乙醇消毒冻存管外壁。

2. 从冻存管中，将全部 Sf9 细胞悬液转移到含 10ml 提前预热（28℃）的 BacVector 培养基的 15ml 试管中。

3. 于 200×g 离心 5min，用 10ml 培养基轻轻重悬细胞，然后将细胞悬液全部转入 T-75cm^2 培养瓶。

4. 在不需要二氧化碳的情况下，将培养瓶放置在 28℃培养。第 4～6 天后，细胞应达到 90%～100%的融合度。细胞至少传代 2 次后再进行转染，每代以 3×10^6 个细胞在 10ml 培养基中传代。

5. 取出培养瓶中的健康细胞转移到 50ml 离心管中（见注释 4）。

6. 计数细胞后，以 8×10^5 个细胞/孔接种 6 孔板中（2ml/孔）。

7. 将细胞置于室温孵育 15min，使细胞附着孔板底部。

8. 准备转染复合物。

1）取 200μl Sf9 生长培养基到 1.5ml 无菌管中。

2）加入 1μg 质粒 DNA，用移液管轻轻混匀。

3）加 8μl 脂质体 II 试剂，用移液管轻轻混匀。

4）室温孵育 30min。

9. 将转染复合物滴加到孔板的不同区域。

10. 轻轻摇动孔板，使复合物均匀分布。

11. 28℃孵育 48～72h。

12. 收集细胞上清液（50μl）进行蛋白质印迹法（Western blotting）。通过小鼠抗 His 或抗 CHIKV-E2 单克隆抗体验证蛋白质的表达（图 5-1c）。

5.3.3　E2 糖蛋白在昆虫细胞中的稳定表达

1. 细胞生长 4～5 天，达到 90%的融合度时，将细胞取出收集到 50ml 离心管。

2. 计数细胞，接种含 2×10^6 个细胞的悬液（5ml）到 T-25cm^2 培养瓶中。设置一个不进行转染的培养瓶作为阴性对照。

3. 将细胞置于室温孵育 15min，使细胞附着于孔板底部。

4. 准备转染复合物。

1）取 500μl Sf9 生长培养基到 1.5ml 无菌离心管中。

2）加 3.2μg 质粒 DNA 和 0.8μg pIE1-neo 载体，用吸管轻轻混匀。

3）加 32μl 脂质体 II 试剂，用吸管轻轻混匀。

4）室温孵育 30min。

5. 将转染复合物加入培养瓶内。

6. 轻轻摇动孔板，使复合物均匀分布。

7. 24h 后，向培养基中加 G418（终浓度为 500μg/ml），继续培养 2～3 天。

在未转染的培养瓶中应该没有存活的细胞（见注释 5）。

8. 每 5 天更换一次培养基（含 5% 热灭活 FBS 和 0.5mg/ml G418），重复此步骤 2～3 周。

9. 当稳定克隆扩增至多个克隆（达到 30%～40% 的融合度）时，将细胞轻轻吹下来转移至新的培养瓶中（培养基含 FBS 和 1mg/ml G418），让细胞继续生长至单层（见注释 6）。

10. 仅在含 1mg/ml G418 的条件下传代细胞（见注释 7）。

11. 在冻存细胞之前，通过蛋白质印迹法检测细胞上清液的蛋白质表达情况（图 5-1c），或用抗 His 或抗 CHIKV-E2 单克隆抗体对稳定细胞进行免疫荧光检测（图 5-1d）（见注释 8）。

5.3.4　稳定细胞的低温保存

1. 4℃ 预冷含 100% 异丙醇的细胞冻存盒。

2. 当细胞达到 70%～80% 的融合度后，将细胞轻轻吹下来，转移至 50ml 离心管中离心收集。

3. 弃培养基。

4. 计数细胞后，调整细胞密度为 $6×10^6$～$7×10^6$ 个细胞/ml。

5. 准备冻存培养基。取 500μl 细胞悬液加入无菌冻存管。

6. 再向冻存管中加入 500μl 冻存培养基，用移液管轻轻混匀，立即把冻存管放在冰上。

7. 将所有的冻存管放入细胞冻存盒中，立即冻存于 −80℃ 过夜。次日将所有冻存管转入液氮中长期储存。

5.3.5　纯化自然分泌的 CHIKV-E2 蛋白

1. 扩增稳定表达的细胞。

1）加含 $3×10^6$ 个细胞的悬液（10ml）至 T-75cm² 培养瓶中扩增培养（含 1mg/ml 的 G418）。

2）当细胞融合度达到 90%～100% 时，收集细胞培养上清液于 50ml 离心管中。

3）4000×g 离心 10min 去除细胞碎片，通过 0.45μm 孔径膜过滤培养基。

2. 将培养基和 1× 结合缓冲液按 1 : 2 的比例混合（50ml 培养基 : 100ml 结合缓冲液），无须调整 pH。

3. 向上述混合物中加入 1ml 活化树脂，在 4℃ 持续搅拌 1h。

4. 将树脂转移到聚丙烯柱中（见注释 9）。

5. 让液体通过重力流出。

6. 每次用 10ml 结合缓冲液从树脂顶部冲洗柱子（共 5 次），将未结合的物质通过柱子排出。

7. 从柱顶加入 5ml 洗脱缓冲液，洗脱重组蛋白，从柱底收集洗脱液。

8. 采用蛋白质印迹法检测洗脱蛋白。

9. 必要时用 1×结合缓冲液置换洗脱缓冲液，然后浓缩重组蛋白至 0.5～1ml（见注释 10）。

10. 如需长期储存，将甘油与纯化后的蛋白质混合（甘油终浓度为 50%），保存于−20℃。

11. 用二喹啉甲酸（BCA）法或类似的方法定量蛋白质。

5.3.6 CHIKV 的血清学诊断

1. 用包被缓冲液稀释重组 E2 糖蛋白至浓度为 1μg/ml，按 100μl/孔包被（见注释 11）。

2. 于 37℃孵育 1h 或 4℃过夜。

3. 洗板 4 次，然后在厚纸巾上拍干孔板内多余的液体。

4. 用封闭缓冲液封闭孔板，37℃孵育 1h。

5. 洗板 4 次，然后拍干。

6. 用抗体稀释液稀释待检血清（1∶500～1∶1000 稀释）。每孔加 100μl 稀释的血清。每个待检血清样本应设 2 个或 3 个复孔。应包含对照（2 个阳性对照——高和低，至少 4 个阴性对照和一个未加一抗的空白对照）。37℃孵育 1h（见注释 12）。

7. 洗板 4 次，然后拍干。

8. 每孔加 100μl 稀释的二抗[兔抗人 IgG-HRP（1∶5000 稀释）]。37℃孵育 1h。

9. 洗板 4 次，然后拍干。

10. 每孔加 100μl TMB 底物显色。室温下振荡孵育 5min。

11. 每孔加 100μl 终止液终止反应。

12. 在 450nm 波长下检测吸光度，以 630nm 作为参考波长。

13. 通过调节背景吸收光来校正 OD 值（OD = $OD_{450nm} - OD_{630nm}$）。

14. 用阴性对照的平均 OD 值加三倍标准差设立 cut-off 值。

15. 确定指标值（index value, IV），即样本平均 OD 与 cut-off 值的比值。IV>1 认为是血清阳性，而 IV≤1 认为是血清阴性（见注释 13）。

5.4　注　释

1. CHIKV-E2（1～362）的 PCR 产物为 1103bp。

2. 如果载体不编码信号肽，克隆的复制子可以与 E3 信号序列区域整合。应在 E3 序列的上游添加起始密码子[9]。

3. 保存含正确表达质粒的细菌克隆甘油菌。用含氨苄西林的 LB 作为生长培养基，细菌生长至 OD_{600nm} 达到 0.6（对数期，OD 值通过分光光度计测量）时，转移 1ml 细菌到 2ml 冻存离心管内，并加入 225μl 无菌甘油混匀，−80℃保存。

4. TriExSf9 细胞株（Merck Millipore 公司）可作为昆虫瞬时蛋白表达的一种替代选择，必须与 TriEx 细胞培养基一起使用。Cellfectin II 也可用于该细胞系。然而，用 TransIT-Insect Transfection reagent（Mirus）转染试剂，可以实现高水平的蛋白质表达。转染时，在 6 孔板的每孔中加入 2ml 含 $1.6×10^6$ 个细胞的 TriEx 昆虫细胞培养基，然后混合 2μg 质粒和 5μl 昆虫转染试剂（TransIT）到另一个 600μl TriEx 昆虫细胞培养基。注意，TransIT 昆虫转染试剂与 BacVector 昆虫细胞培养基不兼容，因此不适合与 Sf9 细胞一起使用。

5. 如果 Sf9 细胞和培养基来源不同，则应该绘制一个 G418 致死曲线。

6. G418 中加入热灭活胎牛血清，可促进稳定表达细胞的生长。

7. 所产生的稳定细胞系是具有不同蛋白质表达水平的异质性细胞群。为了获得稳定的高表达细胞株，在 FBS 存在下，在 96 孔板中按 1～2 个细胞/孔加入细胞，通过有限稀释法克隆细胞，以促进细胞集落生长。

8. 稳定的细胞株适于传 20～25 代，超过一定传代数蛋白质表达量会下降。因此，应该冻存更多管细胞以备用。

9. pH 呈酸性的样本溶液，含有供电子基团。而这些基团可能抑制 His 标记的蛋白质与树脂结合。在某些情况下，当存在结合缓冲液时，调整样本溶液的 pH 可能导致白色、浑浊的盐沉淀。因此，非常不建议使用 2×结合缓冲液稀释样本溶液。最佳的结合条件是，用 pH 8.0 的 1×结合缓冲液稀释样本溶液。尽管仍可能导致一些沉淀，但能够直接从样本溶液中成功纯化到重组蛋白。也可以考虑其他纯化方法，如尺寸排阻色谱法（凝胶过滤法）。

10. 强烈建议使用 1×结合缓冲液更换洗脱缓冲液，以保持蛋白质稳定。

11. 在昆虫细胞中表达的带 His 标签的重组蛋白可采用经镍或钴包被的 ELISA 板检测。

12. 阳性和阴性对照血清应首先通过特异性的血清中和试验进行确定，特别是要排除与其他甲病毒交叉反应的可能性。

13. 索引值的计算参考 O'Shaughnessy 等描述的方法[14]。

　　致谢： 这项工作得到了欧洲联盟第七框架工作计划（基孔肯雅病毒整合研究，批准协议号 261202）、马来亚大学（马来亚研究资助基金 G526-13HTM 和研究生研究基金 PG114-2012B）和马来西亚高等教育部（基础研究资助计划基金 FP035-2015A）的支持。

参 考 文 献

1. Rougeron V, Sam IC, Caron M et al (2015) Chikungunya, a paradigm of neglected tropical disease that emerged to be a new health global risk. J Clin Virol 64: 144–152

2. Sourisseau M, Schilte C, Casartelli N et al (2007) Characterization of reemerging Chikungunya virus. PLoS Pathog 3: e89

3. Kowalzik S, Xuan NV, Weissbrich B et al (2008) Characterization of a chikungunya virus from a German patient returning from Mauritius and development of a serological test. Med Microbiol Immunol 197: 381–386

4. Kam YW, Lum FM, Teo TH et al (2012) Early neutralizing IgG response to Chikungunya virus in infected patients targets a dominant linear epitope on the E2 glycoprotein. EMBO Mol Med 4: 330–343

5. Chua CL, Chan YF, Sam IC (2014) Characterisation of mouse monoclonal antibodies targeting linear epitopes on Chikungunya virus E2 glycoprotein. J Virol Methods 195: 126–133

6. Strauss JH, Strauss EG (1994) The alphaviruses: gene expression, replication, and evolution. Microbiol Rev 58: 491–562

7. Voss JE, Vaney MC, Duquerroy S et al (2010) Glycoprotein organization of Chikungunya virus particles revealed by X-ray crystallography. Nature 468: 709–712

8. Tripathi NK, Priya R, Shrivastava A (2014) Production of recombinant Chikungunya virus envelope 2 protein in Escherichia coli. Appl Microbiol Biotechnol 98: 246–271

9. Metz SW, Geertsema C, Martina BE et al (2011) Functional processing and secretion of Chikungunya virus E1 and E2 glycoproteins in insect cells. Virol J 8: 353

10. Cho B, Jeon BY, Kim J et al (2008) Expression and evaluation of Chikungunya virus E1 and E2 envelope proteins for serodiagnosis of Chikungunya virus infection. Yonsei Med J 49: 828–835

11. Metz SW, Pijlman GP (2011) Arbovirus vaccines; opportunities for the baculovirus-insect cell expression system. J Invertebr Pathol 107: S16–S30

12. Metz SW, Gardner J, Geertsema C et al (2013) Effective Chikungunya virus-like particle vaccine produced in insect cells. PLoS Negl Trop Dis 7: e2124

13. Sam IC, Loong SK, Michael JC et al (2012) Genotypic and phenotypic characterization of Chikungunya virus of different genotypes from Malaysia. PLoS One 7: e50476

14. O'Shaughnessy L, Carr M, Crowley B et al (2011) Recombinant expression and immunological characterisation of proteins derived from human metapneumovirus. J Clin Virol 52: 236–243

第六章　基于血清学工具的 CHIKV 感染诊断方法

保罗·盖巴尼，玛丽亚·波拉·兰迪尼，维托里奥·桑布里

摘要：本章介绍了人类基孔肯雅病毒（Chikungunya virus，CHIKV）感染最常用的血清学诊断方法。CHIKV 是一种通过蚊子传播的甲病毒，广泛分布于非洲、亚洲和美洲的热带与亚热带地区。人类 CHIKV 感染可引起急性发热性疾病，常伴有严重的关节痛。大多数感染患者发展为慢性关节痛，可持续数月或数年。CHIKV 感染的实验室诊断主要基于分子和血清学检测。血清学检测是疾病诊断和流行病学研究的重要工具。酶联免疫吸附试验（ELISA）和免疫荧光分析（IFA）是目前广泛用于 CHIKV 感染诊断的简便、快速、敏感技术。然而，这些方法只是一类筛选工具，通常需要二次检测来确认。血清病毒中和试验比 ELISA 和 IFA 更具特异性，用来测定患者血清中 CHIKV 中和抗体的效价，是一种确认试验。本章阐述了微量中和试验（MNA）的基本原理、结果分析和操作步骤。

关键词：基孔肯雅病毒，血清学方法，ELISA，IFA，微量中和试验

6.1　引　言

　　基孔肯雅病毒是一种由蚊媒传播的披膜病毒，属于甲病毒属。CHIKV 是一种有囊膜的球形病毒，直径 50～70nm，含有约 12kb 的单股正链 RNA 基因组[1]。在 1952～1953 年的一次暴发中，CHIKV 首次从东非（坦桑尼亚和莫桑比克）一名发热患者的血液中分离出来。"基孔肯雅"来源于马孔德语，意思是"弯曲的"，是指 CHIKV 感染者遭受严重的关节痛所表现的弯曲姿势[2]。CHIKV 主要通过受感染的伊蚊属蚊子叮咬传播给人类[3]。尽管埃及伊蚊被认为是 CHIKV 在城市传播的主要媒介，但白纹伊蚊也已被证明能有效地传播该病毒。伊蚊在热带、亚热带和温带地区分布广泛。

　　CHIKV 感染的特征是迅速发热，并伴有多种症状[4]。临床症状通常出现在被感染蚊子叮咬后的第 2～4 天（图 6-1）。与登革等其他虫媒病毒感染相比，CHIKV 感染后通常是有症状的（75%～95%）[1]。感染后初期症状为高热（>38.5℃）、乏力、关节痛。关节疼痛通常对称出现，且主要发生于手臂（关节、手腕和肘部）

和腿（脚踝和脚趾）关节处，其他症状包括肌肉疼痛、头痛和皮疹，这些症状可在发病后的 1～2 周缓解（图 6-1），而大多数 CHIKV 感染患者（50%～70%）关节疼痛可持续数月或数年[5]。

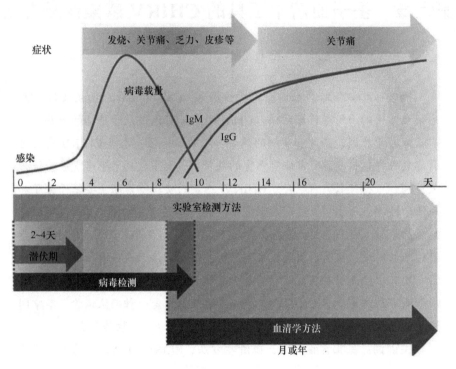

图 6-1 CHIKV 感染的时间线、症状和实验室检测方法。

　　CHIKV 感染的诊断通常基于临床和流行病学标准[3]。然而，由于 CHIKV 感染的临床表现与许多其他的感染性疾病类似，因此，对 CHIKV 感染进行诊断比较困难[6]。尤其是 CHIKV 感染在初期出现登革热样的症状，且 CHIKV 和登革病毒在非洲、亚洲与美洲呈交叉分布。

　　基于以上原因，我们必须对 CHIKV 感染进行有效和准确的实验室诊断，以便进行适当的临床管理。同时，有效诊断 CHIKV 感染对于预防和控制非流行地区 CHIKV 的传播具有重要意义。

　　针对 CHIKV 感染的实验室诊断可以通过检测病毒 RNA 和血清学特异性免疫应答两种不同的方法来实现。选择合适的标本采集时间和使用最合适的诊断方法是准确诊断 CHIKV 感染的关键。因此，在选择诊断方法时，应充分了解 CHIKV 感染的动力学和发病机制，包括病毒血症的持续时间和宿主免疫反应的进展过程[7]。在发热开始后的第 2～4 天，可在血浆或血清标本中发现病毒 RNA，这一阶段对应于病毒感染的潜伏期[3]。潜伏期后会突然发热，并伴有若干症状（图 6-1）。在感染的早期阶段，出现病毒血症时的病毒载量可以达到很高（10^9 拷贝/ml），通常从开始出现症状后持续 4~6 天[8]。在病毒血症阶段，可以采用不同的细胞（Vero 或 C6/36 细胞）进行培养，从血清或血浆中将病毒分离出来。然而，病毒分离主要用于流行病学研究，很少用于 CHIKV 感染的诊断[9]。CHIKV 感染急性期的诊断通常通过采用 RT-PCR 方法检测血浆或血清中的病毒 RNA 来实现。病毒 RNA 可以通过不同的分子方法检测，如巢式和实时 PCR[8]。血清学检测是实验室诊断 CHIKV 感染最常用的方法，急性和恢复期血清样本都可用。抗 CHIKV 抗体在临床症状开始几天后出现，可持续数月或数年。在 CHIKV 感染患者急性期首先检测到的抗体为免疫球蛋白 M（IgM），通常在症状开始后第 4~6 天出现（图 6-1）。出现症状 6~7 天后，血清中可检测到 IgG 抗体，此时病毒 RNA 往往会迅速消失[2]。

　　CHIKV 感染的血清学诊断通常通过采用可靠、快速和易于使用的筛查试验检测 IgM 与 IgG 抗体来实现，然后通过第二次血清学检测进行确诊[8]。目前已开发出多种血清学检测方法，绝大多数具有较高的可靠性和特异性。酶联免疫吸附试验（ELISA）和免疫荧光分析（IFA）是 CHIKV 感染常用的血清学诊断技术。

　　ELISA 是一种快速、灵敏的检测抗 CHIKV 抗体的方法。诊断 CHIKV 感染最常用的检测方法是 IgM 抗体捕获-酶联免疫吸附试验（MAC-ELISA）和间接酶联免疫吸附试验（i-ELISA），分别用于 M 型（IgM）和 G 型（IgG）免疫球蛋白的检测[8]。MAC-ELISA 与 i-ELISA 的主要区别如图 6-2 所示，在 MAC-ELISA 中，

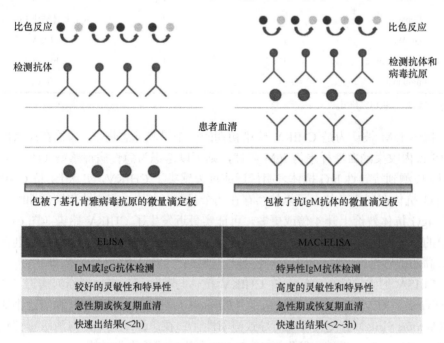

ELISA	MAC-ELISA
IgM或IgG抗体检测	特异性IgM抗体检测
较好的灵敏性和特异性	高度的灵敏性和特异性
急性期或恢复期血清	急性期或恢复期血清
快速出结果(<2h)	快速出结果(<2~3h)

图 6-2　i-ELISA 和 MAC-ELISA 检测抗体的示意图。

人 IgM 被包被在板上的单克隆抗体捕获，然后加入 CHIKV 抗原和酶标抗体，进行酶促反应。在 i-ELISA 中，CHIKV 通过其特异性抗原附着在微孔板上，通过酶（通常是辣根过氧化物酶）标记的特异性二抗来检测与抗原特异性结合的 IgM 或 IgG 抗体。加入底物后，用 ELISA 酶标仪检测颜色的变化。吸光度（OD）对应于待分析的一抗，根据结果解释的标准来判断是阳性还是阴性。一些商业化试剂盒现已上市，其中大多数有较好的特异性和敏感性。表 6-1 列出了不同的商业化 ELISA 试剂盒。血清代表待检测的样本，通常采用 1/100 的稀释度进行诊断。

表 6-1 用于 CHIKV 感染血清学诊断的商业化检测试剂

公司	IgM	IgG	检测方法
Euroimmun	+	+	ELISA
Novatec	+	/	IgM 抗体捕获-ELISA
Novatec	/	+	ELISA
IBL	+	/	IgM 抗体捕获-ELISA
IBL	/	+	IgM 抗体捕获-ELISA
Abcam	+	+	ELISA
DRG[a]	+	/	IgM 抗体捕获-ELISA
DRG[*]	/	+	ELISA
GenWay	+	/	IgM 抗体捕获-ELISA
GenWay	/	+	ELISA
Standard diagnostic	+	+	ELISA
Euroimmun	+	+	IFA

a 本试剂盒仅供研究使用

抗体 IgM 被认为是 CHIKV 感染初期的一个检测标志物[3]。如果在症状出现前 15 天内收集的血清样本为 IgM 阳性，则可以考虑为急性病毒感染（图 6-3）。同时，检测到特异性 IgG 抗体表明最近或过去感染了 CHIKV。实际上，抗 CHIKV 的 IgG 抗体在感染者体内可以持续存在几个月到几年[2]。若急性和恢复期配对血清中 IgG 抗体效价上升 4 倍或更多，可证实最近发生了 CHIKV 感染（图 6-3）。以前的研究表明，对于在 CHIKV 感染恢复期采集的样本，市售 ELISA 试剂盒具有较高的敏感性（82%~88%）和特异性（82%~97%）[10,11]。

ELISA 的主要缺点包括：抗 CHIKV 抗体与其他甲病毒如罗斯河病毒（Ross river virus，RRV）、巴尔马森林病毒（Barmah forest virus，BFV）和辛德毕斯病毒（Sindbis virus）有交叉反应而导致假阳性[12]；在急性期采集的血清敏感性较低（4%~20%），对应于疾病发作后 5~7 天的血清敏感性水平[11,13]。

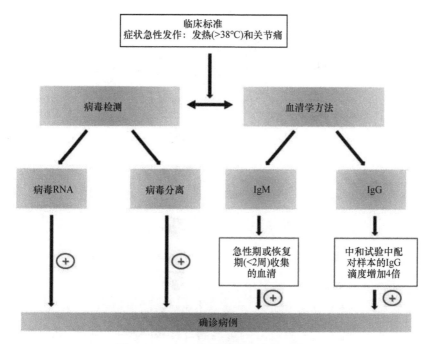

图 6-3 CHIKV 急性感染的诊断思路。

IFA 是一种广泛应用于检测特异性抗 CHIKV 抗体的准确可靠的技术，它通过检测感染细胞中病毒的抗原，从而揭示抗 CHIKV 的特异性抗体的存在。在紫外显微镜下能观察到荧光染料偶联的二抗。IFA 与 ELISA 相比，通常具有更高的敏感性和特异性。以前的研究表明，商业化 IFA 检测 CHIKV 病开始后 5～6 天收集的血清具有 75%～100% 的特异性[11]。但 IFA 也有一些缺点，如检测方法复杂，需要训练有素的实验人员进行操作；显微镜检查烦琐，对结果的解释也很主观；缺少实验室之间的标准化。

然而，对于 ELISA 或 IFA 阳性的样本，最后可通过中和试验来进行确认（图 6-4）。病毒中和是指通过病毒抗原与特异性抗体之间的相互作用阻断感染的发生。中和抗体的鉴定可用于诊断 CHIKV 感染。实际上，早期感染通过急性和恢复期血清的阳转或配对血清之间中和抗体效价增加 4 倍来确诊。

在中和试验中，将病毒和血清在适当的条件下混合，然后接种细胞。几天后，用不同的方法检测血清对病毒感染细胞的生物抑制效应[14]。微量中和试验（MNA）能测定血清中抗 CHIKV 的中和抗体的效价。这些技术表现出高度的特异性和敏感性。MNA 的主要缺点是：操作烦琐；每次能够检测的样本数量较少；必须在生物安全三级（BSL3）实验室处理活病毒。在本章中，我们提供了一个详细的 MNA 检测程序。

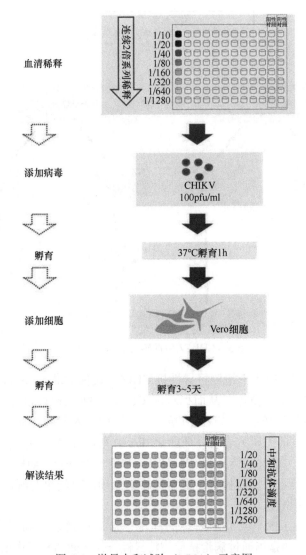

图 6-4 微量中和试验（MNA）示意图。

6.2 材 料

1. 培养箱：37℃、5% CO_2。
2. 用于观察细胞的倒置显微镜。
3. 水浴锅：56℃。
4. 细胞培养瓶。
5. U 型底 96 孔微量滴定板。

6. 平底 96 孔微量滴定板。

7. 细胞计数仪。

8. 多通道移液器。

9. 无菌微量移液器吸头。

10. 电动吸液器。

11. 含 5%胎牛血清（FBS，见注释 1）、1%青霉素/链霉素和 1%谷氨酰胺的杜尔贝科氏改良的伊格尔培养基（DMEM）。

12. 用于储存病毒的−80℃冰箱。

13. 用于储存血清的−20℃冰箱。

14. 胰蛋白酶-EDTA 溶液：0.05%胰蛋白酶，0.02% EDTA。

15. PBS：pH 7.2。

16. 生长至单层的 Vero 细胞。

17. 台盼蓝染液：0.4%。

18. 阳性对照（PC）血清样本（见注释 2）。

19. 阴性对照（NC）血清样本（见注释 2）。

20. 患者血清样品。

21. 在 Vero 细胞中培养的 CHIKV（见注释 3），滴度大于 4 Log_{10} pfu/ml 时收获的病毒（见注释 4）。

6.3　方　　法

MNA 流程总结如图 6-4 所示。

6.3.1　血清样品的准备

在每个检测试验中，应包含阳性（PC）、阴性（NC）血清对照和待测患者血清。

1. 水浴加热灭活血清（见注释 5）。将 50μl 血清稀释液（含 FBS、谷氨酰胺和抗生素的 DMEM）加入 U 型底 96 孔板的每孔中。

2. 在每列的第一个孔（A1，A2，A3，…）中加入 40μl 血清稀释液。

3. 在每列的第一个孔中加入 10μl 热灭活的血清（A1：血清 1；A2：血清 2；A3：血清 A3…；A11：阳性对照；A12：阴性对照），轻轻吹打混匀。

4. 从每列第一个孔的稀释血清中吸取 50μl 到下一个孔进行血清 2 倍系列稀释（如 A1，B1，C1，…；A2，B2，C2，…；A3，B3，C3，…）。每次稀释时用移液枪混匀 5~10 次。第一个孔的血清稀释倍数为 1/10，最后一个孔的稀释倍数为 1/1280。

6.3.2 血清和病毒混合液的准备

下列所有操作必须在生物安全三级（BSL3）实验室的生物安全柜内进行。

1. 如 6.3.1 节所述，用血清稀释液将病毒原液稀释至终浓度为 100pfu/ml（见注释 6）。

2. 每孔加 50μl 病毒，包括阳性、阴性对照和待检测血清。此时，第一个孔的血清稀释倍数为 1/20，最后一个孔的稀释倍数为 1/2560。

3. 轻轻振荡孔板混匀。

4. 将微孔板放置于 37℃孵育 1h。

6.3.3 细胞培养

1. 在显微镜下观察细胞，评价细胞活力和单层细胞的融合度。细胞在感染前需要达到 95%～100%的融合度。细胞生长培养基由 DMEM、抗生素、谷氨酰胺和 FBS 组成。

2. 用胰蛋白酶-EDTA 将培养瓶中的单层细胞消化下来。

3. 用 PBS 洗细胞两次，再用培养基重悬细胞。

4. 计数细胞并评价细胞活力（见注释 7）。

5. 用培养基稀释细胞，使其终浓度为 1.0×10^5 个/ml。

6. 将细胞悬液接种到平底 96 孔板中，100μl/孔（即每孔含 1×10^4 个细胞）。

6.3.4 用中和过的病毒感染细胞

1. 在含有细胞的孔中，每孔加入 100μl 病毒-血清混合液（见注释 8）。

2. 将感染细胞在 5% CO_2 中于 37℃孵育 5 天，直到出现细胞病变效应（CPE）（见注释 9）。观察和记录每孔 CPE 的情况。若所有含有阴性对照血清的孔都显示CPE，而阳性对照孔不显示 CPE，则结果有效。

6.3.5 计算结果

抗体中和效价定义为 CPE 被中和时血清最高稀释倍数的倒数（如血清 1 在F1、G1、H1 中显示 CPE，而 A1、B1、C1、D1、E1 没有显示 CPE，则最终的抗体中和效价为 1/320）。

6.4 注 释

1. FBS 在使用前应在 56℃水浴中灭活 30min。

2. 阳性对照（PC）是含有抗 CHIKV 的中和抗体的血清。最佳阳性对照是 CHIKV 患者恢复期采集的血清样本[5]。阴性对照（NC）是未感染 CHIKV 的血清样本。

3. CHIKV 种子应处于低传代水平（≤5 传代）。

4. 终点稀释法可作为蚀斑计数法的替代方法。测定半数组织培养物感染量（$TCID_{50}$）较蚀斑计数更简便、省力[15]。

5. 血清样本应在 56℃水浴中灭活 30min。血清灭活的主要目的是降解血清样本中存在的所有可能改变 MNA 结果的补体蛋白。

6. 病毒原液反复冻融不应超过 4～5 次，因为反复冻融可降低病毒滴度，建议将病毒原液分装冻存。

7. 可用台盼蓝染色测定细胞活力[16]。

8. 可选择用多通道移液器将病毒–血清混合液转移到 96 孔板中。

9. 虽然蚀斑中和试验是 CPE 测定的金标准[17]，但采用结晶紫染色，再用倒置显微镜进行检查，通过观察混合液的变色情况进而得到 CPE 的鉴别结果这种方法更为简单、省力[18,19]。

参 考 文 献

1. Morrison TE (2014) Reemergence of chikungunya virus. J Virol 88: 11644–11647
2. Weaver SC, Lecuit M (2015) Chikungunya virus and the global spread of a mosquito-borne disease. N Engl J Med 372: 1231–1239
3. Burt FJ, Rolph MS, Rulli NE, Mahalingam S, Heise MT (2012) Chikungunya: a re-emerging virus. Lancet 379: 662–671
4. Schwartz O, Albert ML (2010) Biology and pathogenesis of chikungunya virus. Nat Rev Microbiol 8: 491–500
5. Moro ML, Grilli E, Corvetta A, Silvi G, Angelini R, Mascella F, Miserocchi F, Sambo P, Finarelli AC, Sambri V, Gagliotti C, Massimiliani E, Mattivi A, Pierro AM, Macini P, Study Group "Infezioni da Chikungunya in Emilia-Romagna" (2012) Long- term Chikungunya infection clinical manifestations after an outbreak in Italy: a prognostic cohort study. J Infect 65: 165–172
6. Fact Sheet 327: Chikungunya. World Health Organization (WHO). Accessed from http: //www. who.int/mediacentre/factsheets/fs327/en/
7. Chusri S, Siripaitoon P, Silpapojakul K, Hortiwakul T, Charernmak B, Chinnawirotpisan P, Nisalak A, Thaisomboonsuk B, Klungthong C, Gibbons RV, Jarman RG (2014) Kinetics of chikungunya infections during an outbreak in Southern Thailand, 2008-2009. Am J Trop Med Hyg 90: 410–417
8. Cavrini F, Gaibani P, Pierro AM, Rossini G, Landini MP, Sambri V (2009) Chikungunya: an emerging and spreading arthropod-borne viral disease. J Infect Dev Ctries 3: 744–752
9. Kucharz EJ, Cebula-Byrska I (2014) Chikungunya fever. Eur J Intern Med 23: 325–329
10. Prat CM, Flusin O, Panella A, Tenebray B, Lanciotti R, Leparc-Goffart I (2014) Evaluation of

commercially available serologic diagnostic tests for Chikungunya virus. Emerg Infect Dis 20: 2129–2132

11. Yap G, Pok KY, Lai YL, Hapuarachchi HC, Chow A, Leo YS, Tan LK, Ng LC (2010) Evaluation of Chikungunya diagnostic assays: differences in sensitivity of serology assays in two independent outbreaks. PLoS Negl Trop Dis 4: e753

12. Pialoux G, Gaüzère BA, Jauréguiberry S, Strobel M (2007) Chikungunya, an epidemic arbovirosis. Lancet Infect Dis 7: 319–327

13. Blacksell SD, Tanganuchitcharnchai A, Jarman RG, Gibbons RV, Paris DH, Bailey MS, Day NP, Premaratna R, Lalloo DG, de Silva HJ (2011) Poor diagnostic accuracy of commercial antibody-based assays for the diagnosis of acute Chikungunya infection. Clin Vaccine Immunol 18: 1773–1775

14. Sambri V, Capobianchi MR, Cavrini F, Charrel R, Donoso-Mantke O, Escadafal C, Franco L, Gaibani P, Gould EA, Niedrig M, Papa A, Pierro A, Rossini G, Sanchini A, Tenorio A, Varani S, Vázquez A, Vocale C, Zeller H (2013) Diagnosis of west nile virus human infections: overview and proposal of diagnostic protocols considering the results of external quality assessment studies. Viruses 5: 2329–2348

15. Reed LJ, Muench H (1983) A simple method of estimating fifty percent endpoints. Am J Hygiene 27: 493–497

16. Doyle A, Griffiths JB, Newell DG (1995) Cell and tissue culture: laboratory procedures. John Wiley, Chichester

17. WHO (2007) Guidelines for plaque reduction neutralization testing of human antibodies to dengue virus. Accessed from http: //whqlibdoc.who.int/hq/2007/who_ivb_07.07_eng.pdf

18. Hierholzer JC, Bingham PG (1978) Vero microcultures for adenovirus neutralization tests. J Clin Microbiol 7: 499–506

19. Greig AS (1969) A serum neutralization test for infectious bovine rhinotracheitis based on colour reaction and cytopathic effects in cell culture. Can J Comp Med 33: 85–88

第七章　使用咽拭子及尿液标本诊断基孔肯雅病毒感染及其评价

钱德拉谢卡尔·G. 劳特，H. 哈努迈亚，弗伦达·C. 劳特

摘要： 基孔肯雅热是一种经蚊媒传播的感染性疾病，临床表现为发烧、关节痛和皮疹。基孔肯雅病毒（*Chikungunya virus*，CHIKV）通常通过受感染的埃及伊蚊和白纹伊蚊的叮咬从灵长类动物传播给人类。受流行病学、生态、季节和地理的影响，基孔肯雅热的暴发通常呈现出不同的发病率、死亡率和预后情况。基孔肯雅热应作为公共卫生服务的一部分展开调查，以了解和报告实验室确诊的疑似病例。不同时间点的整体抽样有助于实验室检测、做出结论和有效报告。通常采用血清样本进行病毒检测、病毒分离和血清学检查。然而，来自儿童和其他特殊患者的血清样本不容易获得。这种情况下，可以使用易获取的咽拭子和尿液样本。实际上，在麻疹、风疹和腮腺炎疾病方面，通过咽拭子和尿液进行病毒诊断已被广为报道。因此，我们提出使用咽拭子和尿液样本诊断CHIKV 感染的方案。

关键词： 基孔肯雅病毒，咽拭子，尿液，关节痛

7.1 引　言

基孔肯雅热是一种由蚊媒传播的感染性疾病，表现为发烧、关节痛和皮疹。病原体基孔肯雅病毒属于披膜病毒科甲病毒属，通常经埃及伊蚊和白纹伊蚊的叮咬从灵长类动物传播给人类[1,2]。基孔肯雅病毒是一种单链、正义 RNA 囊膜病毒，其基因组为一段约 11.8kb 的线形 RNA 分子，被直径 60～70nm 的衣壳和磷脂囊膜所包围[3-5]。前些年，很少报道由基孔肯雅病毒感染引起并危及生命的并发症。然而，从最近的全球疫情来看，已经出现了一些异常严重的并发症和死亡病例[6-8]。此外，即使是康复患者也会出现长达数月之久、不同程度的关节疼痛。

基孔肯雅病毒感染可引起典型、严重或致命性症状，影响所有年龄阶段。若基孔肯雅病毒检测基于从病毒血症患者的血液标本或被吸血节肢动物感染的组织

标本中分离病毒，这将会花费很长时间。有时，从婴儿、儿童和某些不宜接触的患者身上收集血液样本十分困难。此时需要一种既可以替代血液，又易获取的样本。咽拭子和尿液样本更容易收集，而且它们是免疫球蛋白浓度低的体液样本。已有研究提出，正常情况下，尿液中的免疫球蛋白 M（IgM）抗体等大分子蛋白不能通过肾小球过滤。然而，IgM 蛋白单体（67 000kDa）能在肾后性样本中检测到，但并未在肾小球过滤物中检测到[9,10]。到目前为止，虽然唾液和尿液样本已应用于多种病毒性传染病的诊断，但咽拭子并未被报道用于基孔肯雅热的诊断[11-15]。

在一些发展中国家，如印度等，投入病毒学诊断的医疗设施往往有限，在疾病暴发的情况下，快速诊断病原体感染的能力有限。本章中，我们提出了在疾病暴发的情况下，通过容易获得的咽拭子和尿液样本来快速确诊基孔肯雅病毒感染的实验方案。利用咽拭子和尿液样本，通过 IgM 抗体捕获-ELISA 法、传统的反转录-聚合酶链反应（RT-PCR）法和选择适当的细胞系分离病毒来快速确诊基孔肯雅病毒感染。

7.2 材 料

7.2.1 病毒检测

1. 样本：咽拭子和尿液（见注释 1）。
2. 基孔肯雅病毒诊断引物。
1）正向引物：5′-CAACTTGCCCAGCTGATCTC-3′。
2）反向引物：5′-GGATGGCAAGACTCCACTCT-3′。
3. 凝胶电泳设备及耗材。
4. 凝胶成像系统。
5. Qiagen 一步法 RT-PCR 试剂盒：Qiagen 一步法 RT-PCR 酶混合物，5×RT-PCR 缓冲液，10mmol/L dNTP 混合物，无 RNase 水。
6. 阳性对照 RNA（见注释 2）。
7. RNA 保护剂：RNase 抑制剂（40U/μl）。
8. 抗气溶胶微量移液器枪头（2μl、10μl 和 100μl，见注释 3）。
9. 微量移液器-P10、-P20、-P100（预 PCR 和 PCR 的分开使用）。
10. QIAamp 病毒 RNA 提取试剂盒。

7.2.2 ELISA 检测 IgM 抗体

1. 基孔肯雅病毒感染疑似样本（见注释 4）。

2. ELISA 测定板/条夹。

3. 洗板机。

4. 带盖的塑料盒。

5. 加湿无 CO_2、37℃孵育器。

6. 450nm 波长的微孔板读取仪。

7. 高级别蒸馏水（2.5L）。

8. 阳性对照样品（见注释 5）。

9. 阴性对照样品（见注释 5）。

10. 人基孔肯雅病毒 IgM 抗体捕获-ELISA 试剂盒：阳性对照，阴性对照，20×洗涤缓冲浓缩液，抗人 IgM 包被的 8 联孔，生物素化的亲和素 HRP 标记的抗基孔肯雅病毒单克隆抗体，底物 TMB，终止液。

7.2.3 体外病毒分离

1. C6/36 细胞单层培养物。

2. 培养基：MM（Mitsuhashi-Maramorosch）培养基，10%胎牛血清，1%青霉素/链霉素。

3. 咽拭子 MEM 悬浮液（见注释 1）。离心后取上清液，通过 0.22μm 过滤器过滤除菌。

4. 尿液样本直接离心分离后取上清液，通过 0.22μm 过滤器过滤除菌。

7.2.4 体内病毒分离

1. 2～3 天的幼鼠。

2. 一次性针头（26G 型号）（3/4in，1in=2.54cm）。

3. 胰岛素注射器或 1/4ml 注射器。

4. 含 1%青霉素/链霉素的 0.75%牛白蛋白磷酸盐水（BAPS）。

5. 咽拭子悬浮液和尿液样本（见注释 6）。

7.3 方 法

7.3.1 通过分子生物学技术和测序分析检测病毒基因组[16-18]

1. 根据生产厂家的操作流程，使用 QIAamp 病毒 RNA 试剂盒从 140μl 咽拭子悬浮液或尿液样本中提取总 RNA。

2. 用 50μl 无 RNase 水洗脱 RNA。

3. 准备待测样品的 PCR 方案，包括阳性对照和 2 个阴性对照（分别为细胞对照和无 RNase 水对照）。根据实验方案，标记 0.2ml 薄壁 PCR 管，并进行排列。解冻所需的工作浓度的引物和酶，充分混合，瞬时离心，放置在 4℃的冰架上备用。

4. 制备主体反应混合液（master-mix）：主体反应混合液的制备量取决于待测样品和对照样品的数量。总反应体积为 25μl，包括 23μl 主体反应混合液和 2μl 提取的 RNA 样品。每个主体反应混合液包含 13.755μl 无 RNase 水、5.0μl RT-PCR 缓冲液（5×）、1.0μl dNTP 混合液（10mmol/L）、正向和反向引物（20μmol/L）各 1.0μl。

5. 旋涡混匀后静置 2min，再加入 Qiagen 一步法 RT-PCR 酶混合物 1.0μl，RNase 抑制剂（40U/μl）0.25μl。

6. 旋涡混匀，取 23μl 主体反应混合液至 0.2ml 薄壁 PCR 管中，并立即将 PCR 管置于冰上。在特定的 PCR 操作箱添加模板（提取的 RNA）。

7. 根据方案，在相应的 PCR 管中加入 2μl 提取的 RNA、阴性对照（无 RNase 水）和阳性对照（阳性 RNA）。总反应体积为 25μl，加入模板 RNA 后，盖上 PCR 管盖，旋涡混匀后瞬时离心，将 PCR 反应管置于冰上。

8. 按照以下热循环条件。

保持阶段：50℃进行反转录反应 30min。

保持期：95℃反应 15min，以使反转录酶失活同时激活 DNA 聚合酶。

循环阶段：40 个循环。

循环期：步骤 1——94℃变性 30s，步骤 2——57℃退火 30s，步骤 3——72℃延伸 30s。

最后在 72℃延伸 10min。保持在 4℃。

9. 使用 1.5%琼脂糖凝胶分析每个 PCR 产物，包括阳性对照和阴性对照。每个样品上样量为 10μl，琼脂糖凝胶用 5μg/ml 溴化乙锭进行染色。使用 100bp DNA 作为分子量标准。通过 Quantity One 软件 4.6.3 版本的可视化凝胶系统来检测目的条带大小。

10. 对 RT-PCR 阳性产物进行核苷酸测序和系统发育分析。对少数具有代表性的 RT-PCR 阳性样本进行测序分析。将测序获取的核苷酸序列与其他不同地理区域报道的 CHIKV 病毒株和其他参考序列进行比较。使用序列相似性搜索工具 BLAST 进行核苷酸同源百分比分析。使用 Clustal X 1.83 软件对 DNA 序列进行比对及使用 MEGA 6 软件[19]绘制系统发育树。此外，通过检测 1000 个随机样本，利用 bootstrap 分析系统发育树的强度。

7.3.2 IgM 抗体捕获-ELISA 血清学检测

1. 分装咽拭子和尿液样本检测抗基孔肯雅病毒 IgM 抗体。按照每个试剂盒的标准操作程序，使用咽拭子和未稀释的尿液样本（见注释 5）进行检测，并选择适当的阳性和阴性对照（见注释 6）。

2. 用高级别蒸馏水将洗涤缓冲浓缩液从 20× 稀释至 1×。对于 10 个检测样本（包括 8 个临床样本和 2 个对照），需要 70ml 的洗涤缓冲液。不过，可以配制 100ml 的洗涤缓冲液，然后将瓶子连接在 ELISA 自动洗板机上。

3. 在生物安全柜中，根据样本数量准备和标记微量离心管。

4. 取出所需数量的抗人 IgM 包被的 8 联管（见注释 7），标记编号为 1、2、3、…，阳性对照带编号为 PC，阴性对照带编号为 NC。

5. 用 1× 洗涤缓冲液洗涤三次（每孔 300μl），注意不要让孔变干。

6. 按照实验方案，用排枪转移 50μl 样本至 ELISA 板相应的孔里。

7. 向对应孔中分别加 50μl CHIKV IgM 阳性对照和阴性对照（对照样本不做稀释）（见注释 8）。

8. 用铝箔纸遮住孔板，将孔板置于密闭的 37℃ 加湿恒温培养箱内孵育 1h。

9. 孵育结束后，用 1× 洗涤缓冲液洗涤孔板 5 次。最后一次洗涤完成后，在纸巾上轻拍孔板以去除残余的洗涤缓冲液。

10. 每孔加入 50μl CHIKV 抗原（注意！从冰箱取出抗原，每孔加 50μl，然后立即将抗原放回冰箱。禁止将 CHIKV 抗原平衡到室温；见注释 9）。

11. 用铝箔纸盖住孔板，将培养板置于密闭的 37℃ 加湿恒温培养箱内孵育 1h。

12. 孵育结束后，用 1× 洗涤缓冲液冲洗孔板 5 次。最后一次洗涤完成后，在纸巾上轻拍孔板以去除残余的洗涤缓冲液。

13. 每孔加入 50μl 抗 CHIKV 单克隆抗体（生物素标记）。

14. 用铝箔纸遮盖孔板，将孔板置于密闭的 37℃ 加湿恒温培养箱内孵育 1h。

15. 孵育结束后，用 1× 洗涤缓冲液冲洗孔板 5 次。最后一次洗涤完成后，在纸巾上轻拍孔板以去除残余的洗涤缓冲液。

16. 每孔加入 50μl 亲和素–辣根过氧化物酶。

17. 用铝箔纸盖住孔板，将孔板置于密闭的 37℃ 加湿恒温培养箱内孵育 30min。

18. 孵育结束后，用 1× 洗涤缓冲液冲洗孔板 5 次。最后一次洗涤完成后，在纸巾上轻拍孔板以去除残余的洗涤缓冲液。

19. 每孔加入 100μl TMB 底物（TMB/H$_2$O$_2$）。

20. 室温避光孵育 10min。

21. 孵育完成后，每孔加入 100μl 终止液终止反应。

22. 450nm 处检测吸光度（最长时间 10min；见注释 10）。

7.3.3　体外病毒分离

1. 将样本接种到白纹伊蚊 C6/36 细胞株上[20]。

2. 将接种的细胞株在 30℃ 孵育，每天观察细胞病变效应（CPE）直至第 7 天。

3. 若细胞没有出现 CPE，再进行一次传代。如果传代三次后仍未出现 CPE，则认为 CPE 阴性。

4. 若观察到病毒诱导的 CPE，则认为细胞发生病毒的感染。

5. 通过冻融方式从培养的 CPE 阳性细胞中获取病毒。

6. 取细胞上清液提取 RNA，用 RT-PCR 法进一步鉴定病毒基因组。

7.3.4 体内病毒分离[21]

1. 准备 2~3 日龄的正常健康小鼠。

2. 用 0.25ml 或 1ml 注射器吸取样本。

3. 用乙醚气体麻醉小鼠。

4. 用 26G（3/4in）针头和 1ml 注射器向幼鼠脑内注射接种 20μl 样本。

5. 每天观察小鼠疾病状态。

6. 无菌操作下取出病态幼鼠的大脑（见注释 11）作为病毒感染材料。

7. 用合适的稀释液制备 10%的脑悬液。例如，一个 0.2g 的幼鼠脑，加入 1.8ml（0.75% BAPS）稀释液，在研钵中研磨，使其均匀悬浮。

8. 将悬液转移至无菌管中，在 4℃、10 173×g 离心 30~40min。

9. 用微量移液器或针头注射器取出上清液，转移到冰浴的无菌管中。

10. 无菌管上做好适当的标签，作为病毒株置于−80℃保存。

11. 采用 RT-PCR 法对分离的病毒进行鉴定。

7.4 注　释

1. 将咽拭子悬浮于病毒转运培养基（MEM）中。尿液和咽拭子样本保存在−20℃，以备进一步使用。

2. 感染了 CHIKV 的细胞培养上清液是一个很好的阳性对照。RNA 储存在−80℃。

3. 抗气溶胶枪头比普通枪头具有更高的精度。

4. 感染 4~10 天收集样本。

5. 健康人和基孔肯雅热患者的咽拭子与尿液可分别作为已知的阴性对照和阳性对照。

6. 早期血清学检测表明，唾液和尿液中的免疫球蛋白浓度比血清中的低。因此，可使用未稀释的咽拭子和尿液样本进行检测诊断。对于病毒分离，咽拭子悬液和尿液先离心，然后收集上清液用 0.22μm 过滤器过滤除菌。

7. 抗人 IgM 包被孔只靶向捕获人样本中 IgM，而不与其他哺乳动物物种的

IgM 结合。

8. 由于我们要从待测样品中检测抗 CHIKV 的免疫球蛋白 M（IgM）分子，因此需要设置一个 CHIKV IgM 阳性对照样本。

9. CHIKV 抗原靶向结合样本中抗 CHIKV 的免疫球蛋白 M（IgM）。

10. ELISA 反应的结果判读基于反应液的颜色。颜色强度会随着时间的推移而减弱，因此要尽快判读结果。

11. 阳性样本是通过脑内接种感染小鼠获得的，预期病毒会在表现出疾病症状的幼鼠大脑中生长。因此，建议收集大脑作为病毒感染材料。

致谢： 这项工作得到了浦那的国家病毒学研究所、新德里的国家病媒传播控制规划中心和卡纳塔克邦政府州卫生部的资助。感谢辛哈先生和曼朱纳特先生全面的技术支持。

参 考 文 献

1. Jupp PG, McIntosh BM (1988) Chikungunya virus disease. In: Monath TP (ed) The arboviruses: epidemiology and ecology. CRC, Boca Raton, FL, pp 137–157
2. Khan AH, Morita K, Mdel MD et al (2002) Complete nucleotide sequence of Chikungunya virus and evidence for an internal polyadenylation site. J Gen Virol 83: 3075–3084
3. Simon F, Savini H, Parola P (2008) Chikungunya: a paradigm of emergence and globalization of vector- borne diseases. Med Clin North Am 92: 1323–1343
4. Pialoux G, Gaüzère BA, Jauréguiberry S, Strobel M (2007) Chikungunya, an epidemic arbovirosis. Lancet Infect Dis 7: 319–327
5. Powers AM, Logue CH (2007) Changing patterns of Chikungunya virus: re-emergence of a zoonotic arbovirus. J Gen Virol 88: 2363–2377
6. Raut CG, Rao NM, Sinha DP, Hanumaiah H, Manjunath MJ (2015) Chikungunya, dengue, and malaria co-infection after travel to Nigeria, India. Emerg Infect Dis 21: 908–909
7. Robin S, Ramful D, Le Seach F, Jaffar-Bandjee MC, Rigou G, Alessandri JL (2008) Neurologic manifestations of pediatric Chikungunya infection. J Child Neurol 23: 1028–1035
8. Shaikh NJ, Raut CG, Sinha DP, Manjunath MJ (2015) Detection of Chikungunya virus from a case of encephalitis, Bangalore, Karnataka State. Ind J Med Micro 33: 454–455
9. Guyton A (1992) Tratado de fisiología médica, 8th edn. Raven, New York, NY
10. Tencer J, Frick IM, Oquist BM, Alm P, Rippe B (1998) Size selectivity of the glomerular barrier to high molecular weight proteins: upper size limitations of shunt pathways. Kidney Int 53: 709–715
11. Perry KR, Parry US, Vandervelde ME, Mortimer PP (1992) The detection in urine specimens of IgG and IgM antibodies to hepatitis A and hepatitis B core antigens. J Med Virol 38: 265–270
12. Nitsan C, Fuchs E, Margalith M (1994) Antibodies to HIV-1 and to CMV, in serum and urine of HIV-1 and CMV infected individuals. AIDS Res Hum Retroviruses 10(S): 98
13. Martínez P, Ortiz de Lejarazu R, Eiros JM, De Benito J, Rodríguez-Torres A (1996) Urine samples as a possible alternative to serum for human immunodeficiency virus antibody screening.

Eur J Clin Microbiol Infect Dis 15: 810–813

14. Elsana SE, Sikuler E, Yaari A et al (1998) HCV antibodies in saliva and urine. J Med Virol 55: 24–27

15. Takahashi S, Machikawa F, Noda A, Oda T, Tachikawa T (1998) Detection of immunoglobulin G and A antibodies to rubella virus in urine and antibody responses to vaccine-induced infection. Clin Diagn Lab Immunol 5: 24–27

16. Yergolkar PN, Tandale BV, Arankalle VA, Sathe PS, Sudeep AB, Gandhe SS et al (2006) Chikungunya outbreaks caused by African genotype, India. Emerg Infect Dis 12: 1580–1583

17. Parida MM, Santhosh SR, Dash PK, Tripathi NK, Lakshmi V, Mamidi N, Shrivastva A, Gupta N, Saxena P, Pradeep Babu J, Lakshmana Rao PV, Kouichi M (2007) Rapid and real-time detection of chikungunya virus by reverse transcription loop-mediated isothermal amplification assay. J Clin Microbiol 45: 351

18. Lakshmi V, Neeraja M, Subbalaxmi MV, Parida MM, Dash PK, Santhosh SR et al (2008) Clinical features and molecular diagnosis of Chikungunya fever from South India. Clin Infect Dis 46: 1436–1442

19. Tamura K, Stecher G, Peterson D, Filipski A, Kumar S (2013) MEGA6: Molecular Evolutionary Genetics Analysis version 6.0. Mol Biol Evol 30: 2725–2729

20. Singh KRP (1967) Cell cultures derived from larvae of *Aedes albopictus* (Skuse) and *Aedes aegypti* (L.). Curr Sci 36: 506–508

21. Raut CG, Deolankar RP, Kolhapure RM, Goverdhan MK (1996) Susceptibility of laboratory-bred rodents to the experimental infection with Dengue-2 virus. Acta Virol 40(3): 143–146

第二部分
细胞培养、病毒复制和细胞反应

第八章　用蚊子细胞扩增基孔肯雅病毒

江瑞锦，林秀兰，J. 朱江昂

摘要：基孔肯雅病毒（Chikungunya virus，CHIKV）是一种由蚊子传播的甲病毒，它在传播媒介蚊子与灵长类宿主之间传播，然后返回传播媒介蚊子，完成其生命周期。因此，CHIKV 可以在遗传和生物化学特性各异的两类宿主细胞系统中进行复制。在实验室中获得快速生长和高滴度的病毒，对于开展 CHIKV 在不同宿主细胞系统复制和其他多个领域的研究非常重要。在本章，我们描述了一种使用白纹伊蚊细胞系 C6/36（在有血清和无血清条件下都能生长）来扩增 CHIKV 的方法。

关键词：基孔肯雅病毒，病毒扩增，蚊子细胞，C6/36，无血清

8.1　引　言

基孔肯雅病毒属于披膜病毒科甲病毒属，它的基因组为一条约 11.8kb 的单股正链 RNA，含有一个 5′-甲基鸟苷帽、两个可读框和一个 3′-聚腺苷酸尾[1,2]，编码 4 种非结构蛋白（nsP1～4）、3 种结构蛋白（C、E1 和 E2）和 2 种小肽（E3 和 6K）。CHIKV 具有两种完全不同的传播循环模式：一种为主要局限于非洲国家的森林循环，传播媒介包括森林中栖息的伊蚊和非人灵长类动物，其流行规模较小[3]；另一种是大流行期间的人–蚊–人循环，并以埃及伊蚊和白纹伊蚊作为传播媒介[4]。

自 2005 年报告了数百万感染病例后，基孔肯雅热再次成为一种具有全球意义的疾病[5]。尽管其在全球范围内对公共卫生造成了威胁，但目前还没有针对 CHIKV 感染的疫苗或有效的治疗方法。因此，为了更好地控制 CHIKV 的流行，需要进行深入研究，以了解 CHIKV 的致病机制、诊断和药物开发。在实验室中获得感染性病毒颗粒，对于 CHIKV 研究的多个领域至关重要。由于 CHIKV 能够在生物化学和遗传本质不同的脊椎动物与无脊椎动物细胞系统中复制，因此，CHIKV 在已建立的哺乳动物和蚊子来源细胞系中的传染性已得到测试[2,6]。细胞一般具有先天防御机制，如哺乳动物细胞中的 I 型干扰素反应[7]和昆虫细胞中抑制病毒复制的 RNA 干扰（RNAi）反应[8,9]。然而，Vero 细胞（非洲绿猴肾上皮细胞）缺乏 I 型干扰素，这使得它们对 CHIKV 具有高度的易感性，因此，其通常用于 CHIKV

的扩增[10]。同样，C6/36 细胞（辛格白纹伊蚊细胞的遗传同源分离株）缺乏功能性 RNAi 反应[11]，主要是由于 Dcr2 不能将双链病毒 RNA 分子切割成使互补 RNA 分子沉默的小 RNA 效应分子[12]。与 Vero 细胞相比，CHIKV 在 C6/36 中的感染虽然只引起轻微的细胞病变效应（CPE）和凋亡[13]，但因 C6/36 细胞能持续感染 CHIKV 和产生高滴度病毒后代而成为更适于扩增 CHIKV 的细胞系。

在本章中，我们将一步一步地详细介绍 C6/36 细胞的培养、CHIKV 在细胞中感染和繁殖的实验流程。为确保获得高滴度的病毒，对本章所描述的方法中需要特别注意的步骤给予提示。

8.2 材　　料

8.2.1　培养 C6/36 细胞

1. 白纹伊蚊 C6/36 细胞。
2. 含 10%热灭活胎牛血清（FCS）的 Leibovitz（L15）培养基。
3. 1×胰蛋白酶-EDTA 溶液：0.05%胰蛋白酶、0.02% EDTA、0.1%葡萄糖、0.8% NaCl、0.04% KCl、0.058% NaHCO$_3$。
4. 1×磷酸盐缓冲液（PBS）。
5. T-75cm^2 培养瓶。

8.2.2　病毒扩增

1. 基孔肯雅病毒。
2. 生长至融合度达 80%的 C6/36 细胞。
3. 含 2% FCS 的 L15 培养基。
4. 含 0.2% BSA 的 L15 培养基。
5. 1×磷酸盐缓冲液（PBS）。

8.3 方　　法

8.3.1　培养 C6/36 细胞

1. 解冻 2 管（1ml/管）冻存的 C6/36 细胞（见注释 1）。
2. 将 10ml 含 10%热灭活 FCS 的 L15 培养基加入无菌的 T-75cm^2 培养瓶中，并将解冻的细胞加入培养瓶中（见注释 2）。
3. 用吸管轻轻上下吹打，使聚集的细胞吹散，同时防止培养基形成过多的气泡。将培养瓶平放，轻轻旋转，使细胞均匀贴壁。

4. 或者，解冻后，用10ml含10%热灭活FCS的L15培养基悬浮细胞，于$300×g$离心10min。轻轻倒掉培养基，再用10ml含10%热灭活FCS的L15培养基轻轻地重悬细胞，将细胞悬液转移到T-75cm^{2}培养瓶中（见注释3）。

5. 细胞于28℃、无CO_2条件下培养过夜。

6. 第二天，在光学显微镜下观察细胞。大多数细胞会贴壁，可能会有一些死细胞。用含10%热灭活FCS的新鲜L15培养基换液。

7. 于28℃培养5～6天，直到细胞生长到融合度达80%～100%。

8. 为了扩增细胞，先弃去培养瓶中的培养基，然后用1×PBS洗涤细胞一次，之后加入2ml胰蛋白酶-EDTA消化液，充分覆盖单层细胞。

9. 轻轻旋转培养瓶，使胰蛋白酶与细胞接触约2min（见注释4）。

10. 加入8ml含10%热灭活FCS的L15培养基（如果细胞在5min后还没有脱落，用新鲜的胰蛋白酶替换和/或用手掌轻轻拍打培养瓶）。

11. 用移液管上下轻轻吹吸几次，重悬细胞，以避免细胞聚集（见注释5）。

12. 将3ml细胞加入具6ml含10%热灭活FCS的L15培养基的培养瓶中（1：3稀释），28℃培养3～5天，直到细胞生长至融合度达约80%（见注释6）。

8.3.2 病毒扩增

1. 将3小瓶（1ml/瓶）冻存的CHIKV从-80℃取出于室温或37℃解冻（见注释7）。

2. 弃T-75cm^{2}培养瓶中培养基，并用1×PBS洗涤C6/36单层细胞。

3. 用1ml病毒感染细胞，要求复感染指数（MOI）至少为0.1（见注释8）。轻轻地旋转培养瓶，以确保病毒均匀分布到细胞。

4. 37℃孵育细胞1.5h，每隔15min轻轻旋转培养瓶一次（见注释9）。

5. 1.5h后，向培养瓶中加入9ml含2%热灭活FCS的L15培养基（见注释10）。将已感染CHIKV的细胞继续在28℃培养3～5天，直到观察到细胞出现病变（见注释11）。

6. 或者，为了使病毒在无血清条件下培养，将已感染CHIKV细胞在含2%热灭活FCS的L15培养基中于28℃培养1天后，弃培养基，用1×PBS洗涤2次，再添加10ml含0.2% BSA的L15培养基培养3～4天，直至观察到细胞病变。

7. 从培养瓶中收集病毒上清液至无菌离心管中，于4℃、$1000×g$离心10min（见注释12）。

8. 可以采用病毒蚀斑试验直接对澄清的含病毒上清液进行定量。或者，将病毒上清液分装为1ml/管，储存在-80℃（见注释13）。

8.4 注 释

1. C6/36 细胞必须在水浴中快速完全解冻，水浴温度设定为细胞的正常生长温度，即 28℃，这是为了确保在二甲基亚砜（DMSO）存在下解冻时细胞活力得到最大程度的恢复。二甲基亚砜是一种低温防腐剂[14]。在解冻过程中，确保冻存管半浸在水浴中，以防止水浸入或污染松动的螺帽。

2. 对于像 C6/36 这样的贴壁细胞系，细胞生长至密度为 3×10^4 个细胞/cm^2 是最理想的[14]。C6/36 细胞常规传代比例为 1∶5。然而，细胞解冻复苏时，为了减少 DMSO 的毒性作用，这个比例可以增加到 1∶10，以稀释 DMSO 的毒性作用。较高的稀释率能促进细胞快速生长，因为一些细胞可能会因解冻而受损。

3. 解冻的细胞加入培养基后，增加离心步骤可以去除 DMSO，有助于细胞的复苏。

4. 胰蛋白酶通过消化细胞外基质蛋白和细胞连接蛋白而使细胞彼此分离，并从瓶底脱落下来，而 EDTA 则通过螯合钙离子使细胞解聚。过度的胰蛋白酶消化对细胞是有害的，可能会导致细胞死亡。因此，尽可能用最小体积的胰蛋白酶溶液（0.025~0.05，m/V）和最短的胰蛋白酶消化时间将细胞从培养瓶中分离出来是非常重要的。一旦细胞聚集并开始从单层细胞中脱落，必须立即添加含 5%~10%胎牛血清的新鲜培养基来抑制胰蛋白酶的活性[15]。

5. C6/36 细胞从单层细胞中分离下来后，如果不能很好地通过移液管轻轻吹散，就可能形成集群。因此，为了使细胞更好地生长和适应新鲜的培养环境，将其吹散成单细胞悬液非常重要[16]。

6. 由于 C6/36 细胞能够被 CHIKV 持续感染，因此细胞融合度至少达 80%是获得高滴度 CHIKV 子代的最佳条件[13,17]。

7. 冻存病毒的解冻应在 37℃的水浴中进行，这样病毒上清液在加入细胞单层前其温度就能达到平衡，以获得最佳的吸附性细胞。

8. MOI 为 0.1 时，每个培养瓶需加入的病毒体积，可通过 C6/36 细胞达到预期密度的细胞数除以病毒滴度计算出来。如果可能，可使用较高的 MOI 进行多轮 CHIKV 感染，从而获得更高滴度的病毒。

9. 培养瓶常规旋转可以使 CHIKV 分布均匀，这有助于病毒吸附到细胞表面。

10. 热灭活的 2% FCS 足以维持细胞生长和代谢，使 CHIKV 在接下来几天内继续扩增。

11. 由于蚊子细胞 C6/36 中存在一定的宿主因子，因此其在 CHIKV 感染后不表现出明显的细胞病变效应（CPE）和凋亡。

12. 低速离心使死细胞沉淀，这样有助于纯化病毒上清液。

13. 应尽量减少反复冻融，因为这可能会降低病毒滴度。

参 考 文 献

1. Khan AH, Morita K, Parquet Md Mdel C, Hasebe F, Mathenge EG, Igarashi A (2002) Complete nucleotide sequence of chikungunya virus and evidence for an internal polyadenyl-ation site. J Gen Virol 83: 3075–3084

2. Solignat M, Gay B, Higgs S, Briant L, Devaux C (2009) Replication cycle of chikungunya: a re-emerging arbovirus. Virology 393: 183–197

3. McIntosh BM, Jupp PG, dos Santos I (1977) Rural epidemic of chikungunya in South Africa with involvement of *Aedes* (*Diceromyia*) *furcifer* (Edwards) and baboons. S Afr J Sci 73: 267–269

4. Pulmanausahakul R, Roytrakul S, Auewarakul P, Smith DR (2011) Chikungunya in Southeast Asia: understanding the emergence and finding solutions. Int J Infect Dis 15: 671–676

5. Weaver SC, Forrester NL (2015) Chikungunya: evolutionary history and recent epidemic spread. Antiviral Res 120: 32–39

6. Wikan N, Sakoonwatanyoo P, Ubol S, Yoksan S, Smith DR (2012) Chikungunya virus infection of cell lines: analysis of the East, Central and South African Lineage. PLoS One 7(1): e31102

7. Her Z, Malleret B, Chan M, Ong EK, Wong SC, Kwek DJ, Tolou H, Lin RT, Tambyah PA, Renia L, Ng LF (2010) Active infection of human blood monocytes by chikungunya virus triggers an innate immune response. J Immunol 184: 5903–5913

8. Myles KM, Wiley MR, Morazzani EM, Adelman ZN (2008) *Alphavirus*-derived small RNAs modulate pathogenesis in disease vector mos-quitoes. Proc Nat Acad Sci 105: 19938–19943

9. Myles KM, Morazzani EM, Adelman ZN (2009) Origins of *Alphavirus*-derived small RNAs in mosquitoes. RNA Biol 6: 387–391

10. Desmyter J, Melnick JL, Rawls WE (1968) Defectiveness of interferon production and of rubella virus interference in a line of African Green Monkey kidney cells (Vero). J Virol 2: 955–961

11. Brackney DE, Scott JC, Sagawa F, Woodward JE, Miller NA, Schilkey FD, Mudge J, Wilusz J, Olson KE, Blair CD, Ebel GD (2010) C6/36 *Aedes albopictus* cells have a dysfunctional antiviral RNA interference response. PLoS Neglect Trop Dis 4(10): e856

12. Scott JC, Brackney DE, Campbell CL, Bondu- Hawkins V, Hjelle B, Ebel GD, Olson KE, Blair CD (2010) Comparison of dengue virus type-2-specific smalls RNAs from RNA interference competent and -incompetent mosquito cells. PLoS Negl Trop Dis 4(10): e848

13. Li YG, Siripanyaphinyo U, Tumkosit U, Noranate N, Anuegoonpipat A, Tao R, Kurosu T, Ikuta K, Takeda N, Anantapreecha S (2013) Chikungunya virus induces a more moderate cytopathic effect in mosquito cells than in mammalian cells. Intervirology 56(1): 6–12

14. Morris CB (2007) Cryopreservation of animal and human cell lines. In: Day JG, Stacey GN (eds) Cryopreservation and freeze-drying protocols, methods in molecular biology, vol 368. Humana Press, Totowa, NJ, pp 227–236

15. Richardson A, Fedoroff S (2009) Tissue culture procedures and tips. In: Doering LC (ed) Protocols for neural cell culture, Springer protocols handbooks. Humana Press, Totowa, NJ, pp

375–390

16. Morita K, Igarashi A (1989) Suspension culture of *Aedes albopictus* cells for Flavivirus mass production. J Tissue Cult Meth 12(3): 35–36

17. Tripathi NK, Shrivastava A, Dash PK, Jana AM (2011) Detection of dengue virus. In: Stephenson JR, Warnes A (eds) Diagnostic virology protocols, methods in molecular biology, vol 665. Humana Press, Totowa, NJ, pp 51–64

第九章 基孔肯雅病毒感染的定量分析
——病毒蚀斑试验

帕文·考尔，李静话·里贾纳，J. 朱江昂

摘要：蚀斑试验是定量检测病毒感染性滴度的重要方法。病毒粒子感染的细胞被一种黏性底物覆盖，经适当时间孵育后，可形成蚀斑。蚀斑经固定和染色后可见。在本章，我们描述了通过病毒蚀斑试验测定基孔肯雅病毒（*Chikungunya virus*，CHIKV）滴度的方法。

关键词：蚀斑试验，基孔肯雅病毒，病毒滴度，羧甲基纤维素，敌草快（杀水草剂），结晶紫

9.1 引　言

病毒载量或感染水平的检测在任何基于病毒学的研究中都是必不可少的。目前有多种方法，包括：蚀斑试验、半数组织培养物感染量（$TCID_{50}$）分析和免疫荧光共聚焦检测等，可用于对病毒感染性滴度直接定量。此外，还有多种间接方法可用于测量病毒粒子、基因组或蛋白质，如流式细胞术、透射电镜、定量 RT-PCR（qRT-PCR）、血凝试验、蛋白质印迹法（Western blotting）和 ELISA。与一些现代技术方法相比，蚀斑试验尽管更费力和耗时，但其仍然是检测病毒的金标准[1]。蚀斑试验模仿了细菌-噬菌体的蚀斑试验，是由 Renato Dulbecco 于 1952 年首次建立的，用于定量分析动物病毒[2,3]。蚀斑试验基于病毒感染宿主细胞引起细胞病变效应（CPE）的能力。对于包括 CHIKV 在内的甲病毒，CPE 通常表现为哺乳动物细胞凋亡，而神经元感染 Semliki 森林病毒（SFV）会发生坏死[4]。

与间接检测病毒载量的方法不同，蚀斑试验可以定量检测具有感染性的病毒颗粒，因此它在需要区分活性和非活性病毒粒子的研究中显得尤为重要。例如，蚀斑试验应用于潜在病毒抑制剂的研究、病毒液的滴定、克隆性病毒的构建。此外，蚀斑试验在病毒进化研究中也特别重要。在纯化的 SFV 病毒粒子样本中，病毒粒子与蚀斑形成单位（pfu）的比值为 2.5，这表明病毒的感染率较高[5]。然而，Bruton 等报道，SFV 在叙利亚幼地鼠肾细胞（BHK）中反复传代后，由于缺陷性病毒粒子的累积干扰了病毒的复制，其感染性滴度降低了 $4\ Log_{10}$，相应的病毒粒

子总数减少了 1 Log$_{10}$[6]。与感染性病毒粒子相比较，缺陷性病毒粒子在结构蛋白上没有表现出任何差异[6]。这表明，利用间接方法（如 ELISA、血细胞凝集）检测病毒载量不能完整反映病毒增殖动力学。因此，作为病毒学检测技术，蚀斑试验的重要性不可低估。

虽然蚀斑试验的工作原理是假设一个感染性粒子产生一个蚀斑，但获得的滴度更可能只是感染性粒子总数的一部分[7]。其中一个原因是病毒粒子可能以聚集体的形式存在，并且可能在样本中不呈正态分布[7]。蚀斑试验的检测阈值也高于 qRT-PCR 等分子方法[8]。因此，没有蚀斑并不一定意味着没有发生感染，所以研究人员应根据试验需要选择适合的检测方法[7]。蚀斑试验只能用于显现 CPE 并形成蚀斑的病毒。对于显现 CPE 但不形成蚀斑的病毒株或突变株，可以使用测定 TCID$_{50}$ 来确定感染性滴度[9]。然而，由于需要受感染的单层细胞完全死亡，因此 TCID$_{50}$ 检测需要较长的时间[10]。另外，免疫荧光共聚焦检测对于既不显现 CPE 也不产生蚀斑的病毒是有用的，也有助于更快地产生结果[11]。然而，免疫荧光共聚焦检测对特异性抗体和荧光显微镜的要求会显著增加研究成本[11]。这三种方法（蚀斑试验、TCID$_{50}$ 分析和免疫荧光共聚焦检测）的敏感性和检测限均因病毒种类不同而异[11-13]。

在本章中，我们描述了一种通过开展蚀斑试验来测定 CHIKV 感染性滴度的方法。我们的试验流程概述如下：将含有病毒的样本进行 10 倍连续稀释并感染细胞单层，然后用含琼脂糖或羧甲基纤维素等高分子量底物的介质覆盖受感染的细胞单层。固态或半固态介质覆盖物的功能是限制病毒扩散，确保病毒从一个细胞扩散到邻近的细胞，而不是在整个介质中随机分散。随着时间的推移，局部的细胞由于感染发生死亡（凋亡）而形成蚀斑。因此，每个蚀斑被认为起源于一个感染性病毒微粒。用结晶紫或中性红染色细胞单层可观察到蚀斑。

9.2　材　料

使用超纯水（在 25℃下，蒸馏水经过反渗透达到 18MΩ cm 的灵敏度）配制所有溶液。在生物安全柜（BSC）中准备所有细胞培养基，确保无菌。

1. 10% FCS/洛斯维·帕克纪念研究所-1640（RPMI-1640）培养基：称取 2g NaHCO$_3$ 溶于 1L 高压超纯水中。将 1 瓶 RPMI-1640 粉末溶解于溶液中，搅拌均匀。制备 500ml 含 10%胎牛血清（FCS）的 RPMI：用一个 0.22μm 康宁过滤器过滤 450ml 的 RPMI，并加入 50ml 的 FCS。4℃保存。

2. 2% FCS/RPMI-1640 培养基：如上所述，过滤 490ml RPMI 溶液，并加入 10ml 的 FCS。

3. 覆盖介质——1% Aquacide II（敌草快 II）/2% FCS/RPMI：称取 5g Aquacide

II（见注释 1），溶解于 250ml 超纯水中（见注释 2）。准备该溶液两瓶并高压灭菌（见注释 3）。称 2g NaHCO₃ 溶于 500ml 高压超纯水中。将 1 瓶 RPMI-1640 粉末溶解于溶液中，搅拌均匀。使用 0.22μm 康宁过滤器将 240ml RPMI 溶液过滤到一个装有 250ml 高压 Aquacide II 溶液的瓶子中，并添加 10ml 的 FCS。同法制备第二瓶含有 250ml Aquacide II 的溶液。摇匀混合。4℃保存。

4. 10×胰蛋白酶-EDTA（0.5%胰蛋白酶/0.2% EDTA/1%葡萄糖/8% NaCl/0.4% KCl/0.58% NaHCO₃）：加入 80g NaCl 和 4g KCl 到 1L 超纯水中并高压灭菌。将溶液冷却到室温再加入 10g d-葡萄糖、5.8g NaHCO₃、5g 胰蛋白酶和 2g EDTA。室温下搅拌至溶解。分装成每 10ml 一管在−20℃保存（见注释 4）。

5. 1×胰蛋白酶-EDTA：将 10ml 的 10×胰蛋白酶-EDTA 加到 90ml 高压超纯水中，4℃保存（见注释 5）。

6. 10×磷酸盐缓冲液（PBS）（1.37mol/L NaCl/27mmol/L KCl/43mmol/L Na₂HPO₄/14.7mmol/L KH₂PO₄）：称取 400g NaCl、72g Na₂HPO₄、12g KH₂PO₄ 和 10g KCl，加入 4.5L 的超纯水中。用 HCl 和 NaOH 把 pH 调到 7.2。用超纯水将溶液定容至 5L。高压锅灭菌，室温保存。

7. 1× PBS：将 50ml 的 10×PBS 加到 450ml 超纯水中，高压灭菌，4℃保存。

8. 4%多聚甲醛/PBS：称 40g 多聚甲醛（见注释 6），加入 1L 的 1×PBS，加热至 60℃，搅拌至溶解（见注释 7），4℃保存。

9. 结晶紫溶液（0.2%结晶紫/3.2%多聚甲醛）：将 2ml 无水乙醇与 8ml 1×PBS 混合。称取 0.1g 结晶紫粉末（见注释 8）并加到乙醇-PBS 溶液中，再加入 40ml 的 4%多聚甲醛混合。室温保存。

10. 叙利亚幼地鼠肾细胞（BHK-21）。

11. 含 CHIKV 的细胞培养上清液。

12. 器材：10ml 吸管，血细胞计数仪，计数器，24 孔培养板，微量移液器（P20、P200、P1000），离心管，高压灭菌的玻璃瓶子，移液器吸头，微量离心管，微量离心管架，垃圾桶和消毒剂。

13. 设备：BSC 生物安全柜，光学显微镜，水浴锅，涡旋振荡器，定轨摇床，CO₂ 培养箱。

9.3 方 法

9.3.1 收集用于蚀斑试验的样本

如果要在单独的一天进行蚀斑试验，细胞培养上清液可以从培养板中收集，并将其储存在−80℃。或者将整个培养板（带有细胞单层）保存在−80℃（见注释 9）。

9.3.2 接种 BHK-21 细胞于 24 孔板

1. 细胞培养前，将所有细胞培养基、PBS 和胰蛋白酶-EDTA 水浴平衡至 37℃。

2. 从 BHK-21 细胞已长成单层的 T-75cm^2 培养瓶中移除细胞培养基（见注释 10）。

3. 用 5ml 1×PBS 洗涤单层细胞 1 次（见注释 11）。

4. 加入 2ml 的 1×胰蛋白酶-EDTA，室温孵育 1～3min（见注释 12）。

5. 轻轻拍打培养瓶的侧边，使细胞脱落。

6. 加入 8ml 的 10% FCS/RPMI，以中和胰蛋白酶-EDTA。通过反复轻轻吹打充分混合，确保完全中和胰蛋白酶-EDTA 及使细胞分散均匀（见注释 13）。

7. 吸取 20μl 的 BHK-21 细胞悬液到血细胞计数仪，在光学显微镜下用计数器计数细胞。确定细胞接种密度（培养至次日可达到>80%的融合度），计算该接种密度下细胞悬液的稀释倍数（见注释 14）。

8. 根据要接种的孔板数，在离心管或已高压灭菌的玻璃瓶中用 10% FCS/RPMI 稀释细胞。用移液管反复轻轻吹打细胞悬液，以确保细胞分散均匀（见注释 15）。

9. 用移液管吸取 1ml 稀释的细胞悬液注入 24 孔板的每个孔中（见注释 16）。

10. 将蚀斑试验板放置在 BSC 生物安全柜或实验台上至少 15min，使细胞沉降（见注释 17）。

11. 于 37℃、5% CO$_2$ 条件下培养过夜，使细胞贴壁。

9.3.3 蚀斑试验

1. 收集的病毒样本用 2% FCS/RPMI 进行 10 倍连续稀释（见注释 18）。从一个理想的起始点稀释至 10^{-6}（见注释 19）。

2. 去 24 孔板中培养基后，每个孔中加入稀释后的 100μl 样本（见注释 20）。对于每个样本，每个稀释度接种 2 个孔（双复孔），如表 9-1 所示。在每组蚀斑试验中，至少包括三个阴性对照孔（接种 2% FCS/RPMI）。

表 9-1 24 孔板上样本稀释倍数布局

样本#1 10^{-1}	样本#1 10^{-2}	样本#1 10^{-3}	样本#1 10^{-4}	样本#1 10^{-5}	样本#1 10^{-6}
样本#1 10^{-1}	样本#1 10^{-2}	样本#1 10^{-3}	样本#1 10^{-4}	样本#1 10^{-5}	样本#1 10^{-6}
样本#2 10^{-1}	样本#2 10^{-2}	样本#2 10^{-3}	样本#2 10^{-4}	样本#2 10^{-5}	样本#2 10^{-6}
样本#2 10^{-1}	样本#2 10^{-2}	样本#2 10^{-3}	样本#2 10^{-4}	样本#2 10^{-5}	样本#2 10^{-6}

3. 蚀斑试验板在 37℃、5% CO_2 条件下孵育 90min，使病毒吸附。

4. 孵育结束后，每孔用 1ml 的 PBS 洗涤单层细胞 2 次（见注释 21）。

5. 每孔加入 1ml 覆盖介质，在 37℃、5% CO_2 培养箱中培养约 3 天（见注释 22）。

6. 在光学显微镜下观察蚀斑，以确定培养板是否可以染色（图 9-1）。

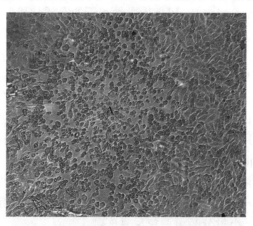

图 9-1　图中区域 A 为一个放大 10 倍的 CHIKV 蚀斑，该局部区域内细胞死亡。这种大小的蚀斑可以进行染色。比例尺为 400μm。

7. 移除覆盖介质并用结晶紫溶液染色（500μl/每孔），使蚀斑清晰可见并计数蚀斑（见注释 23）。室温下在摇床上摇动过夜（见注释 24）。

8. 脱色，在流动的自来水下漂洗，以去除残留的染液（见注释 25）。在干燥箱或工作台面上干燥蚀斑试验板。

9. 测定病毒滴度，对有 10～100 个蚀斑的孔进行计数（见注释 26 和图 9-2）。稀释倍数经适当校正后，病毒滴度可表示为每毫升蚀斑形成单位（pfu/ml）。例如，如果在 10^{-3} 稀释倍数孔中观察到 42 个蚀斑，那病毒滴度= $42×10^3 × 10 = 4.2 × 10^5$ pfu/ml（见注释 27）。

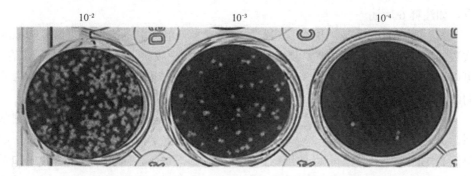

图 9-2　固定和结晶紫染色后的 CHIKV 蚀斑图。应当选择蚀斑间间隔良好的稀释倍数病毒接种孔（如图中 10^{-3} 稀释倍数对应的孔）进行蚀斑计数。（彩图请扫封底二维码）

9.4 注　释

1. Aquacide II 是羧甲基纤维素（CMC）的钠盐。分子量为 50 万，具有很高的黏性。如果没有 Aquacide II，可使用黏性相近的介质替代（如 CMC 或琼脂糖），但需要进一步优化以确定这些替代物在最终覆盖介质中的适当百分比。

2. 不要一次性溶解所有的粉末。Aquacide II 不易溶解，在高压灭菌过程中，瓶身两侧会产生大团的粉末，形成焦化残留物。因此，首先将大约 1/3 的粉末加入水中，用力摇匀，再加入 1/3 的粉末，以此类推。溶液不会是均质的，会有小团的粉末悬浮在水中。这些团块在高压下会溶解，形成浅黄色的黏性溶液。

3. 这个步骤使用 500ml 的瓶子，因为后续试验需要将同样体积的培养基添加到高压灭菌过的 Aquacide II 中。

4. 胰蛋白酶在溶液中进行自溶，随着时间的推移，其活性逐渐丧失，特别是反复冻融和在−20℃以上的温度储存。在−20℃的温度下，胰蛋白酶-EDTA 可以储存长达 1 年。此外，小量分装可避免反复冻融。

5. 为了使酶的活性保持在足够高的水平，用于解离细胞，可以小体积（100ml）分装 1×胰蛋白酶-EDTA，并储存在 4℃。只有近期内需要大量使用胰蛋白酶-EDTA（4 周内）时，才准备大包装。

6. 多聚甲醛粉末是一种有毒物质，应在通风柜中称量。如果内部通风过强，可能导致无法在通风柜内正常称量，此时准备一个带盖的空离心管先称量皮重，再往通风柜内的离心管中加入多聚甲醛粉末，然后将盖上盖的离心管拿到工作台面上称重。

7. 多聚甲醛烟雾是有毒的，溶液的加热应在通风柜中进行。确保不要盖紧瓶盖；瓶盖应松松地放在瓶口上，让烟雾逸出而不会导致过度蒸发。

8. 结晶紫粉末具有刺激性、腐蚀性、致癌性和环境毒性，应该在通风柜中称重，如注释 6 所述。

9. 由于 CHIKV 是一种囊膜病毒，病毒样本只能冻融一次。病毒滴度随冻融次数的增加而降低。如果需要测定病毒液的滴度，应收集上清液，小量分装冻存。可以一次取出三个分装样本，解冻进行蚀斑试验，结果取平均值，以反映病毒液的滴度。

10. 对于蚀斑试验，可以采用任何能够发生 CHIKV 感染并形成蚀斑的细胞系。BHK-21 细胞易于培养，生长速度快，感染 CHIKV 后可产生清晰的蚀斑。如果没有 BHK-21 细胞，可以使用绿猴肾上皮细胞（Vero）代替。使用替代细胞系时，本方案中陈述的细胞密度和孵育时间必须进行专门优化与修改，以适应替代细胞系的生长速度。

11. 清洗步骤是去除微量 FCS 的关键步骤，FCS 含有胰蛋白酶抑制剂。应将 PBS 添加到培养瓶的底角，不要直接添加到细胞单层上。直接将 PBS 添加到细胞上可能会导致细胞脱落。在弃去 PBS 之前，轻轻地来回摇动培养瓶几次以清洗细胞。

12. 在 37℃反复加热胰蛋白酶-EDTA 会导致酶活性的丧失。因此，细胞解离所需的孵育时间逐渐变长，有时甚至超过 5min。在胰蛋白酶-EDTA 孵育期间，可用手掌轻轻拍打培养瓶的侧边，检查细胞是否被胰蛋白酶充分消化。如果胰蛋白酶消化得足够充分，细胞应在轻拍后以团块形式分离，细胞单层被明显破坏。此外，细胞在光镜下观察时呈圆形。当这种情况发生时，应轻轻拍打培养瓶，直到整个单层细胞脱落。如果胰蛋白酶消化得不充分（即轻轻拍打不会搅乱单层细胞），应延长孵育时间，再拍打培养瓶。应避免剧烈撞击培养瓶，因为这可能会使细胞因外部机械力作用而死亡。培养瓶也可放置在 37℃的培养箱中，以加速胰蛋白酶消化。

13. 如果细胞悬液分散不当，BHK-21 细胞可能会形成团块。此外，胰蛋白酶消化细胞时间过长或使用新制备的胰蛋白酶，可能会在胰蛋白酶被中和后出现可见的团块。在这种情况下，用移液管反复吹打，直至细胞团块变小或消失，便足以获得可用于接种的细胞悬液。

14. 以 5 万～7 万个细胞/孔的密度接种 24 孔板，过夜培养，细胞生长至少达 80%的融合度。

15. 为了保证接种均匀，必须充分混合。如果细胞成团接种，细胞会生长成斑块状，有的区域过度融合，有的区域过于稀疏。这可能是蚀斑大小不一和结果不准确的原因。因此，在接种前和接种期间，充分混合细胞悬液是非常重要的。

16. 为了保证细胞被均匀接种，必须对移液方法进行优化。一些研究人员将移液管口置于板孔的底部，并以相对较快的速度加入 1ml 细胞悬液。另一些人则倾向于将移液枪倾斜到孔的一侧，采用更稳定的移液速度。还有一种方法是将细胞悬液缓慢滴入孔内的不同区域，直到 1ml 细胞悬液加完。移液方法因人而异，每个研究人员应探索不同的方法，以找到一种对于他们来说容易接受的方法。重要的是，细胞应被均匀接种，不在孔的中间或一侧呈团块状分布，以确保结果的可重复性和准确性。

17. 接种后立即移动 24 孔板也可能导致细胞聚集。正确的操作：把它们留置在 BSC 生物安全柜中，让细胞沉降。然而，一些 BSC 生物安全柜的内部气流会使操作台面发生明显的振动，这可能导致细胞悬液发生不必要的搅动和细胞聚集。在这种情况下，应取出细胞培养板，放在一个稳定的工作台面上让细胞沉降。细胞沉降到每孔的底部后，放进 CO_2 培养箱前，可以在光学显微镜下观察培养板上的细胞接种密度及细胞分布是否均匀。

18. 无论是通过吹打分散，还是通过旋涡振荡混合，稀释过程中混合均匀是至关重要的。我们发现，CHIKV 往往是"黏性的"，混合良好可以使细胞感染更加均匀。

19. 后续试验的稀释范围可根据前期试验的结果适当修改和减少（仅为 3 个或 4 个稀释度，而不是 6 个稀释度）。

20. 同样，确保样本在加入孔之前混合均匀。此外，不要同时操作太多的细胞培养板，以防单层细胞变干。一个吸头可用于接种一个样本的所有稀释度，从最高稀释倍数开始，直至最低稀释倍数。

21. 清洗步骤中去除 PBS 时，应将 PBS 倒进废液桶中，而不是用移液管吸取。这将节省移液管，缩短试验时间。如果使用吸管，确保首先从稀释倍数最高的孔中除去 PBS。此外，避免多个样本使用相同的吸管，这可防止病毒颗粒在不同的样本孔间转移，以免降低滴度结果的可靠性。同样，在加 PBS 或覆盖介质时，确保移液管尖端不接触任何孔板内容物，以防止样本交叉污染。

22. 培养时间与每个 CHIKV 毒株的蚀斑大小密切相关。培养时间越长，蚀斑越大。理想的培养时间是让形成的蚀斑足够大，染色时可以单独观察和计数，但不应大到蚀斑融合而难以区分。我们发现 3 天的培养期适用于我们实验室的所有 CHIKV（ECSA 基因型）病毒株。若要大幅增加孵育期（如 6 天而非 3 天），则需降低 24 孔板的接种密度，以防止 BHK-21 细胞因过度生长而死亡。可以在光学显微镜下观察蚀斑，以确定合适的孵育期（图 9-1）。

23. 结晶紫溶液的添加量不必严格测量。只要有足够的溶液覆盖细胞层且不干燥，细胞就会着色良好。

24. 结晶紫溶液在室温保存，可回收利用。经过 1 天的孵育后，一旦开始出现板着色浅淡，就用新配制的溶液代替。如果使用新鲜溶液，孵育时间可以缩短到 2h。

25. 结晶紫溶液可通过玻璃漏斗倒入瓶中重复使用。由于结晶紫溶液中含有固定剂多聚甲醛，因此，这一步应该在通风柜中进行，特别是当需要染色的板很多时。泼洒和溢出的结晶紫溶液可以用 70%乙醇除去。

26. 不同的 CHIKV 病毒株呈现不同大小的蚀斑。因此，需要相应地修改计数范围。理想情况下，用于计数的孔内蚀斑应该间隔良好，而且蚀斑数量不能太少（如<10 个）。

27. 因为每孔中只接种 100μl，所以应乘以系数 10，以反映每毫升病毒的滴度。

参 考 文 献

1. Bruton CJ, Kennedy SI (1976) Defective interfering particles of Semliki Forest virus: structural differences between standard virus and defective-interfering particles. J Gen Virol 31: 383–395

2. Butchaiah G (1988) Infectivity assay of bovine rotavirus: evaluation of plaque and end-point methods in comparison with immunofluorescent cell assay. Acta Virol 32: 60–64

3. Delogu I, Pastorino B, Baronti C et al (2011) *In vitro* antiviral activity of arbidol against Chikungunya virus and characteristics of a selected resistant mutant. Antiviral Res 90: 99–107

4. Dulbecco R (1952) Production of plaques in monolayer tissue cultures by single particles of an animal virus. Proc Natl Acad Sci U S A 38: 747–752

5. Glasgow GM, McGee MM, Sheahan BJ et al (1997) Death mechanisms in cultured cells infected by Semliki Forest virus. J Gen Virol 78: 1559–1563

6. Gonzalez-Hernandez MB, Bragazzi Cunha J, Wobus CE (2012) Plaque assay for murine norovirus. J Vis Exp 66: e4297

7. Harrison GE (2001) Making DNA from RNA: the strange life of the retrovirus. In: Carol AG (ed) Operators and promoters: the story of molecular biology and its creators. University of California Press, California, pp 297

8. Leland DS, Ginocchio CC (2007) Role of cell culture for virus detection in the age of technology. Clin Microbiol Rev 20: 49–78

9. Marsh M, Helenius A (1980) Adsorptive endocytosis of Semliki Forest virus. J Mol Biol 142: 439–454

10. Nadgir SV, Hensler HR, Knowlton ER et al (2013) Fifty percent tissue culture infective dose assay for determining the titer of infectious human herpesvirus 8. J Clin Microbiol 51: 1931–1934

11. Percival SL, Wyn-Jones P (2014) Methods for the detection of waterborne viruses. In: Percival SL, Yates MV, Williams D et al (eds) Microbiology of waterborne diseases: microbiological aspects and risks, 2nd edn. Academic, California, pp 458–460

12. Smither SJ, Lear-Rooney C, Biggins J et al (2013) Comparison of the plaque assay and 50% tissue culture infectious dose assay as methods for measuring filovirus infectivity. J Virol Methods 193: 565–571

13. Zhang WD, Evans DH (1991) Detection and identification of human influenza viruses by the polymerase chain reaction. J Virol Methods 33: 165–189

第十章　实时RT-PCR检测与定量分析基孔肯雅病毒

王世梅，乌穆尔·哈尼纳·阿里，莎玛拉·德维·塞卡兰，拉文德兰·塔扬

摘要： 与传统的 PCR 方法相比，实时 PCR 方法具有快速、定量测定、污染风险低、灵敏度高、特异性强、易于标准化等优点[1]。实时 PCR 系统依赖于在 PCR 期间对荧光信号的测量，发出的荧光量与 PCR 反应产物量成正比[2]。在本章，我们描述了基于 SYBR-Green I 和 TaqMan® 的实时反转录–聚合酶链反应（RT-PCR）在基孔肯雅病毒（*Chikungunya virus*，CHIKV）检测与定量中的应用。

关键词： SYBR Green I，TaqMan®，实时 RT-PCR，基孔肯雅病毒，检测，定量

10.1　引　　言

CHIKV 感染的诊断主要基于病毒分离、RT-PCR 检测病毒基因组或病毒特异性抗体的检测[3,4]。在疾病的病毒血症早期阶段（第 0～7 天），可以通过 RT-PCR 检测到病毒 RNA 的存在[5,6]。然而，传统的血清学方法，如血凝抑制试验、补体结合试验、免疫荧光技术和酶联免疫吸附试验，从发烧症状出现后的第 2 天或第 3 天开始，一直持续到 15 天，均可开展血清学检测[7]。IgM 通常可以存在数周至 3 个月。由于目前还没有针对 CHIKV 感染的特殊治疗方法或商业化疫苗，因此，对疾病的早期诊断将有助于更好地管理患者、进行流行病学研究和控制疫情[1]。病毒的定量检测也有助于监测疾病的进展和评价候选疫苗的效力。

实时 PCR 可以在反应过程中收集数据，从而为快速检测和量化 CHIKV 提供一种更准确的诊断工具。实时 PCR 的原理是测量 DNA 扩增过程中发出的荧光。荧光量与 PCR 反应产物量成正比[2]。DNA 扩增主要有三种荧光监测系统：①水解探针，②杂交探针，③DNA 结合剂[8]。水解探针包括 TaqMan®探针，该探针利用 *Taq* 聚合酶[9]的 5′外切酶活性。而杂交探针包括分子标记[10]和蝎型探针[11,12]。最简单和最经济的是 SYBR Green I 染料，它可与双链 DNA 特异性结合。

本章介绍了基于 SYBR Green I 和 TaqMan®的实时 RT-PCR，使用针对病毒结构基因 E1 区域的引物来检测和定量 CHIKV。TaqMan®探针和 SYBR Green I 染料

之间的主要区别在于，TaqMan®探针的荧光在 PCR 循环期间发生累积，因此可以使用荧光探针检测特定的 PCR 产物。荧光探针需要定制序列，价格较贵。相反，SYBR Green I 染料可检测所有双链 DNA，包括非特异性反应产物和引物二聚体，使用起来更便宜、更简单，可以很容易地应用于已建立的 PCR 检测中。然而，由于 SYBR Green I 染料能与任何双链 DNA 结合，因此需要认真优化 PCR 条件，并通过熔解曲线明确区分特异性和非特异性的 PCR 产物。实时 PCR 中化学染料的选择取决于总体的检测设计、成本和可行性。

本章所述的两种实时 PCR 方法均已被采用对从人类、猴子和蚊子样本中分离出的 CHIKV 进行了检测[13]。该方法可作为实验室诊断和确认 CHIKV 感染的较好的流行病学调查工具。此外，该方法还可用于研究病毒载量与疾病严重程度的关系。

10.2 材 料

所有生物标本都应被视为具有潜在的传染性，应遵照国家和地方生物安全规定进行正确的处理。所有溶液必须使用超纯水和分子级试剂配制。

10.2.1 寡核苷酸序列

1. PCR 引物序列：CHIKV 正向引物（5′-CTCATACCGCATCCGCATCAG-3′）和 CHIKV 反向引物（5′-ACATTGGCCCCACAATGAATTTG-3′）（见注释 1；[13]）。

2. T7 启动子序列（5′-TAATACGACTCACTATAGGGC TCATACCGCATCCG CATCAG-3′）（见注释 1；[13]）。

3. TaqMan®探针序列（5′-HEX-TCCTTAACTGTGACGGCATGGTCGCC-BHQ-3′）（见注释 1；[13]）。

10.2.2 病毒 RNA 提取

1. CHIKV 感染的细胞培养上清液。

2. AccuPrep®病毒 RNA 提取试剂盒（Bioneer）或任何商业化病毒 RNA 提取试剂盒。

3. 无 RNase 和 DNA 擦拭纸：RNaseZap 和 DNAZap。

10.2.3 常规 RT-PCR

1. AccessQuick™ RT-PCR 系统（Promega）或任何商业化 RT-PCR 试剂。

2. PCR 热循环仪。

10.2.4　PCR 产物的琼脂糖凝胶电泳及纯化

1. Nusieve® 3∶1 琼脂糖。
2. Tris-硼酸盐-EDTA 缓冲液（1×）：89mmol/L Tris-硼酸盐、2mmol/L EDTA。
3. Red Safe™核酸染料。
4. DNA 分子量标准物：100bp DNA ladder。
5. 上样缓冲液：6× Loading dye。
6. 琼脂糖凝胶电泳系统。
7. QIAquick PCR 纯化试剂盒（Qiagen）或任何商业化核酸纯化试剂盒。

10.2.5　体外转录合成 cDNA

1. CHIKV 的 PCR 产物。
2. MAXIscript®体外转录试剂盒（Ambion）或任何商业化体外转录（IVT）试剂盒。
3. 5mol/L 乙酸铵。
4. 100%乙醇。
5. 70%乙醇。
6. 无 RNase 水。

10.2.6　一步法 SYBR Green I 实时 RT-PCR

1. iScript™一步法 RT-PCR 试剂盒，带有 SYBR® Green 预混剂（Bio-Rad）或任何商业化一步法 RT-PCR 试剂盒。
2. 实时 PCR 热循环仪。

10.2.7　一步法 TaqMan®实时 RT-PCR

1. QuantiTect®探针法 RT-PCR 试剂盒（Qiagen）或任何商业化一步 RT-PCR 试剂盒。
2. 实时 PCR 热循环仪。

10.3　方　　法

除非另有说明，否则请在室温下进行所有操作流程。需要在 PCR/UV 工作站中制备 RT-PCR 反应混合物，需使用 RNaseZap 和 DNAZap 擦拭纸清洁工作台与移液器，去除所有潜在的 RNase 和 DNA 污染（见注释 2；[14]）。

10.3.1　病毒 RNA 提取

1. 使用 AccuPrep®病毒 RNA 提取试剂盒（Bioneer）从 CHIKV 感染的细胞培养上清液中提取 RNA。

2. 遵循试剂盒说明书所述的方法操作（见注释 3）。将提取的 RNA 储存在 −70℃条件下。

10.3.2　体外转录 PCR 产物的制备

1. 使用 AccessQuick™ RT-PCR 系统，采用提取的 CHIHV RNA 制备 PCR 产物。用 CHIKV 反转录引物进行反转录，用 T7 启动子序列和 CHIKV 反转录引物进行 PCR 扩增。

2. 每个 PCR 反应体系为 25μl，包含：5μl RNA 模板、0.25μl RNA 转录酶、12.5μl 2×AccessQuick™ Master Mix、引物各 0.2μmo/L，最后加无 RNase 水补足至 25μl。

3. 将 PCR 管放在微型离心机上瞬时离心，然后在 PCR 热循环仪中进行反应。整个过程为：50℃反转录 30min；95℃聚合酶活化 1min；接下来进行 35 个 PCR 循环，包含 95℃变性 30s，55.8℃退火 30s，72℃延伸 30s，最终在 72℃延伸 10min。

4. PCR 运行完成后，将 PCR 产物储存于−20℃，或进行琼脂糖凝胶电泳分析。

10.3.3　琼脂糖凝胶电泳及 PCR 产物纯化

1. 在 100ml 1×Tris-硼酸盐-EDTA 缓冲液（TBE）中加入 3g 琼脂糖获得 3%（m/V）琼脂糖凝胶。用微波炉或热板加热溶解琼脂糖。当琼脂糖完全溶解后加入 2μl Red Safe™核酸染料，并轻轻混合。将凝胶倒入模具中，并立即插好梳子。

2. 凝胶凝固后，取下梳子，将凝胶放入电泳装置中，加入足够的缓冲液直至覆盖凝胶。

3. 将 5μl PCR 产物和 1μl 6×上样缓冲液混合后，加入凝胶的孔中，包括 100bp DNA ladder 作为分子量标准物。将凝胶以 80V 的电压运行 1h，或直到上样缓冲液中的染料前端到达凝胶底部时停止电泳。

4. 停止电泳后，将凝胶转移到凝胶拍照分析系统中，捕获凝胶电泳后的图像。RT-PCR 反应将产生一个 149bp 的 PCR 产物（见注释 4）。

5. 在 RT-PCR 之后，使用 QIAquick® PCR 纯化试剂盒（Qiagen）纯化 PCR 产

物。操作方法遵循试剂盒说明书所述（见注释 3）。将纯化的 PCR 产物储存于-20℃。纯化后的 PCR 产物可作为后续体外转录（IVT）的 DNA 模板（见注释 5）。

10.3.4　体外转录

1. 使用 Maxiscript® 体外转录试剂盒（Ambion）进行 IVT 步骤。按照试剂盒说明书所述的方法操作。

2. 体外转录反应混合液：纯化的 CHIKV DNA 模板 1μg、10×T7 转录缓冲液 2μl、rNTP（10mmol/L ATP、CTP、GTP、UTP）4μl 和 T7 酶混合物 2μl，最后用无 RNase 水将反应混合液体积补足至 20μl（见注释 6），轻轻混合反应液，并在 37℃孵育 1h（见注释 7）。

3. 加 1μl 的 DNase I（2U/μl）到 IVT 反应液中孵育 15min，以去除剩余的 DNA 模板。

4. 加 1μl 的 0.5mol/L EDTA。在 65℃孵育 10min，加热使 DNase I 失活，然后将 IVT 反应液置于冰上 1min。

10.3.5　RNA 转录物的纯化

1. RNA 转录物可通过乙酸铵/乙醇沉淀，或使用 QIAquick® PCR 纯化试剂盒去除潜在的抑制或干扰成分以达到纯化目的。

2. 用乙酸铵/乙醇沉淀时，向 IVT 反应液中加入 30μl 无 RNase 水，使体积达到 50μl，加入 5μl 的 5mol/L 乙酸铵，旋涡混合。

3. 添加 3 倍体积预冷的 100%乙醇，并将溶液在-20℃冷却 30min 以上。

4. 在 4℃离心机中以最大速度离心 15min，轻轻倒出上清液。

5. 用 500μl 预冷的 70%乙醇清洗沉淀一次。在 4℃离心机中以最大速度离心 15min 后，轻轻倒出上清液。

6. 室温干燥 RNA，或使用 DNA Speed Vac（Savant）在低温下真空干燥。

7. 用 50μl 无 RNase 水重悬 RNA 沉淀（见注释 8）。如果马上进行 RNA 浓度的测量，可将 RNA 转录物放在冰上，否则，将其存储于-70℃（见注释 9）。

10.3.6　总 RNA 产量的计算

1. 在分光光度计中通过测量 RNA 转录物在 260nm（A_{260}）处的吸光度来确定其浓度（见注释 10）。

2. 使用以下公式计算 RNA 浓度：RNA 浓度（μg/ml）= A_{260} × 40μg/ml×稀释倍数。

3. 如果 $A_{260/280}$ 值≥2.0，则认为 RNA 样本相对不含蛋白质（见注释 11）。260nm 下 1U 的吸光度相当于 40μg/ml RNA。

4. 将 RNA 转录物分装为 2μl/管储存于−70℃。每个分装产物足以为每次 PCR 运行构建一个标准曲线（见注释 12）。

10.3.7　体外转录 RNA 拷贝数测定

1. 使用以下公式计算 RNA 转录物的拷贝数：每微升 RNA 拷贝数=6.022×10^{23}（拷贝/mol）×浓度（g/μl RNA）/MV（g/mol），其中单链 RNA 的分子量 MV=核苷酸的转录碱基长度×（340Da/碱基）。

2. 在构建标准曲线之前，需要确定 RNA 转录物的拷贝数，可以根据 RNA 浓度和分子量计算得到。

3. 使用 CHIKV 正向引物和反向引物对 RNA 转录物进行实时 RT-PCR，将会得到一个 129bp 的 PCR 产物。

10.3.8　用于 RNA 绝对定量的标准品构建

1. 使用 10.3.6 节制备的 RNA 转录物，设置至少 5 种不同浓度的 10 倍稀释系列（见注释 13 和 14）。

2. 稀释后的每个梯度进行实时 RT-PCR 检测。实时 PCR 检测化学方法的选择取决于实验的检测设计、成本和可行性（见注释 15）。

10.3.9　基于 SYBR-Green I 的实时 RT-PCR 的绝对定量

1. 采用 iScript™一步法 SYBR® Green I RT-PCR 试剂盒进行基于 SYBR Green I 的实时 RT-PCR。

2. 准备 25μl 的 PCR 反应体积，包括：5μl RNA 转录物、0.25μl RNA 转录酶、12.5μl 2×iScript™ SYBR® Green 预混物和 0.2μmol/L 引物（CHIKV 正向引物和 CHIKV 反向引物）。按制造商推荐的缓冲液、dNTP、Taq 聚合酶和 Mg^{2+}浓度进行实验。整个 RT-PCR 过程包括：50℃反转录 30min，95℃聚合酶活化 15min，然后 95℃变性 30s，55.8℃退火 30s，72℃延伸 30s，进行 40 个 PCR 循环。在延伸步骤中收集荧光数据（见注释 16）。熔解曲线分析是在 65～95℃进行的，每 5s 增加 0.5℃。每次 PCR 反应应包括无模板对照（NTC）和阳性对照（CHIKV）（见注释 17）。

3. PCR 完成后，根据 RNA 拷贝数标准稀释倍数与阈值循环（Cq）的交叉点构建标准曲线（图 10-1）。定量分析的标准曲线相关系数应≥0.95，斜率在−3.72～−3.32（见注释 18；[15]）。

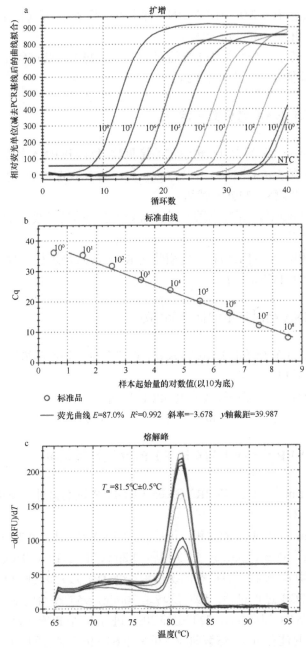

图 10-1　基于 SYBR Green I 的实时 RT-PCR 检测 CHIKV E1 基因的方法。（a）实时 RT-PCR 检测的灵敏度如扩增曲线所示，CHIKV RNA 浓度从左到右依次递减，范围为从 3.5×10^8 拷贝/μl 到 3.5×10^0 拷贝/μl 连续 10 倍稀释。（b）用已知浓度且经 10 倍系列稀释的 CHIKV RNA 与其对应 Cq 值作图生成的标准曲线。标准曲线的相关系数是 0.992，检测限为 3.5 拷贝/μl。（c）熔解曲线分析，描绘解离图。（彩图请扫封底二维码）

10.3.10 基于 TaqMan® 的实时 RT-PCR 的绝对定量

1. 使用 QuantiTect® 探针 RT-PCR 试剂盒进行基于 TaqMan® 的一步法实时 RT-PCR。

2. 准备 25μl 的 PCR 反应体积，包含：5μl RNA 转录物、0.25μl RNA 转录酶、12.5μl QuantiTect® 探针预混物、0.2μmol/L 引物（CHIKV 正向引物和反向引物）和 0.2μmol/L TaqMan® 探针。按制造商推荐的缓冲液、dNTP、Taq 聚合酶和 Mg^{2+} 浓度进行实验。整个 RT-PCR 过程包括：50℃ 反转录 30min，95℃ 聚合酶活化 15min，然后在 95℃ 变性 30s，58.7℃ 退火/延伸 60s，进行 40 个 PCR 循环。在退火/延伸步骤中收集荧光数据（见注释 19）。每次 PCR 反应应包括无模板对照（NTC）和阳性对照（CHIKV）。

3. PCR 完成后，根据 RNA 拷贝数标准稀释倍数和阈值循环（Cq）的交叉点构建标准曲线（图 10-2）。定量分析的标准曲线相关系数应≥0.95，斜率在 -3.72 ~ -3.32（见注释 18；[15]）。

10.3.11 定量未知样本中 CHIKV 载量

1. 按照制造商提供的说明，使用病毒 RNA 提取试剂盒从样本（人类血清、猴子血清、成年蚊子等）中提取 CHIKV 的病毒 RNA。将提取的 RNA 储存在 -70℃。

2. 建立未知样本、阴性对照（无模板对照）、阳性对照（CHIKV）的 PCR 反应体系和连续稀释的 RNA 转录物。进行实时 RT-PCR 扩增。

3. PCR 完成后，按照上述方法构建标准曲线，未知样本的循环数应在测试范围内。

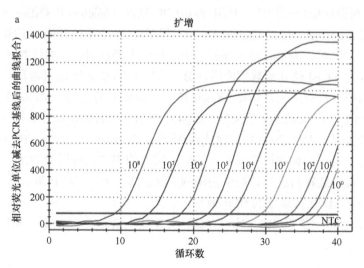

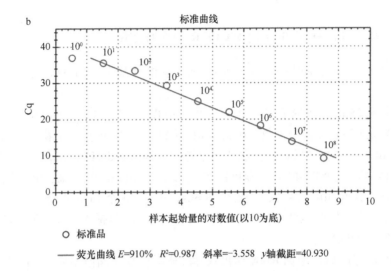

图 10-2　基于 TaqMan® 的实时 RT-PCR 检测 CHIKV E1 基因的方法。（a）实时 RT-PCR 检测的灵敏度如扩增曲线所示，CHIKV RNA 浓度从左到右依次递减，范围为从 3.5×10^8 拷贝/μl 到 3.5×10^0 拷贝/μl 连续 10 倍稀释。（b）用已知浓度且经 10 系列稀释的 CHIKV RNA 与其对应 Cq 值作图生成的标准曲线。标准曲线的相关系数是 0.987，检测限为 3.5 拷贝/μl。（彩图请扫封底二维码）

4. 如果一个样本的循环数超过荧光循环阈值，且其熔解温度（T_m）与阳性对照相似，则被诊断为 CHIKV 阳性。未知样本的病毒载量可以根据标准曲线推断。

10.4　注　　释

1. 采用 MY019IMR/06/BP CHIKV 原型株（GenBank 登录号：EU703761）的 E1 基因序列设计引物和探针。利用 FastPCR 软件（Microsoft Office software，Biology software Net）中的 Clustal W 1.83 程序对 25 个不同基因型 CHIKV 的 E1 基因序列进行比对，确定高度保守的区域，筛选出潜在引物。通过对 CHIKV 和相关甲病毒的 NCBI 核苷酸数据库进行 BLAST 分析，验证所选引物和探针的特异性。相关的甲病毒有阿良良病毒（Gulu 株，GenBank 登录号：M20303.1）、罗斯河病毒（8961 株，GenBank 登录号：GQ433357.1）、Semliki 森林病毒（L10 株，GenBank 登录号：AY112987）、辛德毕斯病毒（GenBank 登录号：J02363.1）[13]。除了这里列出的引物和探针序列外，其他已发表的引物也可用于 PCR 检测[16-18]。研究人员也可以选择自己设计的引物序列。理想情况下，实时 PCR 扩增子长度应为 50～150bp，以获得最佳的 PCR 效率。

2. 开始之前，参考《定量实时 PCR 实验基本信息发表指南》（MIQE）是很有帮助的[14]。

3. 对于自旋柱式 RNA 提取试剂盒或 PCR 纯化试剂盒，在 80℃烘箱中干燥 5min 后再进行洗脱，可以去除之前洗涤步骤中残留的乙醇或盐分，也有助于提高 RNA 产量。

4. 引物的设计是高度特异性的，并且只能产生单条的扩增条带。如果存在其他条带，最好的选择是切下 149bp 条带，并继续使用 Qiagen 的凝胶纯化方案进行 PCR 产物纯化。

5. IVT 反应的失败可能是由 DNA 模板质量差造成的。用标准微量制备程序获得的 DNA 量足够用于 IVT。然而，DNA 在纯化过程中携带的乙醇或盐等污染物可能会抑制 RNA 聚合酶。通常情况下，用乙醇沉淀 DNA 模板，然后进行悬浮，可以解决污染问题。

6. 在转录反应中使用 RNase 抑制剂，如 RNAsin®核糖核酸酶抑制剂（Promega）可防止体外转录时 RNA 降解。

7. 将温度降低到 16℃，有时可以改善转录效果。较低的反应温度会降低 RNA 聚合酶的活性，从而防止 RNA 转录产物形成二级结构。

8. 通过 RT-PCR 分析，可以检测合成的 RNA 转录物是否存在潜在的 DNA 污染。在没有反转录酶的情况下进行 RT-PCR（无 RT 对照），污染了 DNA 的 RNA 转录物将产生 PCR 产物，而未污染的 RNA 转录物只在有反转录酶的情况下才产生 PCR 产物。

9. 建议在 IVT 过程后立即测定 RNA 转录物的浓度。多次冻融可能导致 RNA 降解。

10. 为了精确测量 A_{260} 值，必须浓缩 RNA 转录物。

11. 通过在 2%变性琼脂糖凝胶（含甲醛、乙二醛或 8mol/L 尿素）上进行转录反应，可以评估 RNA 的总体质量。检查制备的 RNA 的完整性很重要，因为 RNA 降解会影响其在下游的应用。

12. RNA 转录物应该分装成合适的体积（如 2μl/管），并储存于−70℃。在使用前只解冻一次。不要将剩余未使用的 RNA 转录物用于下一次的实验，因为多次冻融可能会降低 RNA 的完整性。

13. RNA 转录物必须稀释 $10^6 \sim 10^{12}$ 倍，使其浓度与生物样本中的目标浓度相似。一般来说，在构建标准曲线时，最好使用拷贝数从 10^0 到 10^{10} 的 RNA 系列标准。

14. 利用标准曲线估值，对未知样本进行绝对定量。当标准品进行多个数量级稀释时，需要精确的移液器。

15. 与 TaqMan®探针相比，SYBR Green I 染料具有较低的敏感性和特异性，但其成本低，操作相对简单。基于 TaqMan®的实时 PCR 使用了一个额外的探针，它对所选择的区域具有高度特异性，但它需要定制，因此价格更高。

16. 对于 SYBR Green I 染料，应确保激活正确的检测通道，或选择正确的滤光片。

17. 扩增后，根据厂家说明，利用实时 PCR 热循环仪的熔解曲线分析软件，通过特定的熔解温度（T_m），对扩增后的产品进行熔解曲线分析，验证其真实性。CHIKV 的 T_m 为 81.5℃±0.5℃。

18. 一般情况下，实时 PCR 测定的病毒载量比蚀斑试验测定的感染颗粒数高 1000～5000 倍[19]。可能是由于产生了缺陷性病毒粒子，这种粒子能被 PCR 检测到而蚀斑试验检测不到。

19. 对于报告染料，确保激活了正确的检测通道，或选择了正确的滤光片。

参 考 文 献

1. Mackay IM, Arden KE, Nitsche A (2002) Realtime PCR in virology. Nucleic Acids Res 30: 1292–1305

2. Gibsons UE, Heid CA, William PM (1996) A novel method for real time quantitative RT-PCR. Genome Res 6: 995–1001

3. Bronzoni RV, Moreli ML, Cruz AC, Figueiredo LT (2002) Multiplex nested PCR for Brazilian Alphavirus diagnosis. Trans Royal Soc Trop Med Hyg 98: 456–461

4. Hasebe F, Parquet MC, Pandey BD, Mathenge EG, Morita K, Balasubramaniam V, Saat Z, Yusop A, Sinniah M, Natkunam S, Igarashi A (2002) Combined detection and genotyping of Chikungunya virus by specific reverse transcription-polymerase chain reaction. J Med Virol 67: 370–374

5. Pfeffer M, Linssen B, Parke MD, Kinney RM (2002) Specific detection of Chikungunya virus using a RT-PCR/nested PCR combination. J Vet Med B Infect Dis Vet Public Health 49: 49–54

6. Pastorino B, Bessaud M, Grandadam M, Murri S, Tolou HJ, Peyrefitte CN (2005) Development of TaqMan RT-PCR assay without RNA extraction step for detection and quantification of African chikungunya viruses. J Virol Methods 124: 65–71

7. Thein S, Linni ML, Aaskov J, Aung MM, Aye M, Zaw A, Myint A (1992) Development of a simple indirect enzyme-linked immunosorbent assay for the detection of immunoglobulin M antibody in serum from patients following an outbreak of Chikungunya virus infection in Yangon, Myanmar. Trans R Soc Trop Med Hyg 86: 438–442

8. Van der Velden VHJ, Hochhaus A, Cazzaniga G, Szczepanski T, Gabert J, van Dongen JJM (2003) Detection of minimal residual disease in hematologic malignancies by real-time quantitative PCR: principles, approaches, and laboratory aspects. Leukemia 17: 1013–1034

9. Heid CA, Stevens J, Livak KJ, Williams PM (1996) Real-time quantitative PCR. Genome Res 6(10): 986–994

10. Abravaya K, Huff J, Marshall R, Merchant B, Mullen C, Schneider G et al (2003) Molecular beacons as diagnostic tools: technology and applications. Clin Chem Lab Med 41(4): 468–474

11. Svanvik N, Ståhlberg A, Sehlstedt U, Sjöback R, Kubista M (2000) Detection of PCR products in real time using light-up probes. Anal Biochem 287(1): 179–182

12. Solinas A, Brown LJ, McKeen C, Mellor JM, Nicol J, Thelwen N et al (2001) Duplex scorpion primer in SNP analysis and FRET applications. Nucleic Acids Res 29(20): e96–e110

13. Ali UH, Vasan SS, Thayan R, Angamuthu C, Lim LL, Sekaran SD (2010) Development and evaluation of a one-step SYBR-Green I-based real-time RT-PCR assay for the detection and quantification of Chikungunya virus in human, monkey and mosquito samples. Trop Biomed 27(3): 611–623

14. Bustin SA, Benes V, Garson JA, Hellemans J, Huggett J, Kubista M, Mueller R, Nolan T, Pfaffl MW, Shipley GL, Vandesompele J, Wittwer CT (2009) The MIQE guidelines: minimum information for publication of quantitative real-time PCR experiments. Clin Chem 55(4), doi: 10.1373/clinchem. 2008. 112797

15. Argaw T, Ritzhaupt A, Wilson CA (2002) Development of a real-time quantitative PCR assay for detection of porcine endogenous retrovirus. J Virol Methods 106: 97–106

16. Arumugam G, Elumalai EK, Jeikarsanthosh D, Jayanthy M, Saroja V, Kamatchiammal S (2011) Isolation and detection of Chikungunya virus from patients serum samples using RT-PCR and real-time RT-PCR. Int J Pharm Biol Sci Arch 2(4): 1162–1166

17. Edwards CJ, Welch SR, Chamberlain J, Hewson R, Tolley H, Cane PA, Lloyd G (2007) Molecular diagnosis and analysis of Chikungunya virus. J Clin Virol 39: 271–275

18. Santhosh SR, Parida MM, Dash PK, Pateriya A, Pattnaik B, Pradhan HK, Tripathi NK, Ambuj S, Gupta N, Saxena P, Lakshmana Rao PV (2007) Development and evaluation of SYBR Green I-based one-step real-time RT-PCR assay for detection and quantification of Chikungunya virus. J Clin Virol 39: 188–193

19. Bae HG, Nitsche A, Teichmann A, Biel SS, Niedrig M (2003) Detection of yellow fever virus: a comparison of quantitative real-time PCR and plaque assay. J Virol Methods 110: 185–191

第十一章　伊蚊的基孔肯雅病毒感染

黄惠文，陈耀芬，山姆依静，万·尤索夫·万·苏莱曼，因陀罗·维蒂林加姆

摘要：蚊虫体内感染实验是研究和鉴定虫媒病毒的重要手段。基孔肯雅病毒（*Chikungunya virus*，CHIKV）是一种主要由伊蚊传播的蚊媒甲病毒。在本章中，我们描述了用 CHIKV 感染埃及伊蚊和白纹伊蚊的方法，以及从受感染蚊子的不同部位组织或样本（如中肠、腿、翅膀、唾液腺、头部和唾液）中分离 CHIKV 的方法。这样可以通过蚊虫体内感染实验研究虫媒病毒的感染、复制和传播。

关键词：基孔肯雅病毒，埃及伊蚊，白纹伊蚊，口腔感染，血食物，甲病毒，虫媒病毒

11.1　引　　言

CHIKV 是一种由蚊子传播的甲病毒，经由伊蚊传播给人类，主要是埃及伊蚊和白纹伊蚊[1-3]。CHIKV 于 1952 年首先发现于坦桑尼亚，继而从人血清、叮咬患者的圈养蚊子与疫区捕获的野生蚊子中分离到[4]。采用蚊子进行 CHIKV 感染实验能够研究病毒是如何在其媒介内复制和传播的，这有助于制定控制措施。

我们描述了通过饲喂 CHIKV 感染的血液来实验性感染伊蚊。中肠和唾液是 CHIKV 与其他蚊媒病毒进出蚊子的关键位点。当被病毒感染的血液进入蚊子体内后，病毒会到达并感染中肠上皮细胞，这是病毒的主要复制部位。当病毒到达血淋巴时，被冲洗通过整个血腔，播散到其他二级器官。为了能够成功地继续感染哺乳动物宿主，病毒必须到达唾液腺并在此进行复制，最终排放到唾液中。在感染过程中，病毒将面临许多随机事件的挑战，如瓶颈效应，其能显著降低病毒滴度和种群数量[5,6]。

CHIKV 的分离或检测可以取蚊子的不同部位组织或样本进行，包括翅膀、腿、唾液、唾液腺、中肠、头部和卵巢[3,7-9]。蚊子不同部位组织的病毒滴度不一样。根据我们用 CHIKV 感染蚊子的经验，认为作为病毒复制最初位点的中肠通常具有最高的滴度，而唾液中病毒的滴度会低得多。在大多数情况下，病毒的效价为 $10^2 \sim 10^8$ pfu/ml。蚊子的感染程度受蚊子种类、蚊子品系和病毒株变化的影响。进

行口服半数感染量（OID_{50}）实验，将得到每个实验中针对给定蚊子-病毒组合所使用的最佳滴度[7]。

虽然通过蚊体解剖获得不同的器官通常很简单，但这需要良好的手眼协调能力和一台立体显微镜。建议在开始实际研究之前先练习。本章描述了用 CHIKV 感染蚊子，以及采集蚊子不同器官进行病毒分离的操作流程。

11.2 材 料

11.2.1 含 CHIKV 的血液（CHIKV 血饲）

1. 已知 CHIKV RNA 和中和抗体呈阴性的血液。
2. 根据 OID_{50} 制备病毒悬液[5]，或介于 $10^4 \sim 10^7$ pfu/ml。
3. 胶原膜。
4. 剪刀。
5. 血饲餐库。
6. Hemotek 给料机。

11.2.2 蚊子感染

1. 250 只 3 日龄的雌性伊蚊（埃及伊蚊或白纹伊蚊），在吸血之前饥饿 24h（见注释 1）。
2. 用于蚊子感染的纸杯装置：纸杯、尼龙网、手套、胶带、橡皮筋（图 11-1）。

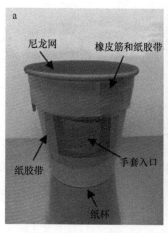
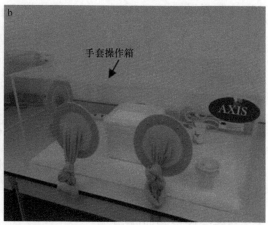

图 11-1 （a）纸杯；（b）手套箱。

3. 手套箱（图 11-1）。

4. Hemotek 给料机装置。

5. 冰。

6. 镊子。

7. 漏斗。

8. 棉花。

9. 蒸馏水。

10. 环境舱。

11. 10%蔗糖加两片复合维生素 B。

11.2.3 从蚊子收集 CHIKV

1. 70%乙醇。

2. 手术刀。

3. 附有细针的涂胶棒（解剖针）。

4. 镊子。

5. 微型离心管。

6. 1.5mm 锆珠。

7. 无血清 MEM。

8. 10μl 非过滤移液器枪头。

9. 培养皿。

10. PCR 管。

11. 磷酸盐缓冲液（1×PBS）。

12. 立体显微镜。

11.2.4 处理采集的蚊子脏器

匀浆仪。

11.3 方　　法

除非另有说明，否则所有操作均应在室温下进行。所有操作都应在适当的生物安全和节肢动物保护水平上进行。

11.3.1 准备含病毒的血食物

1. 解冻感染所需的病毒悬液，并将病毒按 1∶10 稀释到所用血液中（见注释 2)。

2. 将病毒和血液混合液轻轻地倒置 7~10 次。

3. 将胶原膜切成 6cm×6cm 的面积，置于 Hemotek 给料机储料室的顶部，粗糙面背对着食物储存器，并用提供的"O"形环固定。

4. 将给料机插入 PS5 电源单元。

5. 用移液器将 1ml 的血液混合物分别注入两个端口。

6. 用提供的塑料塞密封端口。

7. 将储料室连接到给料机底部的传热板上。

8. 将给料机放在装有蚊子的杯子网盖顶部（见注释 3）。

11.3.2 蚊子感染

1. 往准备好的每个纸杯中放入 50 只出生三天的雌性伊蚊。

2. 将杯子放入手套箱中，小心地将预热的给料机放在杯子的网盖顶部（见注释 4）。

3. 关闭照明，保持喂养过程在黑暗中持续 1h。整个喂养期间需保持血食物温度为 37℃（见注释 5）。

4. 喂食期结束后，轻轻地取出给料机，将纸杯放入−20℃的冰箱中，持续 30s，以快速冷冻固定蚊子。速冻后立即将杯子放在冰上（见注释 6）。

5. 在对蚊子分类前，把其余的所有东西都放进另一个手套箱。

6. 从纸杯上取下网，用镊子把带血的蚊子（那些腹部充血的蚊子）转移到另一个新纸杯中（见注释 7）。

7. 用胶带封住杯子的手套入口，以防蚊子逃跑（图 11-1）。

8. 在每个新杯子中加入 10 只蚊子（见注释 8）。

9. 记录所有血液喂养蚊子和未感染蚊子的数量。

10. 通过冷冻处死剩余的未感染蚊子（见注释 9）。

11. 对每个杯子重复步骤 4~10，直到收集到所有腹部充血的蚊子。

12. 用蒸馏水弄湿一小块棉花，然后把它放在含有血饲蚊子的每个纸杯的网上（见注释 10）。

13. 把所有的杯子放在一个透明的塑料容器里，并保存在一个环境舱里。舱内应设置温度为 28℃±1℃，相对湿度为 88%，光周期为 12h/12h。

14. 在整个感染期间，所有蚊子都要喂 10%的蔗糖，并补充复合维生素 B。在每个纸杯的网上放一块蘸有糖溶液的棉花。注意每日更换（见注释 11）。

15. 每天用镊子从手套入口取出手套箱中的死蚊并记录死蚊的数量（见注释 12）。

11.3.3 采集和处理受感染蚊虫的脏器

使用浸泡在 70% 乙醇中的干净解剖针进行解剖，从每只蚊子的不同部位获取 CHIKV 分离物（见注释 13）。在计划的时间点，每次取出一个杯子。把死蚊移除，并把剩下的活蚊冷冻起来。将每只活蚊转移到一个单独的微型离心管中，并将离心管置于冰上。

1. 为了获取蚊子的翅膀，先使用手术刀和镊子，将蚊子翅膀轻轻取下，并将它们放入一个单独的离心管中（离心管已预先填充 1.5mm 锆珠和 0.5ml 无血清培养基）。首先移除翅膀可避免蚊子逃脱。

2. 保证在处理其他样品时，试管均放置在冰上。

3. 取下翅膀后，用两把镊子（一把用于固定，一把用于处理蚊腿）轻轻地拔出蚊腿。

4. 将所有蚊腿放在另一个含有锆珠的离心管中（见注释 14）。

5. 采集唾液时，用 10µl 的非过滤移液器吸取 5µl 的 MEM，并将其小心地放入培养皿（见注释 15）。

6. 小心地将活蚊的喙放入非过滤吸管尖端（图 11-2）。

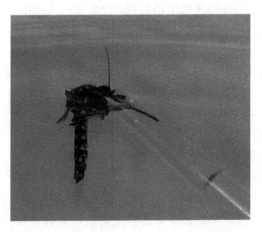

图 11-2　采集唾液前，将埃及伊蚊的喙放入 10µl 非过滤吸管端口中至少 30～45min。

7. 盖上培养皿，防止 MEM 溶液在尖端蒸发。

8. 让蚊子唾液分泌至少 30～45min。

9. 小心地把蚊子的喙从尖端移开，把蚊子放在一个微型离心管里。如果需要进一步解剖，把蚊子放在载玻片中间。将溶液从非过滤吸管尖端移至 PCR 管中，并立即将其置于冰上（见注释 16）。

10. 获取中肠和卵巢时，在玻片上滴两滴 PBS（见注释 17）。

11. 用两根解剖针轻轻地把蚊子的腹部和胸部分开，分别放置在一滴单独的 PBS 上（图 11-3）。

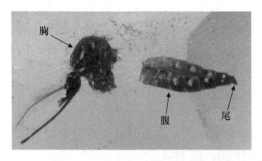

图 11-3　一只埃及伊蚊被分成两半准备解剖（5 倍放大）。

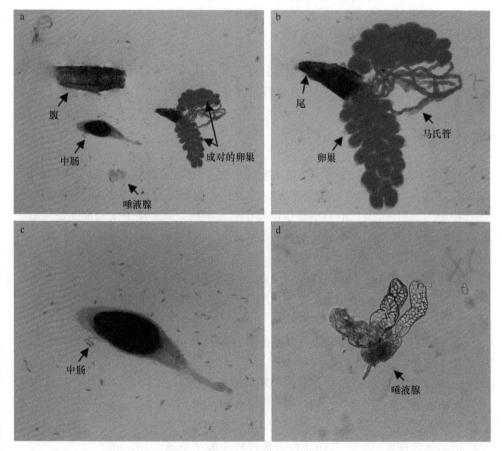

图 11-4　从一只埃及伊蚊中分离单个器官。（a）被解离的蚊子器官概况（2 倍放大）。（b）从尾部获得的一对受孕卵巢（带有大量发育良好的卵）（5 倍放大）。（c）血液未消化的中肠（5 倍放大）。（d）唾液腺（10 倍放大）。

12. 用一根解剖针压住尾部（腹部末端），同时用另一根从近端轻轻挤压中肠和卵巢。

13. 如果其中一个或两个器官不能被轻轻地挤出来，请用针切掉尾部。然后把器官从腹部的远端拉出来。分别收集中肠和两个卵巢于管中（见注释 18）。

14. 采集唾液腺和头部时，将显微镜聚焦在另一滴 PBS 溶液上（蚊子的胸部和头部所在位置）。

15. 用解剖针固定胸腔，用第二根解剖针轻轻地将蚊子的头从胸腔中拉出（见注释 19；[10]）。

16. 当头部与胸腔分离时，可在胸腔前头部附着处发现唾液腺，使用解剖针将唾液腺分离（见注释 20；图 11-4）。

17. 把头部和唾液腺分管存放。

11.3.4 处理采集的蚊虫组织器官

1. 使用高速搅拌器将含有蚊虫部分器官和锆珠的冷冻管在 4000×g 下运行 15s。
2. 将匀浆样本储存在−80℃直至后续处理。

11.4 注　　释

1. 所需蚊虫数量应根据实验需要确定。多个因素需要考虑，包括：吸血期间蚊虫的摄食率、采集的时间点和感染后每天的死亡率等因素。我们建议在喂食时，每只杯子中放置不超过 50 只蚊子，以防止过度拥挤，同时便于实验期间记录蚊子的数量。根据我们的经验，最初的实验蚊虫数量最好选取实验所需蚊虫数量的 2～3 倍。

2. 实验中使用的血液应是同一来源，以确保标准化。

3. 在喂食前应将血液混合物加热到 37℃，因为不合适的温度会影响蚊子的摄食率。

4. 确保杯中的网足够牢固，以便能够容纳给料机。网的过度拉伸可能使蚊子从小孔中逃逸。

5. 黑暗的环境会提高摄食率。将环境温度保持在 24～28℃也是至关重要的，因为较低的环境温度可能会降低蚊子的摄食率。

6. 避免快速冷冻蚊子超过 45s，因为这会使蚊子虚弱或致死。将蚊子放在冰上可帮助继续固定它们，并防止在分拣过程中蚊子逃逸。

7. 通过手套入口将漏斗放入新纸杯中，可帮助转移蚊子。

8. 每个杯子放置同样数量的蚊子，可以更容易地计算和记录蚊子的数量。

9. 在处理前，确保所有蚊子都已死亡。

10. 不要用太多的蒸馏水弄湿棉花，因为这样可能会把蚊子淹死在杯子里。放置前挤压以除去棉花中多余的水分。

11. 每天更换棉花，以防止杯中或蚊子上的其他微生物生长。

12. 清除死蚊子很重要，一方面可以防止其他微生物的生长，另一方面可以防止研究人员在特定的采集时间点无意中选择了死蚊子。

13. 解剖每只蚊子前，为了防止交叉污染，应先用 70%乙醇清洗解剖针。

14. 处理时，若小心摘除腿和翅膀可尽量减少对蚊子身体的伤害，蚊子存活时间可达 1h。因为蚊子死后不会分泌唾液，所以应在其存活期间立即收集唾液。

15. 确保非过滤吸管尖端边缘和 MEM 之间没有气泡。

16. 如果需要，用 MEM 将溶液再度稀释。

17. 不要让玻片上的两滴 PBS 混合在一起，以防止交叉污染。

18. 中肠和卵巢由马氏管连接。在分离两器官时，应彻底去除马氏管。

19. 不要使用切割的方法使头部与胸腔分离，因为与头部相连的唾液腺可能会受损。

20. 唾液腺由 6 个叶组成：4 个外侧叶和 2 个内侧叶。

致谢：这项工作得到了欧洲联盟第七框架工作计划（基孔肯雅病毒整合研究，批准协议号 261202）、马来亚大学（马来亚研究资助基金 RG526-13HTM）和马来西亚高等教育部（基础研究资助计划基金 FP036/2013A）的支持。

参 考 文 献

1. Jupp PG, McIntosh BM (1988) Chikungunya virus disease. In: Monath TP (ed) The arboviruses: epidemiology and ecology, vol II. CRC Press, Boca Raton, FL, pp 137–157

2. Powers AM, Brault AC, Tesh RB et al (2000) Re-emergence of Chikungunya and o'nyong nyong viruses: evidence for distinct geographical lineages and distant evolutionary relationships. J Gen Virol 81: 471–479

3. Sam IC, Loong SK, Michael JC et al (2012) Genotypic and phenotypic characterization of chikungunya virus of different genotypes from Malaysia. PLoS One 7: e50476

4. Ross RW (1956) The Newala epidemic. III. The virus: isolation, pathogenic properties and relationship to the epidemic. J Hyg(Lond) 54: 177–191

5. Forrester NL, Coffey LL, Weaver SC (2014) Arboviral bottlenecks and challenges to maintaining diversity and fitness during mosquito transmission. Viruses 6: 3991–4004

6. Coleman J, Juhn J, James AA (2007) Dissection of midgut and salivary glands from *Aedes aegypti* mosquitoes. J Vis Exp 5: e228

7. Tsetsarkin KA, Vanlandingham DL, McGee CE et al (2007) A single mutation in Chikungunya virus affects vector specificity and epidemic potential. PLoS Pathog 3: e201

8. Chen R, Wang E, Tsetsarkin KA et al (2013) Chikungunya virus 3′ untranslated region:

adaptation to mosquitoes and a population bottleneck as major evolutionary forces. PLoS Pathog 9: e1003591

9. Tsetsarkin KA, Weaver SC (2011) Sequential adaptive mutations enhance efficient vector switching by chikungunya virus and its epidemic emergence. PLoS Pathogen 7: e1002412

10. World Health Organization (1975) Manual on practical entomology in malaria, parts I and II. World Health Organization Part II. pp 88–111

第十二章　人工血食物感染蚊虫中 CHIKV 的分析

杰里米·P. 莱德曼，安·M. 鲍尔斯

摘要： 研究虫媒病毒传播动力学的机制是了解这些病毒生命周期的一个关键组成部分。人工血食物实验室感染系统是一个很有价值的方法，可以用于监测病毒在蚊子宿主体内的感染进展和评估中断蚊子体内病毒生命周期从而控制感染的重要节点。在本章，我们描述了基孔肯雅病毒（*Chikungunya virus*，CHIKV）的人工血液饲养系统，以及蚊子组织和唾液的处理，以了解无脊椎动物宿主中病毒感染的迁移和时间变化过程。

关键词： 基孔肯雅病毒，人工血食物，蚊子感染，病毒传播动力学，唾液收集，蚊子处理

12.1　引　　言

节肢动物传播的病毒（虫媒病毒）有一个复杂的生命周期，包括在无脊椎动物和脊椎动物宿主体内复制及在其间传播的过程。因此，了解这两个过程对于进一步理解病毒如何维持和中断生命周期，以及预防和控制疾病是至关重要的。评估蚊子媒介中病毒动态学的方法之一是进行人工血食物感染（模拟自然获得的血食物），以评估病毒随着时间的推移在蚊子中的移动情况。在这一过程中，蚊子会从洗涤过的红细胞和病毒悬液中摄入病毒。该病毒最初感染中肠上皮细胞，可反映病毒在该蚊子种群中的感染率。病毒在蚊子中肠复制后，就迁移出来，并通过血腔感染神经组织、卵巢组织、腓肠肌和唾液腺等二级器官，从而通过蚊子进行传播。当唾液腺受到感染，病毒就会在蚊子吸血时传播。这种传播可以通过收集蚊子的唾液检测病毒来证实。下面展示了用于测量基孔肯雅病毒在媒介蚊子体内感染、传播和传播率的实验室方法。

本章描述了用于实验室病毒感染的蚊子的生产，以及使用人工血食物感染系统感染蚊子的过程。为了评估受感染和播散感染的蚊子的百分比，分别对血饲蚊子的头部和身体进行了细胞培养与 CPE 观察。最后，为了确定传播率，本章描述了一种收集唾液和检测病毒的方法。

12.2 材　　料

应在开始任何新步骤之前进行风险评估，并应在准备这些材料或执行这些步骤时遵守适当的生物安全规定。在启动本章所述的蚊子实验时，微生物和生物医学实验室的生物安全及节肢动物控制指南[1,2]都是有用的资源。

12.2.1　蚊子的饲养

1. 0.4%肝粉溶液：将 4g 肝粉溶于 1L 水中。在 4℃储存。
2. 5%蔗糖溶液：在 1L 水中溶解 50g 蔗糖。储存在 4℃。填充在玻璃婴儿食品罐（或类似产品）中，并用橡皮筋将纱布垫固定在顶部。
3. 兔子丸（Rabbit pellets）（Harlan Laboratories Inc.）。
4. Hemotek 供血系统（Hemotek，Acrington；图 12-1）。

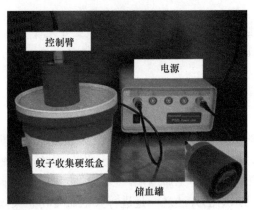

图 12-1　Hemotek 供血系统（小图：满装的储血罐，与控制臂连接）。（照片由 J. P. 莱德曼提供）

5. 移液管：5ml。
6. D-腔室吸蚊器（Clarke）。
7. 网状勺：把一种网状织物，如蝉翼纱，剪成一定的尺寸，然后折叠成勺状。用小卡子固定端部。
8. 急救杯：塑料杯，～100ml。蚊子繁育器（BioQuip Inc.）的顶腔被移除，可以有效地起到应急的作用。
9. 幼虫饲养盘（BioQuip Inc.）。大多数五金店能买到的透明的有机玻璃盖。修改到完全覆盖饲养盘。
10. 成年饲养笼（BioQuip Inc.）。
11. 产卵容器：在一个 50ml 的玻璃婴儿食品罐（或类似容器）中装满 20ml

水。卷起一张尺寸约为 2 英寸×6 英寸的种子纸（Anchor Paper Co.），放入罐子中。

12. 脱脂羊血或脱脂小牛血（科罗拉多血清公司）。

13. 蚊子箱：品脱、半加仑和加仑箱（Huhtamaki）。

14. Tupperware®或其他密闭容器。

15. Ziploc®自封包。

12.2.2 制备含感染性 CHIKV 的血食物

1. 蚊子箱：用手术刀或其他锋利的工具将半加仑（64 盎司）容器盖的内侧部分取出，保留外圈用打孔机打半英寸的孔。在容器的侧面打一个洞，并用橡胶或软木塞塞住这个洞。将网格衬里材质剪切成一个比容器顶部开口大的圆，大约 2 英寸。在半加仑容器顶部定位网格衬里，用剪下的盖环固定，拉直衬里用胶带把衬里盖子固定在容器底座上。用品脱（16 盎司）容器重复上述步骤（见注释 1）。

2. 含 10%蔗糖的胎牛血清（FBS）：在 15ml 锥形离心管中，将 0.1g 蔗糖溶解在 1ml FBS 中。

3. 压缩绵羊血：将约 30ml 羊血倒入 50ml 锥形离心管中。用 PBS 将羊血调至 50ml，倒置混合均匀，在水平转子离心机中以 $3000×g$ 离心 10min。用移液管从离心管顶部吸除大约 25ml 的淡红色或透明液体。重复用 PBS 洗涤 2 次（直到上层澄清或接近澄清）。最后一次洗涤后压实红细胞（red blood cell，RBC）的总体积为 10ml 左右。

4. D-腔室吸蚊器（Clarke）。

5. 带盖的玻璃培养皿，放置在一盘湿冰上（见注释 2）。

6. 锥形离心管（15ml 和 50ml）。

7. 蚊子培养基：DMEM（Gibco）添加 10% FBS、100U/ml 青霉素/链霉素、1U/ml 真菌素/庆大霉素。

8. Dulbecco's 磷酸盐缓冲液（DBPS）。

9. 收集管：1.7ml 离心机、2.0ml 离心管、带"O"形密封圈的篮子。

10. 蚊虫操作手套箱（Bel-Art）。

11. 基孔肯雅病毒种子（6～7 Log_{10} pfu/ml）。

12.2.3 感染后蚊子的处理

1. 玻璃显微镜载玻片（见注释 3）。

2. 2 号手术刀。

3. 镊子。

4. 无尘擦拭纸。

5. 70%乙醇。

6. 0.05%胰蛋白酶和 1×ETDA（0.53mmol/L）溶液。

7. 用于 1.5ml 离心管的研磨棒。

8. 1ml 注射器加过滤器（0.2μm，13mm）。

9. 平底 96 孔组织培养板。

10. 无菌组织培养皿。

11. Vero 细胞（见注释 4）。

12. 唾液收集管：用 5μl B 型浸油（Cargill）填充玻璃毛细管（Chase Scientific Glass），然后用 Critoseal 油灰（McCormick Scientific，见注释 5）塞住另一端。

13. 手术刀。

14. 镊子。

15. 纱布垫（4cm×4cm）。

16. 蚊子培养基。

17. 冻存管。

18. 以血液为食的蚊子。

12.2.4 核酸的检测与定量

有多种分子试剂盒可以采用。以下仅是用这些流程成功开展实验的建议。

1. QIAamp 病毒 RNA 试剂盒（Qiagen）。

2. 一步法 RT-PCR 试剂盒（Qiagen）。

3. 定量探针法实时 RT-PCR 试剂盒（Qiagen）。

4. 1%琼脂糖凝胶。用低电渗琼脂糖（Fisher Scientific）制备凝胶。

5. 蚊子样本。

6. 引物：序列见表 12-1 和表 12-2。

表 12-1 用于常规 RT-PCR 的 CHIKV 引物

引物名称	序列（5′–3′）	T_m 值（℃）
CHIKV 17 FWD	CACGTAGCCTACCAGTTTCTTAC	68
CHIKV 301 FWD	CAGGAAGTACCACTGCGTCTGCC	70
CHIKV 1184 FWD	GGCAGAACGCAACGGAATATG	64
CHIKV 1303 REV	CCCCAGGAGTTTTTCATCTTCCATGTC	72
CHIKV 1814 FWD	GCGGAGCAAGTGAAGACGTG	64
CHIKV 2450 REV	ACGCAAACGCCTCGTCTACGTACA	74
CHIKV 2523 FWD	GCGGCTTCTTCAATATGATGCAG	68
CHIKV 3217 FWD	CTCACCTGAAGTAGCCCTGAATG	70
CHIKV 3918 FWD	GATCGTCTAGAGCGTTGAAACCACC	76

引物名称	序列（5'–3'）	T_m 值（℃）
CHIKV 4758 FWD	AGCAAGTCTGCCTATATGCCCT	66
CHIKV 4923 REV	CTTGTGACGTGGTTCATGCGAAG	70
CHIKV 5331 FWD	GGAATATAACACCCATGGCTAGC	68
CHIKV 6061 FWD	CTATCCAACTGTCTCATCATACC	66
CHIKV 6340 REV	CACGTTGAATACTGCTGAGTCC	66
CHIKV 6822 FWD	CTGCTTTGATGCTGTTAGAGG	62
CHIKV 7417 FWD	GTCCATGGCCACCTTTGCAAGCTC	76
CHIKV 7750 REV	GCTTCTTATTCTTCCGATTCCTGCG	74
CHIKV 8071 FWD	GTGCACATGAAGTCCGACGC	64
CHIKV 8712 FWD	GACGGATGACAGCCACGATTG	66
CHIKV 9230 REV	GTGACCGCGGCATGACATTGATC	72
CHIKV 9396 FWD	GCTACTGTATCCTGACCACCC	66
CHIKV 10110 FWD	GCCAACACTATCGCTTGATTAC	64
CHIKV 10657 REV	GCAGTACCAGTTGTGTATTAGC	64
CHIKV 10818 FWD	CATGCCCATCTCCATCGACATAC	70
T25V REV	TTTTTTTTTTTTTTTTTTTTTTTTT TV	54

表 12-2　用于实时 qRT-PCR 的 CHIKV 引物

引物名称	序列（5'–3'）
CHIKV 6856 FWD	TCACTCCCTGTTGGACTTGATAGA
CHIKV 6981 REV	TTGACGAACAGAGTTAGGAACATACC
CHIKV 6919 FWD-FAM（探针）	AGGTACGCGCTTCAAGTTCGGCG
CHIKV 243 FWD	GAYCCCGACTCAACCATCCT
CHIKV 330 REV	CATMGGGCARACGCAGTGGTA
CHIK 273 FWD-FAM（探针）	AGYGCGCCAGCAAGGAGGAKGATGT

12.3　方　　法

12.3.1　埃及伊蚊和白纹伊蚊群落的饲养

1. 第 1 天，孵化虫卵：将虫卵衬垫置于一个饲养盘中，里面放入水（大约半满）和 2ml 的肝粉溶液。然后将盘子放置于 28℃、湿度≥80%孵育箱或孵育室过夜，光照周期为 14h/10h 或 12h/12h（见注释 6）。

2. 第 2 天：用水将刚孵化的幼虫分到多个育盘，密度约为 150 只幼虫/盘。在每个托盘中加入一粒或两粒兔丸，盖上有机玻璃盖子。

3. 第 3～6 天：每天监测幼虫发育，确保有食物。必要时添加食物（兔子丸）（见注释 7）。

4. 第 7～10 天：如果幼虫生长条件适宜，化蛹将在第 6 天或第 7 天开始，并持续到第 10 天左右。用移液管或网状勺子将蛹取出，放入盛有 5～10ml 水的应急杯中。然后将杯子放入成年饲养笼中。将装有 5%糖溶液的婴儿食品罐放在饲养笼的顶部。

5. 蚊子在成年后 24h 内就会开始吸血。为维持种群，可通过 Hemotek 血供系统提供小牛或绵羊血液（见注释 8）。让蚊子进食 45～60min。将产卵容器放入成年饲养笼中。对于感染性的血食物，用 D-腔室吸蚊器将 50～100 只 3～5 天大的成年雌蚊（以前从未喂过血）从饲养笼转移到准备好的 1gal（加仑）装蚊子的纸盒中。用软木塞塞住装有蚊子的纸箱。

6. 为了维持种群，取下虫卵衬垫，放在纸巾上晾至仍然有点潮湿。一旦受潮，将虫卵衬垫放入密封塑料袋中。将 Ziploc®自封包放入 Tupperware®容器或其他密封容器中，温度为 28℃（见注释 9），保存至使用。

12.3.2　蚊子感染性血饲流程

1. 准备病毒：在生物安全柜中于室温解冻病毒储存液。

2. 用细胞培养基（或 PBS）稀释病毒：病毒的最终体积应为 1ml，或相当于整个血饲餐 1/3 的量。

3. 制备完整的血食物：将包装好的红细胞、蔗糖/FBS 和稀释后的病毒按 1：1：1 的比例混合在 15 ml 锥形离心管中（见注释 10）。

4. 在装入血食物储料器之前，血食物在 37℃的水浴中预热 5min。

5. 为每一血饲餐准备一个 1.7ml 的离心管，用于回滴样本感染性滴度的测定。

6. 在一个安全的容器中，将 3～5 日龄未受感染的雌蚊（如 12.3.1 节所述）转移到一个 64 盎司的容器中，然后放入 BSL3 昆虫箱中（见注释 11）。

7. 在大型培养箱中设立 Hemotek 血供系统，并设置为所用物种的适宜温度和湿度（见注释 12）。

8. 将供料膜贴在空的供料罐上（图 12-1），并移入生物安全柜（见注释 13）。

9. 用移液管通过端口注入储液，小心不要刺破薄膜并盖住端口。

10. 转移≥150μl 的血食物到标记好的逆向滴定管，然后将管子放置在 37℃水浴中进行持续性喂食。

11. 将已准备好并装满的血食物储料器装载在 Hemotek 血供系统的加热臂上，放在蚊子箱的顶部，让蚊子吸血。对于大多数蚊子来说，60min 的时间足够它们进食。定期监测饲料，以确保进食质量（见注释 14）。

12. 饲喂完毕后，将血食物储料器从加热臂上取下，放入消毒剂中消毒。将血食物回滴样本从水浴中取出，放入-80℃冰箱。

13. 取出每个装有暴露在感染性血食物中蚊子的纸盒，置于4℃，使蚊子失去知觉。

14. 等所有蚊子冻僵后（5～8min），将纸箱从4℃移至手套箱内，手套箱内有置于冰盘上的玻璃培养皿（图12-2；见注释15）。

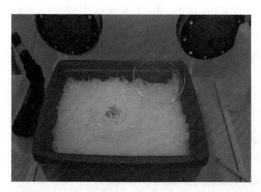

图 12-2　手套箱内配备一盘冰、麻醉在培养皿中的蚊子、乙醇瓶和 D-腔室吸蚊器。（照片由 J. P. 莱德曼提供）

15. 在用镊子将吸过血的蚊子转移到一个新的 16 盎司盒子（通过其侧面的孔）的过程中进行计数。将含有暴露过的蚊子的用软木塞塞住的纸盒放到孵化器内的二级密封笼中。把糖水放在每个纸箱的上面。丢弃任何未喂食或进食不完全的蚊子，将其浸泡在消毒剂中，然后高压灭菌。

16. 在体内孵育期完成后（通常为 7 天），计数每个容器内的蚊子死亡数目，并记录。不要处理死亡的蚊子。或者，可以连续几天从每个纸箱中取出蚊子，以评估病毒的整个感染模式。

12.3.3　暴露后蚊子处理：通过分析 CPE 检测蚊子中的病毒

1. 按 12.3.2 节所述的程序处理被挑出的蚊子。把所有的蚊子放在手套箱内湿冰上的培养皿里。计数并记录活蚊的数目。

2. 取出一只被挑出的蚊子，放在显微镜玻璃载玻片上准备解剖（见注释16）。

3. 用手术刀将头部和腹部分开，将每个单独的部分放入标记好的 1.7ml 离心管或类似的离心管中。将每个离心管放在冰上以保持低温。在解剖下一个蚊子之前，将手术刀和镊子浸入含 70% 乙醇的小杯中消毒，并用试纸或纱布擦去多余的液体。

4. 重复步骤 2～4，直到解剖完所有蚊子。

5. 将样本从冰上转入贴有标签的冻存盒中，并存于-70℃冰箱备用。

6. 从–70℃将蚊子拿出放在生物安全柜内的冰盘中进行检测（见注释 17）。

7. 加入 200μl 蚊子培养基到 1.5ml 微量离心管的蚊子样本中，用微量离心管的研磨棒将样本研磨至完全均匀。再添加 200μl 培养基，慢慢地冲洗研磨棒上黏附的组织到离心管中。

8. 先用 1ml 注射器吸取样本，再将 0.2μm 的针筒式过滤器装载在注射器上，然后缓慢地过滤匀浆样本到一个新的预冷管中（见注释 18）。

9. 如果不立即进行 CPE 试验，将样本从冰上取下放入标记好的冻存盒中，然后放入–70℃冰箱冻存备用。

10. 需要时，从冰箱中取出匀浆和过滤过的样本，于 4℃解冻。处理过程中，应将样本放在冰上。

11. 向 96 孔培养板的每孔中加入 100μl 样本（见注释 19）。

12. 通过胰蛋白酶消化制备的 Vero 细胞悬液，然后用多通道移液器将 50μl 细胞悬液加到 96 孔板的每个孔中（见注释 20）。

13. 在 37℃、5% CO_2 细胞培养箱中孵育培养板（见注释 21）。连续 5 天每天检查甲病毒感染细胞的细胞病变效应（CPE）（图 12-3）。

图 12-3　接种病毒 48h 后，Vero 细胞出现典型的甲病毒感染细胞的细胞病变效应（CPE）（40 倍放大）。（照片由 K. S. 肖提供，彩图请扫封底二维码）

12.3.4　暴露后蚊子处理：强迫唾液分泌

1. 为了检测病毒传播率，准备一些含 Critoseal 油灰的唾液收集毛细管。另外，为每一个唾液标本准备一个含 500μl DMEM 的 1.7ml 离心管。

2. 如 12.3.2 节所述，挑出接触过病毒感染血食物的蚊子。把所有的蚊子放在手套箱内湿冰上的培养皿里。计数和记录活蚊的数目。

3. 先用一根小棒轻轻地固定住蚊子或用镊子固定住一只翅膀的底部，再用镊子取出每只蚊子的翅膀和腿，将喙插入唾液收集管（图 12-4）。

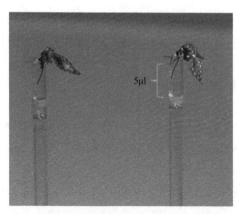

图 12-4　蚊子唾液的收集——去除蚊子的翅和腿，将其喙插入毛细管内的油中。（照片由 J. P. 莱德曼提供，彩图请扫封底二维码）

4. 60min 后，拿走蚊子，接下来可以进行 CPE 试验（如 12.3.3 节所述），或于−70℃冻存（见注释 22）。

5. 取下每个毛细管，将其放入标记好的含组织培养基的 1.7ml 离心管中，含油端位于离心管底部。小心地将毛细管折断，丢弃空的部分。合上管盖。

6. 于 10 000×*g* 离心 1min，将毛细管中的油排到组织培养基中。将样本放入−70℃冰箱中保存备用。

12.3.5　CHIKV 核酸检测与定量

1. 从冰箱中取出唾液或者匀浆和过滤过的蚊子头或身体样本。

2. 用 RNA 提取试剂盒或类似方法处理样本，获得纯化的病毒核酸。

3. 取 5～10μl RNA、表 12-1 中列举的任何一组 CHIKV 特定引物（表 12-1；见注释 23）和试剂盒进行 RT-PCR。简而言之，各试剂的最终浓度：1×PCR 缓冲液、400μmol/L dNTP、每个引物 0.6μmol/L。热循环条件：50℃ 30min；95℃ 15min；40 个循环，94℃ 0.5min，50～68℃（低于引物的 $T_{\rm m}$ 值 5℃）1min 和 72℃ 1min；最后 72℃延伸 10min。在 1%琼脂糖凝胶上分析 PCR 产物。

4. 对于 CHIKV 核酸的定量检测，按照实时 qRT-PCR 试剂盒说明书及参考文献[3,4]（见注释 24）进行：取 5～10μl 的 RNA，用表 12-2 中的任何一组引物和探针进行分析。简而言之，试剂的最终浓度：1×PCR 缓冲液、每个引物 0.4μmol/L、0.2μmol/L 探针；热循环条件：50℃ 30min；95℃ 15min；40～45 个循环，94℃ 15s，60℃ 1min（见注释 25）。

12.4　注　　释

1. 装蚊子的培养箱应精心制备，重点是可以控制昆虫。薄绸、有机织物或其他细孔的网格材料适合作为制备培养箱外表面的材料,可以在工艺店或织物店找到。在培养箱的侧面打一个洞,为避免被胶带覆盖,可以通过吸气管通气。64 盎司的容器是临时的,只用于在喂血之前和喂血期间储存蚊子。16 盎司的容器是用来保存吸血后和孵育期的蚊子的。

2. 在放入蚊虫之前,确保培养箱干燥。

3. 使用丙烯墨水笔或类似的工具,将玻片分成 8~10 个正方形。每个正方形都可以用来放置一只蚊子进行解剖。载玻片在用乙醇消毒或灭菌后,擦拭干可重复使用。

4. Vero 细胞应为低传代(<50)细胞,在 T-75cm^2 或 T-150cm^2 培养瓶中培养至单层。

5. 需要添加油灰时,只需将毛细管压入油灰托盘中再取出即可。当油位下降时,需要添加更多的油灰。只要添加一些油灰,油面就会稳定下来。

6. 水中的虫卵衬垫可以放入真空室 1h,以提高孵化率。此外,对于伊蚊来说,光照周期通常是 12h/12h 或 14h/10h,但可以根据所研究的蚊子种类调整。

7. 仅在第 1 天、第 3 天或第 4 天添加兔丸。过多的食物会促进细菌的生长。如果发生这种情况,用筛子筛出幼虫,用干净的水代替脏水。

8. 一般来说,野外采集的蚊子需要繁育几代来适应人工血液喂养系统。在这种情况下,应该提供一只老鼠或仓鼠(根据适当的动物协议规定),以维持菌落。在蚊子吸血前 12~16h 去除糖溶液会增加吸血的可能性。

9. 虫卵衬垫必须放置在湿润的环境中,以保存虫卵。在最佳条件下,虫卵衬垫能持续使用 6 个月以上。

10. 通常每种成分使用 1ml。血食物储料器最大容量为 3ml。

11. 用于进行血食物感染的成年蚊子应该是 3~5 日龄,并且在喂饲血食物前需要禁食(糖水)12~16h。此外,64 盎司容器最多只能装 300 只成年蚊子。

12. 对于伊蚊来说,80%的湿度和 28℃的温度较为适合。

13. 尽管可以用血供系统提供的胶原膜,但观察发现,新捕获的野生型蚊子更喜欢猪肠膜或小鼠皮肤。

14. 喂食过程中向纸盒中通气可提高摄食率。然而,因为 CHIKV 很容易雾化,需穿戴适当的防护装备。

15. 放置一个含 70%乙醇的瓶子在手套箱里,可用来杀灭任何逃出的蚊子(因为当它们的翅膀湿了就不能飞了)。

16. 在这个步骤中,蚊子将保持"麻醉"状态。然而,如果蚊子开始移动,可以将其放回冰浴的培养皿中。此外,由于 CHIKV 可以雾化,因此应采取适当的个人防护措施,如佩戴 N-95 口罩和安全眼镜。

17. 为了缩短样本在室温下的时间,一次只能从冰箱中取出 10~15 只蚊子。

18. 另一种纯化方法是将研磨的样本以 16 000×g 离心 1min，然后将上清液转移到新的冻存管中，注意避免转移任何碎片。

19. 每个样本两个孔，用组织培养基和细胞作为阴性对照孔。不应该添加阳性对照孔，因为这可能导致假阳性。

20. 一个长满的 T-150cm² 培养瓶包含足够的细胞（$3×10^7$ 个细胞），可用于 5 个 96 孔板。将细胞用胰蛋白酶消化，然后用 5ml 的组织培养液重悬，通过轻轻地反复吹打使细胞团块散开。再加入 20ml 培养基，使细胞达到预定的密度。

21. 为了密封，用湿纸巾把盘子放在 Nalgene 容器或类似的容器中。稍微打开盖子，以便进行气体交换。

22. 唾液会从喙部渗出到油中，可能会出现微小的气泡[5,6]。建议在收集唾液的同一天，处理蚊子的头部和身体用于 CPE 试验。

23. 表 12-1 中列出了许多引物，每一个引物都可以用于 RT-PCR 进行基因组扩增或测序。然而，扩增子的核苷酸长度不应超过 3～4kb，因为随着产物的增大，聚合酶活性和读取质量都会降低。

24. 文献中描述了许多关于 CHIKV 的实时 PCR。表 12-1 中列出的引物具有广泛的反应性，可以检测亚洲和 ECSA 基因型。

25. 每个引物和探针组的条件都应按照生产商所提供说明书中的描述进行调整。这些列出的条件仅作为参考。

参 考 文 献

1. U.S. Department of Health and Human Services (2009) Biosafety in microbiological and biomedical laboratories (BMBL), 5th edn. HHS Publication No.(CDC) 21–1112
2. American Committee of Medical Entomology, American Society of Tropical Medicine and Hygiene, Arthropod containment guidelines (2003) A project of the American Committee of Medical Entomology and American Society of Tropical Medicine and Hygiene. Vector Borne Zoonotic Dis 3(2):61–98
3. Lanciotti RS, Kosoy OL, Laven JJ, Panella AJ, Velez JO et al (2007) Chikungunya virus in US travelers returning from India, 2006. Emerg Infect Dis 13: 764–767
4. Partidos CD, Weger J, Brewoo J, Seymour R, Borland EM et al (2011) Probing the attenuation and protective efficacy of a candidate chikungunya virus vaccine in mice with compromised interferon (IFN) signaling. Vaccine 29(16): 3067–3073
5. Aitken THG (1977) An *in vitro* feeding technique for artificially demonstrating virus transmission by mosquitoes. Mosquito News 37: 130–133
6. Aitken TH, Tesh RB, Beaty BJ, Rosen L (1979) Transovarial transmission of yellow fever virus by mosquitoes (*Aedes aegypti*). Am J Trop Med Hyg 28: 119–121

第十三章　基孔肯雅病毒生长与荧光标记：免疫荧光法检测基孔肯雅病毒

梅孟令和高崎智彦

摘要：免疫荧光分析（IFA）是一种非常通用、灵敏的检测和滴定基孔肯雅病毒（Chikungunya virus，CHIKV）的方法。IFA 需要用病毒感染的细胞（病毒抗原）和针对病毒抗原的特异性抗体来进行检测。适合检测的抗体包括：针对 CHIKV 结构蛋白和非结构蛋白的特异性单克隆抗体、多克隆抗体和恢复期血清样本。本章介绍了病毒抗原的制备、IFA 及其应用。IFA 可以广泛应用于各种研究，包括：病毒生长动力学和病毒感染机制。此外，还可以对 IFA 进行改进，用于包括 CHIKV 在内的虫媒病毒诊断。

关键词：基孔肯雅病毒，免疫荧光分析，荧光显微镜，流式细胞术

13.1　引　　言

基孔肯雅热是一种重新出现的全球性疾病。自 2005 年[1]该病再次出现以来，据估计全球已有数百万人感染 CHIKV。基孔肯雅病毒感染的常见症状包括：发热、皮疹和可能持续数月的衰弱性关节疼痛[2]。目前病毒的检测方法包括：检测病毒基因组的反转录-聚合酶链反应（RT-PCR）、检测病毒抗原的免疫荧光分析（IFA）和滴定传染性病毒颗粒[3]的细胞培养法。RT-PCR 为病毒基因组定量提供了一种快速的方法。利用细胞培养法进行病毒滴定虽然费时费力，但却是最特异的提供病毒感染性信息的方法。IFA 在病毒抗原的鉴定和检测中起着重要作用。由于含有病毒抗原的感染细胞数量与病毒的生长情况成正比，因此 IFA 可用于检测病毒并定量其浓度[4]。

IFA 具有多种用途，包括检测病毒抗原、病毒生长情况、病毒特异性免疫球蛋白和样本中具有中和活性的抗体。IFA 首先需要的是病毒抗原（样本），然后需要与病毒抗原发生交叉反应的抗体。用于检测 CHIKV 抗原的抗体通常是针对囊膜蛋白（E）的抗体。由于 IFA 可以使用一系列交叉反应性抗体，因此该方法可

用于检测参与病毒生长的其他结构和非结构蛋白的分泌。此外，IFA 还可以快速检测病毒蛋白表达水平的变化，揭示病毒在细胞内对不同空间位置的偏好和病毒生命周期的特点[5-7]。

在本章中，我们将介绍利用 IFA 在哺乳动物细胞系（Vero、BHK）中检测 CHIKV 的方法。然后进一步描述 IFA 在荧光显微镜和流式细胞术测定病毒生长中的应用。IFA 也可以进行改进，用于检测样本中 CHIKV 特异性抗体。因此，我们进一步讨论了一种改进的 IFA 方法，以检测疑似虫媒病毒感染伴发慢性关节痛患者血清中的病毒特异性抗体[8]。由于病毒抗原的数量与病毒的复制成正比，免疫荧光分析也为检测样本的病毒中和活性提供了一种快速、简便的替代方法[9,10]。此外，IFA 方法既适用于贴壁细胞系，也适用于非贴壁细胞系，因此该法适用于非贴壁细胞系的相关研究。然而，用标准的蚀斑试验对 IFA 进一步进行界定和验证也是必要的[11]。本章所述的 IFA 具有广泛的应用前景，包括：病毒生长动力学研究、CHIKV 感染机制研究和诊断。

13.2　材　　料

13.2.1　病毒生长

1. CHIKV 种子液：从细胞培养上清液中收集的病毒可以在-80℃长期储存。避免反复冻融。

2. 用于病毒培养的细胞系：Vero 细胞（非洲绿猴肾来源的细胞）、BHK 细胞（叙利亚幼地鼠来源的细胞）或 C6/36 细胞（白纹伊蚊来源的细胞）。可以使用其他细胞，但应预先确定细胞对 CHIKV 感染的易感性。

3. 生长和维持培养基：含 10%热灭活胎牛血清（FBS）的最低必需培养基（EMEM）。可选择添加 20U/ml 的青霉素和 20μg/ml 的链霉素到生长培养基，以防止潜在的细菌污染。

4. 1×胰蛋白酶-EDTA 溶液：0.05%胰蛋白酶-EDTA 溶液（*V/V*）。

5. 1×Dulbecco's 磷酸盐缓冲液（DPBS）：不含钙和镁。

13.2.2　荧光显微镜

在实验过程中，除非另有说明，否则应将试剂置于 4℃或冰上。

1. 一抗：抗 CHIKV 抗体（单克隆抗体或多克隆抗体）或 CHIKV 感染恢复期血清样本。

2. 封闭试剂：含 4% Block Ace（AbD Serotac）或 1%脱脂乳的 DPBS，用 0.45μm 针头过滤器过滤，封闭试剂也可用作抗体的稀释剂。

3. 二抗：荧光素标记的交叉反应二抗。

4. 洗涤液：1×DPBS，pH 7。

5. 生长和维持培养基：含 10%热灭活胎牛血清的 EMEM 培养基。

6. 冰冷固定剂：丙酮∶甲醇（1∶1）。

7. 带盖玻片的耐化学腐蚀的腔室玻片：玻片上印有防水标志，10～12 个腔室。

8. 封片剂：含 20%甘油的 1×DPBS 或防荧光淬灭封片剂。

13.2.3　使用 IFA 进行血清学诊断

除非另有说明，否则在实验过程中应将所有试剂置于 4℃或冰上。

1. 病毒种子液：CHIKV、登革病毒（DENV）、罗斯河病毒（RRV）。从细胞培养上清液中收集的病毒在−80℃可长期保存。避免反复冻融。

2. 患者血清样本：使用前先于 56℃加热 30min 灭活样本。

3. 对照血清标本：抗 DENV、抗 RRV、抗 CHIKV 的 IgM、IgG 抗体阴性健康人血清样本。

4. 封闭液：含 4% Block Ace（AbD Serotac）或 1%脱脂牛奶的 DPBS。用 0.45μm 针头过滤器过滤。封闭液也可用作抗体的稀释剂。

5. 二抗：荧光素标记的抗人 IgM 或 IgG 二抗。

6. 洗涤液：1×DPBS，pH 7。

7. 生长和维持培养基：含 10%热灭活胎牛血清的 EMEM 培养基。

8. 固定液：以 1∶1 比例制备的冰冷的丙酮和甲醇混合液。

9. 用于细胞黏附的带盖玻片的耐化学腐蚀的腔室玻片：印有防水标记的玻璃载玻片，10～12 个腔室。

10. 封片剂：含 20%甘油的 1×DPBS 或防荧光淬灭封片剂。

13.2.4　流式细胞术

除非另有说明，否则在实验过程中准备并保存所有试剂在 4℃或冰上。

1. 一抗：抗 CHIKV 抗体（单克隆抗体或多克隆抗体）或 CHIKV 感染恢复期血清样本。进行细胞内抗原染色时，用 1×BD Perm/Wash 溶液将抗体稀释至最佳浓度。进行细胞表面抗原染色时，用 1×DPBS 稀释抗体。

2. 二抗：荧光标记二抗。进行细胞内抗原染色时，用 1×BD Perm/Wash 溶液将抗体稀释至最佳浓度。进行细胞表面抗原染色时，用 1×DPBS 稀释抗体。

3. 封闭液：含 4% Block Ace（AbD Serotac）或 1%脱脂乳的 PBS。用 0.45μm 针头过滤器过滤。

4. 生长和维持培养基：含 10%热灭活胎牛血清的 EMEM 培养基。

5. 细胞收获洗涤液：1×DPBS，pH 7。

6. 固定和透膜缓冲液：BD Cytofix/Cytoperm solution。

7. 1×BD Perm/Wash 缓冲液：用于细胞内抗原染色。

8. 1×DPBS：用于细胞表面抗原染色。

13.3　方　　法

13.3.1　细胞生长

1. 准备生长至融合度达 70%～80% 的 BHK 或 Vero 细胞。可以使用 12 孔板或 24 孔板准备细胞。对于 12 孔板，每孔接种 $1×10^5$～$5×10^5$ 个细胞（细胞密度取决于细胞系和细胞生长条件）。将培养板在 37℃、CO_2 培养箱中培养过夜。

2. 弃去旧的细胞培养上清液，以 1.0、0.1、0.01 和 0.001 的 MOI 感染细胞[12]。在开始该步骤之前，使用相同的细胞系通过标准蚀斑试验[13]或终点稀释试验（半数组织培养物感染量 $TCID_{50}$）确定病毒滴度（见注释 1）。对于 12 孔板，每孔加入 50μl 与上述 MOI 相同的病毒溶液。病毒接种后，每 10min 轻轻晃动培养板，共 6 次（共 60min）。在感染测定期间将板放在 37℃、CO_2 培养箱中孵育。孵育 1h 后，加入 1ml 生长和维持培养基（见注释 2）。

3. 从感染第 0 天到感染后第 5 天，每天收集细胞。

4. 收获细胞时，先用 1ml 1×DPBS 洗涤细胞 2 次后，再用 0.1ml 的 1×胰蛋白酶-EDTA 溶液消化细胞 5～10min。

5. 加入 1ml 生长和维持培养基。反复用吸管轻轻吹打以分离细胞，将细胞悬液转移到 1.5ml 离心管中。

6. 将微量离心管以 800×g 离心 5min，弃去上清液。

7. 用一定量的 1×DPBS 重悬细胞，达到进行荧光显微镜和流式细胞术分析最适宜的浓度。

8. 根据研究设计，可缩短或延长潜伏期和感染期。在 CHIKV 易感细胞中，细胞病变效应（细胞死亡）可以用光学显微镜或肉眼在荧光下观察。或者收集细胞培养上清液以确定释放到培养液中的病毒滴度（见注释 3）。

13.3.2　荧光显微镜下确定病毒的生长

1. 接上述步骤 6，离心后，以 1×DPBS 将细胞浓度调至 $5×10^5$～$1×10^6$ 个细胞/100μl（见注释 4）。

2. 将 10μl 1×DPBS 细胞悬液加在载玻片的每个可润湿性表面上，将载玻片放在洁净工作台空气流下干燥至少 10min（见注释 5）。

3. 用 50ml 冰冷的固定液（染色缸中）在 4℃固定并透膜细胞 1min。如果没有可用的染色缸，可以使用耐化学腐蚀的 50ml 聚乙烯离心管一次装两个载玻片。

4. 将载玻片在 50ml 洗涤液中洗两次。载玻片的一角轻轻接触纸巾，以去除多余的洗涤液（见注释 6）。

5. 用 10μl 封闭液封闭细胞 10min，用 50ml 洗涤液洗涤载玻片一次。

6. 将 10μl 未标记的 CHIKV 交叉反应性一抗加在载玻片的有孔表面上（见注释 7 和 8）。IFA 的一抗和二抗最佳浓度应在此步骤之前确定（见注释 9）。将载玻片在 37℃湿润的腔室中孵育 60min（见注释 10）。然后，将载玻片在洗涤液中洗涤两次。可以根据所用抗体的类型优化洗涤液体积和孵育时间。

7. 载玻片一角轻轻接触纸巾，去除多余的洗涤液。避免用纸巾接触孔，轻轻擦去防水表面多余的洗涤液。

8. 在孔表面均匀滴加 5～10μl 荧光标记二抗（见注释 11）。

9. 将载玻片在 37℃湿润的腔室中避光孵育 30min。

10. 孵育后，用 50ml 洗涤液清洗载玻片两次。载玻片一角轻轻接触纸巾，去除多余的洗涤液。

11. 将 100μl 封片剂添加到载玻片上，盖上盖玻片。在共聚焦显微镜下观察并确定感染细胞的数量（见注释 12）。

12. 在 200×放大的光学显微镜下，用正方形网格计算 3～6 个随机区域中感染和未感染细胞的数量。或者在一个随机视野中计数 100 个细胞，并确定这 100 个细胞中被感染细胞的百分比。终点稀释试验（TCID$_{50}$）也可用于测定 CHIKV 滴度。

13.3.3 应用 IFA 进行血清学诊断

1. 准备 $1×10^6$ 个细胞/100μl 浓度的 Vero 细胞，用 MOI = 0.1 的 CHIKV、RRV 或 DENV 感染 3 天。使用未感染的细胞作为阴性对照。

2. 在腔室载玻片的每个腔室中加入 10μl 的 1×DPBS 细胞悬液，然后放在层流下干燥 10～20min。

3. 用 50ml 冰冷的固定液（染色缸中）在 4℃固定和透膜 1min。

4. 加 10μl 连续系列稀释的患者血清样本（从未稀释的血清样品开始，进行 10 倍连续系列稀释，即 1∶10～1∶1000）。来自健康个体的血清可用作抗体阴性对照。将载玻片在 37℃孵育 60min。然后，将载玻片在 50ml 洗涤液中洗涤两次。

5. 均匀滴加 10μl 荧光素标记的抗人 IgG 二抗或抗人 IgM 二抗。将载玻片在 37℃湿润的腔室中避光孵育 30min。然后，将载玻片在 1×DPBS 中洗涤两次（见注释 13）。

6. 在载玻片上加 100μl 封片剂，盖上盖玻片。在共聚焦显微镜下观察并确定感染细胞的数量[5]。

13.3.4　流式细胞术测定病毒生长

1. 用 1×DPBS 洗涤感染病毒的细胞。用 1×PBS 准备 250μl 细胞悬液，浓度为 $5×10^5$～$1×10^6$ 个细胞/100μl。可根据使用的流式细胞仪调整细胞浓度。

2. 用固定和透膜溶液在 4℃或冰上固定与透膜 20min。如果只染色细胞表面病毒蛋白，可以省略透膜步骤。

3. 用固定和透膜溶液洗涤细胞两次，并将细胞重悬于相同的缓冲液中。如果只染色细胞表面病毒蛋白，用 1×PBS 替换该溶液。用 10μl 封闭液（Block Ace）在冰上封闭细胞 10min。

4. 加入 10μl 稀释的一抗至细胞悬液，在冰上孵育 60min。在此步骤之前应使用流式细胞术确定最佳染色浓度和孵育时间。

5. 孵育后，振荡或轻弹微量离心管几次，以避免细胞聚集。用 Perm/Wash 缓冲液洗涤细胞两次，以 800×g 离心 5min（或最佳离心速度）沉淀细胞。将细胞重悬于同一缓冲液中。

6. 加入 10μl 稀释的二抗至细胞悬液。细胞在冰上避光孵育 30min。用洗涤液洗涤细胞。在流式细胞术分析之前，用适当的 1×DPBS 重悬细胞至浓度为 $5×10^5$～$1×10^6$ 个细胞/100μl。

13.4　注　释

1. 由于 Vero 和 BHK 细胞系对 CHIKV 易感，因此这些细胞系可作为阳性对照，用于测定病毒滴度。也可以用其他贴壁细胞系或非贴壁细胞系替代，然而，每种细胞系的最佳复感染指数（MOI）和孵育时间应事先用阳性对照（Vero 或 BHK 细胞系）来确定。

2. 当使用非贴壁细胞系时，直接将病毒悬液加到细胞中。孵育后，可以用新培养基（添加 10%热灭活胎牛血清的 EMEM）来替换旧培养基。

3. 细胞培养上清液可用于病毒滴度的测定。采用 RT-PCR 和蚀斑试验测定细胞上清液中病毒浓度。

4. 调整每个细胞系的最佳浓度。浓度过高将导致难以确定感染细胞的数量。细胞浓度过低将导致细胞接种稀疏，结果假阴性，尤其是对于需要以高 MOI 进行感染的细胞。

5. 载玻片可在层流下干燥 10min，于−20℃可保存数月。还可以继续进行染色，这时应先将载玻片置于层流下放置 10min 平衡至室温。

6. 细胞应在超净台的层流下放置 10min，使细胞表面干燥。如果表面看起来不干燥，再放置 10min。在干燥和固定步骤完成之前，载玻片应按单位的规定作为含有感染物质的材料进行处理。

7. 向载玻片表面添加抗体有一定的诀窍。轻轻添加稀释的抗体，以避免其溢出到下一个孔。在此步骤后不要让载玻片的表面干燥。疏水表面上过量的 DPBS 应该去除，以避免抗体的交叉污染。此外，请勿触摸腔室表面，因为这会导致细胞从载玻片上脱落。

8. 荧光素标记的、未标记的一抗或恢复期血清均可用于染色。选择针对一抗宿主免疫球蛋白的荧光标记二抗。通常 Alexa 荧光标记抗体适合于染色。

9. 免疫荧光分析的一抗和二抗最佳浓度通常用系列稀释的抗体（即 1∶100、1∶500、1∶1000、1∶5000）来进行优化。大多数纯化的单克隆抗体（0.1~1mg/ml）用于免疫荧光染色的最佳稀释倍数范围为 1∶100~1∶1000。然而，对于恢复期血清、多克隆抗体或腹水，可能需要更高的抗体浓度（即 1∶10~1∶100）以进行最佳染色。

10. 湿盒可以购买或者采用聚苯乙烯储存盒或面包盒。对于面包盒，在容器底部安装两个管状圆筒（血清学吸管或塑料吸管），管状圆筒宽度适合水平放置玻片。将用 ddH₂O 浸湿的纸巾放在容器底部，并将载玻片放在两个管状圆筒上。用铝箔盖上容器，然后进行孵育。

11. 如果抗体溶液没有均匀地扩散到整个腔室中，可以使用 1~10μl 移液器枪头水平移动将抗体均匀地扩散到整个腔室中。移液器枪头不要接触腔室表面，以避免细胞脱落。

12. 将 100μl 封片剂均匀地加到载玻片上。用一把镊子轻轻地将盖玻片放在载玻片上，以避免载玻片上形成气泡。或者在载玻片边缘添加几滴封片剂，然后从载玻片边缘开始铺设盖玻片（角度为 30°~40°）。用纸巾擦去过量的封片剂。

13. 检测抗 IgM 抗体（血清学诊断）可用于鉴定病毒血症清除后的急性病毒感染（通常为感染后 1 周和急性感染后几个月的 CHIKV 感染患者[14]）。因此，在没有 ELISA 试剂盒的情况下，用于检测病毒特异性抗体的改良 IFA 法特别适用于具有持续性关节痛症状患者和恢复期 CHIKV 感染病例的鉴别诊断。

致谢：这项工作得到了日本厚生劳动省的"新发和再发传染病研究"研究基金（H26-shinkou-jitsuyouka-007）、环境部的环境研究和技术发展基金（S-8）、日本学术振兴会（JSPS）的青年科学家资助基金（B）（26870872）资助。

参 考 文 献

1. Weaver SC, Forrester NL (2015) Chikungunya: evolutionary history and recent epidemic spread. Antiviral Res 120: 32–39

2. Borgherini G, Poubeau P, Jossaume A, Gouix A, Cotte L, Michault A, Arvin-Berod C, Paganin F (2008) Persistent arthralgia associated with chikungunya virus: a study of 88 adult patients on reunion island. Clin Infect Dis 47(4): 469–475

3. Yap G, Pok KY, Lai YL, Hapuarachchi HC, Chow A, Leo YS, Tan LK, Ng LC (2010) Evaluation of Chikungunya diagnostic assays: differences in sensitivity of serology assays in two independent outbreaks. PLoS Negl Trop Dis 4(7): e753

4. Raquin V, Wannagat M, Zouache K, Legras-Lachuer C, Moro CV, Mavingui P (2012) Detection of dengue group viruses by fluorescence *in situ* hybridization. Parasit Vectors 5: 243

5. Moi ML, Lim CK, Takasaki T, Kurane I (2010) Involvement of the Fc gamma receptor IIA cytoplasmic domain in antibody-dependent enhancement of dengue virus infection. J Gen Virol 91(Pt 1): 103–111

6. O'Brien CA, Hobson-Peters J, Yam AW, Colmant AM, McLean BJ, Prow NA, Watterson D, Hall-Mendelin S, Warrilow D, Ng ML, Khromykh AA, Hall RA (2015) Viral RNA intermediates as targets for detection and discovery of novel and emerging mosquito-borne viruses. PLoS Negl Trop Dis 9(3): e0003629

7. Teo CS, Chu JJ (2014) Cellular vimentin regulates construction of dengue virus replication complexes through interaction with NS4A protein. J Virol 88(4): 1897–1913

8. Tochitani K, Shimizu T, Shinohara K, Tsuchido Y, Moi ML, Takasaki T (2014) The first case report of Ross River virus disease in a Japanese patient who returned from Australia (In Japanese). Kansenshogaku Zasshi 88(2): 155–159

9. Chawla T, Chan KR, Zhang SL, Tan HC, Lim AP, Hanson BJ, Ooi EE (2013) Dengue virus neutralization in cells expressing Fc gamma receptors. PLoS One 8(5): e65231

10. de Alwis R, de Silva AM (2014) Measuring antibody neutralization of dengue virus (DENV) using a fl ow cytometry-based technique. Methods Mol Biol 1138: 27–39

11. World Health Organization (2007) Guidelines for plaque-reduction neutralization testing of human antibodies to dengue viruses. http: //www.who.int/immunization/documents/date/en/index.html

12. Moi ML, Lim CK, Tajima S, Kotaki A, Saijo M, Takasaki T, Kurane I (2011) Dengue virus isolation relying on antibody-dependent enhancement mechanism using FcγR-expressing BHK cells and a monoclonal antibody with infection-enhancing capacity. J Clin Virol 52(3): 225–230

13. Lim CK, Nishibori T, Watanabe K, Ito M, Kotaki A, Tanaka K, Kurane I, Takasaki T (2009) Chikungunya virus isolated from a returnee to Japan from Sri Lanka: isolation of two sub-strains with different characteristics. Am J Trop Med Hyg 81(5): 865–868

14. Aoyama I, Uno K, Yumisashi T, Takasaki T, Lim CK, Kurane I, Kase T, Takahashi K (2010) A case of Chikungunya fever imported from India to Japan, follow-up of specific IgM and IgG antibodies over a 6-month period. Jpn J Infect Dis 63(1): 65–66

第十四章 用蔗糖密度梯度分离和制备基孔肯雅病毒样本用于透射电镜观察

林昌光

摘要：病毒分离纯化是病毒学中检测和鉴定病毒的一项非常重要的技术。本章介绍了基孔肯雅病毒（*Chikungunya virus*，CHIKV）的大规模培养和不连续蔗糖密度梯度纯化方法，以制备透射电镜样本。蔗糖密度梯度离心方法可产生高滴度（10^{10}pfu/ml）CHIKV，在-70℃可以保存多年。

关键词：病毒增殖，蔗糖梯度，负染色，免疫金标记法

14.1 引 言

基孔肯雅病毒感染的临床表现是急性发热性症状，伴有寒战、头痛、恶心、呕吐、关节疼痛、肌肉痛和皮疹[1]。大多数患者在发病的第一个 48h 内表现出持续和较高水平的病毒血症（>10^7RNA 拷贝/ml），有些患者可持续 6 天[2]。可以通过接种蚊子或乳鼠的脑内接种方法进行病毒分离。采用蚊子细胞系（C6/36）和其他哺乳动物细胞系（Vero 和 BHK-21）的体外细胞培养方法与体内培养方法相比，有相同的灵敏度，且更快。

实验的重复性要求以一致的方法制备 CHIKV 库存。一个简单的方法就是以细胞病变效应（CPE）为标准来制备病毒原液。CPE 出现后，收集培养物上清液，用蚀斑试验测定 CHIKV 滴度。CPE 出现的病毒原液滴度通常为 $10^7 \sim 10^8$pfu/ml，足以进行探索性研究。大规模的病毒库存通常是通过不连续的蔗糖梯度分离病毒条带制备的，下面将介绍这一过程。

电子显微镜（EM）负染色技术于 1959 年问世，它彻底改变了病毒学，可以获得非常清晰的病毒粒子图像[3,4]。其是病毒结构研究和鉴定中必不可少的一项技术[5]。形态学上，CHIKV 粒子呈球形，直径约 70nm，具有脂质双层膜，由来自宿主细胞质膜的脂质组成。成熟的病毒粒子在 280S 沉淀，在蔗糖中的浮力密度为 1.22g/cm³。病毒粒子的相对分子质量（Mr）约为 52×10^6。脂质占病毒粒子干重的 30%，富含胆固醇和鞘脂。由于含脂质囊膜，α 病毒很容易被有机溶剂和洗涤剂

灭活。病毒感染性在 pH 范围为 7~8 时是稳定的，但在低 pH 或 58℃迅速失活[1,6]。

分离出病毒是证明病毒感染最可靠的证据，而透射电子显微镜（TEM）可以对样本包含的不同病原体进行快速的形态学鉴定和鉴别诊断[7]。因此，本章描述了从急性患者血清中分离 CHIKV，然后纯化病毒并制备透射电镜样本。

14.2　材　　料

14.2.1　CHIKV 的分离与扩增

1. 急性患者血清：基孔肯雅热患者出现症状 2 天后收集血清样本，并在−70℃保存直至使用[2]。
2. Vero 细胞：ATCC CCL-81。
3. 生长培养基：10%热灭活 FCS，Eagle's MEM（EMEM），1%青霉素/链霉素。
4. 细胞培养瓶：T-150cm^2。
5. 细胞培养瓶：T-75cm^2。
6. 多层细胞培养工厂：T-1720cm^2。
7. 1×磷酸盐缓冲液（DPBS）（−）。
8. 30×染色染料：在 200ml 双蒸水（DW$_2$）中加入 2.25g 亚甲基蓝和 0.375ml 1mol/L 的 NaOH。通过 Whatman 滤纸过滤，室温保存。
9. 甲基纤维素（MC）覆盖培养基：含 1%甲基纤维素的 EMEM，1×GlutaMAX，0.22% NaHCO$_3$。
10. 含 10%甲醛的 DPBS（−）：在 450ml DPBS（−）中加入 50ml 甲醛。

14.2.2　病毒纯化

1. 5×PEG-it 病毒沉淀液（System Bioscience）。
2. 1mol/L Tris-HCl（pH 8.0）：在 400ml ddH$_2$O 中加入 60.55g Tris，用 HCl 调 pH 至 8.0，用 ddH$_2$O 定容至 500ml。
3. Tris-EDTA-NaCl（TNE）缓冲液：50mmol/L Tris-HCl（pH 8.0）、150mmol/L NaCl 和 5mmol/L EDTA。
4. 含 30%（m/V）蔗糖的 TNE 缓冲液：30g 蔗糖、5ml Tris-HCl（1mol/L，pH 8.0）、5ml EDTA（0.1mol/L）、3ml NaCl（5mol/L），用 ddH$_2$O 定容至 100ml。
5. 含 60%（m/V）蔗糖的 TNE 缓冲液：60g 蔗糖、5ml Tris-HCl（1mol/L，pH 8.0）、5ml EDTA（0.1mol/L）、3ml NaCl（5mol/L），用 ddH$_2$O 定容至 100ml。
6. 适于 SW28 桶式旋转转子（38ml，25mm×89mm）的离心透明管。
7. 适于 SW41Ti 斗式旋转转子（12ml，14 mm×89mm）的离心透明管。

8. SW28 桶式旋转转子。

9. SW41Ti 斗式旋转转子。

10. P200 微量移液器。

14.2.3 负染色和免疫金标记法

1. 反向 N4 式 EM 镊子（DUMONT）。

2. P20 和 P200 微量移液器。

3. 碳涂层铜 400 目 EM 网格（VECO B.V.）。

4. ddH$_2$O 或其他超纯水。

5. 0.2mol/L 磷酸盐缓冲液（pH 7.4）：先制备 27.6g/L 的一水磷酸二氢钠（0.2mol/L NaH$_2$PO$_4$·H$_2$O，溶液 A）和 53.6g/L 的七水磷酸氢二钠（0.2mol/L Na$_2$HPO$_4$·7H$_2$O，溶液 B）。使用 22.6 份溶液 A 和 77.4 份溶液 B（总共 100 份）可制备获得 pH 7.4 的 0.2mol/L 磷酸盐缓冲液。

6. 含 2.5%（m/V）戊二醛的 0.1mol/L 磷酸盐缓冲液（pH 7.4）：将 40ml ddH$_2$O 加入 10ml 的 25% 戊二醛溶液中，然后加入 50ml 的 0.2mol/L 磷酸盐缓冲液（pH 7.4）。

7. 含 4% 乙酸的双氧铀溶液：将 0.08g 乙酸双氧铀溶于 2ml 的 ddH$_2$O 中，通过 0.2μm 针头过滤器除去沉淀物。

8. 切成楔形的 Whatman 过滤纸。

9. 1×DPBS（−）。

10. 封闭液：含 0.1%（m/V）牛血清白蛋白（BSA）的 DPBS（−），即在 10ml DPBS（−）中加入 10mg 的 BSA。用 0.45μm 针头过滤器过滤，分装后于 −70℃ 保存。

11. 一抗：含抗 CHIKV 抗体的腹水（AF）。

12. 金颗粒（直径 5nm）偶联的山羊抗小鼠 IgG 和 IgM 抗体（British Biocell International）。

14.3 方 法

除非有特殊说明，否则在室温下进行所有操作。

14.3.1 分离 CHIKV

1. 将 Vero 细胞接种在 12 孔板内（最终浓度 2×10^5 个细胞/孔），并在 37℃、5% CO$_2$ 培养箱中过夜培养。

2. 将 50μl 急性期患者血清接种到含有 Vero 细胞单层的 12 孔板的每个孔中（见注释 1）。

3. 病毒接种后，将孔板置于37℃、5% CO_2 培养箱中孵育 90min，每隔 15min 轻轻摇匀一次培养板。

4. 每孔加入 2ml 生长培养基，将板置于 37℃、5% CO_2 培养箱中培养 7 天。

5. 2～4 天，单层细胞将出现 CHIKV 感染典型的 CPE（细胞病变效应），即细胞变圆、在培养孔中脱落成单个悬浮细胞（图 14-1）。CPE 出现后，收集培养上清液，保存在-80℃直到使用。

6. 使用蚀斑试验对 CHIKV 进行滴定。

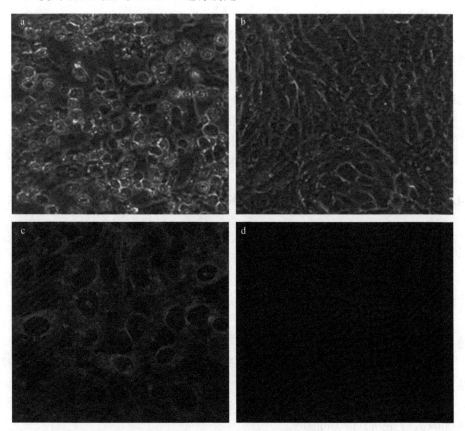

图 14-1　病毒鉴定与分离。采集发病后第 2 天和第 8 天的血清标本，分别进行病毒检测与分离。血清样本接种基质细胞后第 4 天、发病第 2 天采集的急性期血清（a）出现细胞病变效应（CPE），但第 8 天恢复期血清（b）未出现细胞病变效应。（对细胞进行病毒分离，收集培养上清液再次接种基质细胞，）间接免疫荧光染色结果显示，出现 CPE 培养上清液的细胞含有病毒抗原（c），而接种第 8 天血清培养上清液的细胞内未见病毒抗原（d）。

14.3.2　CHIKV 滴定

1. 采用蚀斑试验对病毒进行滴定前，用生长培养基将病毒按 10 倍系列稀释，从 1∶10 稀释到 1∶10^8（见注释 2）。

2. 将 50μl 系列稀释的病毒接种到含有 Vero 细胞单层的 12 孔板的每个孔中。

3. 病毒接种后，将平板置于 37℃、5% CO$_2$ 培养箱中孵育 90min。每隔 15min 轻轻摇匀培养板。

4. 向每个孔中加入 1ml MC 覆盖培养基，然后将孔板置于 37℃、5% CO$_2$ 培养箱中培养 3 天。

5. 在室温下用 0.5ml 含 10%甲醛的 DPBS（-）固定 30min，弃去固定液，用自来水冲洗培养板。

6. 室温下每孔加入 0.5ml 用 ddH$_2$O 配制的 1×染色染料，孵育 30min。去掉染色染料，用自来水冲洗培养板，晾干。

7. 每个样本选择蚀斑数为 50～150 的稀释倍数，以蓝色细胞为背景，计数每孔蚀斑数。

8. 计算孔中每个样本蚀斑数的平均值。

9. 将平均值乘以稀释倍数，再除以接种量（0.05）。

10. 结果是以 pfu/ml 为单位的病毒感染性滴度。

14.3.3　大规模扩增 CHIKV 用于病毒纯化

1. 在多层培养瓶中（T-1720cm^2）接种细胞（560ml/瓶，含 1.1×10^8 个细胞），于 37℃、5% CO$_2$ 培养箱中培养过夜。

2. 将病毒原液稀释至 1×10^{7}pfu/ml。从细胞工厂中取出 5ml 培养基，并将 1ml 稀释的病毒接种到含有 Vero 细胞的多层培养瓶中（MOI=0.1；见注释 3）。

3. 接种病毒后，将多层培养瓶置于 37℃、5% CO$_2$ 培养箱中孵育 60min。每隔 15min 轻轻摇动一次。

4. 将 4ml 生长培养基加入多层培养瓶中，然后在 37℃、5% CO$_2$ 培养箱中培养 2～3 天。

5. 当出现弱细胞病变效应（CPE）时，收获培养上清液，低速离心（4℃、15 000×g、15min）以去除细胞碎片。

6. 将含有 CHIKV 的培养上清液分装于冻存管中，并保存于-80℃备用。

7. 使用蚀斑试验对 CHIKV 进行滴定（见注释 2）。

14.3.4　聚乙二醇（PEG 沉淀）纯化病毒

1. 将含有 CHIKV 的培养上清液转移到无菌容器中，每 4 体积的培养上清液中加入 1 体积预冷的 5×PEG-it 病毒沉淀溶液（4℃）。

2. 冷藏过夜（至少 12h）。将上清液-PEG-it 混合物在 4℃以 3000×g 离心 30min。

离心后，CHIKV 颗粒在容器底部显示为白色沉淀（见注释 4）。

3. 将上清液转移到新的试管中。于 1500×*g* 离心 5min，使残留的 PEG-it 溶液沉淀。吸除所有残留液体，注意不要打散沉淀的 CHIKV 颗粒。

4. 用 1/10 原始体积的 4℃预冷 TNE 缓冲液重悬两次病毒沉淀，然后合并在一起。

5. 分装到冻存管保存于−80℃，用于后续的蔗糖密度梯度纯化（见注释 2）。

14.3.5　不连续的蔗糖梯度纯化病毒

1. 为了制备 60%～30%（*m/V*）的蔗糖梯度，向 38.5ml 的超速离心管中加入 5ml 含 60%（*m/V*）蔗糖的 TNE 缓冲液。

2. 将 5ml 含 30%（*m/V*）蔗糖的 TNE 缓冲液沿着管壁缓慢滴到 60%（*m/V*）蔗糖梯度层面上，注意将吸管保持在接近现有液位的位置，并将试管与眼睛保持齐平，以观察两种溶液之间是否形成一个界面。继续缓慢滴入，直到完成梯度。

3. 在 30%（*m/V*）蔗糖梯度层面上滴加用 PEG 沉淀的病毒原液 25ml。如有必要，加 TNE 缓冲液，将管子填充到距离顶部几毫米的范围内。

4. 将样本在 SW28 桶式旋转转子中以 121 000×*g*、4℃离心 3h，甲病毒在蔗糖中的浮力密度为 1.22g/cm^3。

5. 离心后，检查样本是否有白色条带。通常在 60%（*m/V*）蔗糖梯度层面上可观察到病毒条带。使用巴斯德吸管收集条带。试管后面放置一张黑色纸片将有助于显示离心后出现的条带。

6. 用 TNE 缓冲液稀释收集的条带，使其浮力密度降低至 1.1g/cm^3 以下（见注释 5）。

7. 然后，将稀释过的样本铺到 5ml 30%（*m/V*）和 5ml 60%（*m/V*）不连续蔗糖梯度层面上，并于 4℃用 SW28 桶式旋转转子以 121 000×*g* 离心 3h。

8. 收集条带并用 TNE 缓冲液稀释样本以获得小于 1.1g/cm^3 的浮力密度，然后将稀释的样本铺到 30%（*m/V*）蔗糖梯度层面上以沉淀病毒。

1）30%（*m/V*）蔗糖梯度：将 2ml 含 30%（*m/V*）蔗糖的 TNE 缓冲液中加入 12ml 超速离心管中。

2）顺着试管的一侧，在 30%蔗糖梯度层面上滴入最多 10ml 的病毒。如有必要，添加 TNE 缓冲液，直到液面距离管口几毫米。

3）在 SW41Ti 斗式旋转转子中于 4℃以 281 000×*g* 速度离心 1h。

9. 离心后，小心弃去上清液。用 200μl 的 TNE 缓冲液重悬沉淀。

10. 将重悬的沉淀转入 1.5ml 管中，在 4℃以 15 000×*g* 离心 15min。

11. 收集上清液并在 TEM 下观察（图 14-2；见注释 6）。

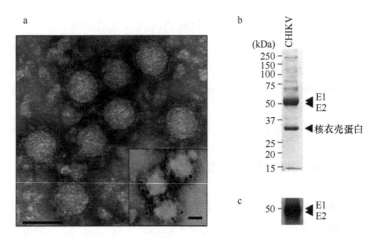

图 14-2 纯化的 CHIKV 病毒粒子形态学和生物化学特征。将纯化的病毒（SL10571，GenBank 登录号 AB455494）固定后通过 TEM（标尺= 100nm）观察。将胶体金偶联到山羊抗小鼠 IgG 和 IgM 抗体上（胶体金偶联二抗），内插小图展示了用抗 CHIKV 单克隆抗体和胶体金偶联二抗 对初步纯化的病毒粒子进行免疫标记的结果（标尺=50nm）（a）。将纯化的病毒在 12.5%凝胶上 电泳，用考马斯亮蓝染色（b）和进行蛋白质印迹方法分析（c）。

14.3.6 负染法

1. 使用反向握力镊子拾取铜网，并使铜网的碳网格朝上。

2. 将 10μl 纯化的 CHIKV 点在碳涂层铜 400 目 EM 网格上并放置 1min，然后将网格在滤纸上垂直印一下。使用楔形 Whatman 滤纸吸收网格上的染液，注意只需接触网格的外部铜环。

3. 用 10μl 的 ddH₂O 清洗网格三次，洗去所有的蔗糖。在每两步之间，小心地将水吸到较厚的纸上，尽量不要把水弄到铜网后面。

4. 立即用 10μl 采用 0.1mol/L 磷酸盐缓冲液配制的 12.5%（m/V）戊二醛在室温染色 5min，并将其多余水分吸在滤纸上，然后在 ddH₂O 中快速洗涤三次。

5. 将 10μl 4%乙酸双氧铀加到网格的碳/样品侧作用 1min，在滤纸上吸去多余的液体后自然风干，一直干燥到表面看起来像闪亮的浮油。染液具有固定作用，可以保护病毒结构。将网格再放置几分钟以完全风干，然后放入网格盒中（见注释 7 和 8）。

6. 在 TEM 下检查铜网：应立即观察网格，否则从空气中吸收的水会破坏样本（图 14-2）。如果无法立即查看样本，请将网格盒放入带有干燥剂的容器中。

14.3.7 免疫胶体金标记

1. 将 50μl 封闭液滴在直径为 10cm 的培养皿上。

2. 将吸附了样本的铜网面朝下，漂浮在包被液表面上 15min。在每两步之间，用滤纸小心吸取多余的水分。

3. 然后，将铜网悬浮在适当的抗 CHIKV 单克隆抗体液滴上（用封闭液按 1：500 稀释的 AF）15min，在 DPBS（-）中快速洗涤三次。

4. 将铜网悬浮在用封闭液按 1：20 稀释的金颗粒（直径 5nm）偶联的山羊抗小鼠 IgG 和 IgM 抗体液滴上 15min，在 DPBS（-）中快速洗涤三次。

5. 立即用 15μl 采用 0.1mol/L 磷酸盐缓冲液配制的 12.5%（m/V）戊二醛在室温处理样本 5min，并用滤纸吸干多余水分，然后在 ddH₂O 中快速洗涤三次。

6. 用 10μl 4%乙酸双氧铀染色铜网 1min，并用滤纸吸干多余水分后，将铜网再放置几分钟以彻底风干，然后放入网格盒中。

7. 电镜下观察铜网（图 14-2）。

8. 在每个实验中，制备不含 CHIKV 抗体和非特异性抗体的阴性对照铜网。

14.4　注　释

1. 急性期基孔肯雅热患者出现症状 2 天后收集血清样本，并保存在-80℃备用[2]。因为 CHIKV 感染的病毒血症很短暂，所以病毒检测成功与否取决于是否能早期入院和感染的临床识别[2]。

2. 通过蚀斑试验对所收获的上清液进行病毒滴定，以确认感染性 CHIKV 的存在并确定病毒滴度。

3. 如果病毒种子不足以制备大规模的病毒库存，就先进行小规模的病毒扩增。对于小规模 CHIKV 制备，将细胞接种至 T-75cm² 培养瓶内（2.0×10⁶ 个细胞/瓶），于 37℃、5% CO₂ 培养箱中培养过夜。然后，去除生长培养基，将 1ml 稀释的病毒接种到培养瓶（MOI =0.1），于 37℃、5% CO₂ 培养箱中孵育 90min。最后，向培养瓶中加入 10ml 生长培养基，继续在 37℃、5% CO₂ 培养箱中培养 7 天。当出现轻微的细胞病变效应（CPE）时收获培养基，并通过低速离心（4℃和 15 000×g 下 15min）沉淀细胞碎片。取上清液并保存在-80℃备用。通过蚀斑试验进行原种病毒的滴定。

4. 按照制造商的说明，使用 Nalgene 250ml 聚丙烯离心管可以实现大体积的病毒颗粒沉淀。

5. 根据美国农业部的蔗糖转化表（文件代码 135-A-50；1981），20/20℃下 60% 和 30%（m/V）蔗糖的表观比重分别为 1.289 08 和 1.129 13。

6. 通过 12.5%十二烷基硫酸钠-聚丙烯酰胺凝胶电泳（SDS-PAGE）分析病毒蛋白，并用抗 CHIKV 单克隆抗体和 HRP 偶联的绵羊抗小鼠 IgG 抗体进行蛋白质印迹法分析。

7. 用 P20 微量移液器吸取 10μl 染色剂。从管顶部取出染料，不要搅混整个管子。乙酸铀酰易产生沉淀物并沉入管底部，因此，应避免在网格上出现大的黑色标记。

8. 对于一个稀释过的样本，可能需要等待更长的时间。如果网格上留下太多染料，那么在 TEM 下看到的全是染料。相反，如果网格上留下的染料太少，病毒就不能被染色。

致谢：作者要深深感谢高崎智彦博士对这份手稿的无数次讨论和批判性评论。感谢田中惠子在 TEM 方面提供的帮助。作者还要感谢波莉·罗伊博士，在其实验室里，学习了病毒纯化和 TEM 的基本操作。

参 考 文 献

1. Lim CK, Kurane I, Takasaki T (2010) Reemergence of chikungunya virus. In: Maeda A (ed) Animal viruses. Transworld Research Network, Kerala, India, pp 1–22

2. Lim CK, Nishibori T, Watanabe K, Ito M, Kotaki A, Tanaka K, Kurane I, Takasaki T (2009) Chikungunya virus isolated from a returnee to Japan from Sri Lanka: Isolation of two sub-strains with different characteristics. Am J Trop Med Hyg 81(5): 865– 868

3. Brenner S, Horne RW (1959) A negative staining method for high resolution electron microscopy of viruses. Biochim Biophys Acta 34: 103–110

4. Ackermann HW, Heldal M (2010) Basic electron microscopy of aquatic viruses. In: Wilhelm SW, Weinbauer MG, Suttle CA (eds) Manual of aquatic viral ecology. ASLO, Waco, TX, pp 182–192

5. Limn CK, Roy P (2003) Intermolecular interactions in a two-layered viral capsid that requires a complex symmetry mismatch. J Virol 77: 11114–11124

6. Strauss JH, Strauss EG (1994) The alphaviruses: gene expression, replication, and evolution. Microbiol Rev 58: 491–562

7. Hazelton PR, Gelderblom HR (2003) Electron microscopy for rapid diagnosis of infectious agents in emergent situations. Emerg Infect Dis 9(3): 294–303

第十五章 酵母双杂交筛选法研究病毒–宿主蛋白的相互作用

纳米拉塔·杜达，桑杰·古普塔

摘要： 酵母双杂交法（Y2H）是研究蛋白质与蛋白质相互作用的最早方法之一。在蛋白质组学时代，Y2H 因可以提供各种生物的蛋白质相互作用图谱而建立了自己的地位。由于病毒基因组的编码能力有限，病毒的成功感染依赖宿主细胞的细胞器。确定病毒在宿主中能够存活的关键因素，对于了解病毒的生命周期和制定破坏致病相关相互作用的策略至关重要。本章将详细介绍利用 Y2H 法研究基孔肯雅病毒（Chikungunya virus，CHIKV）–宿主蛋白的相互作用。

关键词： 基孔肯雅病毒，人类 cDNA 文库，蛋白质之间相互作用，病毒–宿主相互作用，酵母双杂交

15.1 引　　言

酵母双杂交（Y2H）技术是研究蛋白质与蛋白质相互作用最广泛使用的技术之一，最早由 Fields 和 Song 提出[1,2]。该方法的原理是：许多真核转录因子独特的 DNA 结合域（DNA-BD）和激活域（AD）在靠近时能够激活转录。将这些用于研究相互作用的编码蛋白的基因融合到 GAL4 DNA-BD（诱饵质粒）或 GAL4 AD（捕获质粒）中，然后在出芽酵母细胞中共同表达。如果这两种候选蛋白质之间有相互作用，它们就能够启动已被整合到酵母基因组中的报告基因的转录（图 15-1）。作为一种遗传操作技术，Y2H 提供了一种敏感的方法来分析两个目标蛋白质之间的直接相互作用，或以一个蛋白质作为诱饵，从目标细胞、组织或整个生物体中筛选 cDNA 文库。然后，通过对所筛选到的酵母菌落的相应质粒进行测序，鉴定与其相互作用的蛋白质。通过利用"相互作用配对"（interaction mating）的最新进展，文库筛选变得容易了。"相互作用配对"是一种利用酵母细胞偶联将两个质粒整合到一个酵母细胞中的方法。目前，有基于 GAL4 或 LexA 的两种转录因子系统应用于 Y2H 研究。此外，在相互作用分析中，通过使用多种营养标志物和酶报告基因（如 *HIS*、*MEL1* 和 *LacZ*）提高了测定的灵敏度。

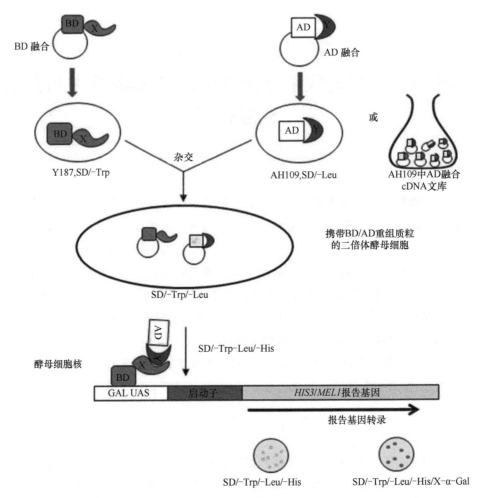

图 15-1 酵母双杂交系统原理：诱饵质粒编码转录因子 DNA 结合域（BD）及 C 端融合蛋白 X，捕获质粒编码激活域（AD）及融合蛋白 Y。此外，捕获蛋白也可以由表达文库编码的蛋白质组成。将各质粒导入合适的酵母菌株（如 BD-X 导入 Y187 中，AD-Y 导入 AH109 中）中进行杂交。杂交后，利用不含色氨酸、亮氨酸和组氨酸（SD/–Trp/–Leu/–His）的 SD 基础培养基（minimal synthetic dropout medium）进行筛选，得到同时含有这两种质粒的细胞（二倍体克隆）。只有当蛋白 X 和 Y 彼此之间发生物理相互作用时，BD 和 AD 才会聚在一起，重组成一个具有功能活性的转录因子。该转录因子可与启动子上游特异性激活序列（UAS）结合，激活报告基因（HIS3/MEL1）的表达。

此前，Y2H 法已被广泛用于研究病毒–病毒[3-9]和病毒–宿主之间的相互作用[10-16]。本章描述了采用基于 GAL4 的 Y2H 系统来研究 CHIKV 包膜蛋白与宿主蛋白之间的相互作用。用 AH109 酵母细胞中表达的包膜蛋白 E1 和 E2 的胞外域与 BD 结合域形成的融合蛋白，通过杂交方法筛选 Y187 酵母细胞中人胎脑 cDNA

文库编码的宿主蛋白与 AD 激活域形成的融合蛋白[17]。简而言之，首先将作为诱饵的病毒蛋白编码基因与 BD 结合域的融合基因转化到 AH109 酵母细胞，然后在缺乏色氨酸的合成培养基上对转化子进行营养选择。再通过蛋白质印迹法（Western blotting）和抗 c-Myc 抗体检测裂解后的酵母细胞上清液中包膜蛋白的表达情况。在不含色氨酸和组氨酸的合成培养基上，检测病毒包膜蛋白对报告基因（*HIS*）的自激活，选择性筛选表达病毒包膜蛋白和 BD 结合域融合蛋白的 AH109 酵母细胞。如果没有一个包膜蛋白（E1/E2）能激活报告基因，那么就将每个病毒包膜蛋白和 BD 结合域融合蛋白与 Y187 酵母细胞中人胎脑 cDNA 文库编码宿主蛋白和 AD 激活域融合蛋白进行杂交。在三缺陷型培养基（TDO，不含色氨酸、亮氨酸和组氨酸，添加 X-α-Gal，通过蓝白斑筛选相互作用蛋白）上筛选含有病毒（诱饵）和宿主（捕获）蛋白的细胞。在 TDO 培养基上获得的蓝色菌落，进一步用不含色氨酸、亮氨酸、组氨酸、腺嘌呤和添加 X-α-Gal（消除假阳性）的高强度培养基进行筛选。再通过酵母菌落 PCR 对阳性转化子进行筛选，以确定是否存在捕获质粒，然后从筛选的细胞中消除双重和多重捕获质粒。从酵母中分离捕获质粒，转化到大肠杆菌 DH5α 细胞中。最后，将质粒从细菌细胞中提取出来进行测序，鉴定每个捕获蛋白。在本分析中，已鉴定的能与病毒 E1 和 E2 蛋白结合的宿主蛋白可能参与促进病毒进入宿主、病毒蛋白跨细胞、出芽时病毒刺突蛋白的成熟及病毒对免疫反应的抑制。

15.2　材　　料

除另有说明外，所有溶液均用去离子水配制。

15.2.1　GAL4 Y2H 系统中使用的酵母菌株和质粒

1. 酵母 AH109（*MATa*、*trp1-901*、*leu2-3*、*112*、*ura3-52*、*his3-200*、*gal4D*、*gal80D*、*LYS2∶∶GAL1 UAS-GAL1 TATA-HIS3*、*GAL2 UAS-GAL2 TATA-ADE2*、*URA3∶∶MEL1 UAS-MEL1 TATA-lacZ*；Clontech）。

2. 酵母 Y187（*MATα*、*ura3-52*、*his3-200*、*ade2-101*、*trp1-901*、*leu2-3*、*112*、*gal4D*、*met-*、*gal80D*、*URA3∶∶GAL1 UAS-GAL1 TATA-lacZ*；Clontech）。

3. 质粒：GAL4 诱饵系统——pGBKT7（BD；可选择的酵母标记为 *TRP1*），GAL4 捕获系统——pGADT7（AD；可选择的酵母标记为 *LEU2*）。

4. Y2H 系统对照载体：pGBKT7-53（*TRP1*）、pGBKT7-Lam（*TRP1*）、pGBKT7-T（*LEU2*；Clontech）。

15.2.2　培养基

1. 配制 100ml 的 40% 葡萄糖溶液：取 40g 葡萄糖溶于 50ml 水中，将体积补充到 100ml，并用 0.22μm 针头过滤器过滤至高压灭菌过的试剂瓶中。4℃保存备用。

2. pH 6.5 的 YPDA（酵母–蛋白胨–葡萄糖–腺嘌呤）培养基（2%葡萄糖、2%蛋白胨、1%酵母提取物、0.003%腺嘌呤半胱氨酸）：称取蛋白胨 20g、酵母提取物 10g、腺嘌呤半胱氨酸 40mg，溶于 900ml 水中，pH 调至 6.5，体积调至 950ml。高压灭菌并冷却至室温。加入 50ml 过滤除菌后的 40%葡萄糖溶液（见注释 1）。制作固体培养基时，在高压灭菌前加入 20g 琼脂。

3. 10×缺陷型氨基酸混合物/–Leu（DO/–Leu）：将 0.62g 三缺陷型氨基酸混合物（DO/–Trp/–Leu/–His）、20mg 色氨酸（Trp）和 20mg 组氨酸（His）溶于 100ml 的水中并高压灭菌。4℃保存备用。

4. 10×DO/–Trp：将 0.62g DO/–Trp/–Leu/–His、100mg Leu 和 20mg His 溶于 100ml 的水中并高压灭菌。4℃保存备用。

5. 10×DO/–Trp/–Leu：将 0.62g DO/–Trp/–Leu/–His 和 20mg 组氨酸溶于 100ml 水中并高压灭菌。4℃保存备用。

6. 10×DO/–Trp/–Leu/–His：将 0.62g DO/–Trp/–Leu/–His 溶于 100ml 水中并高压灭菌。4℃保存备用。

7. 10×DO/–Trp/–Leu/–His/–Ade：将 0.60g DO/–Trp/–Leu/–His/–Ade 溶于 100ml 水中并高压灭菌。4℃保存备用。

8. 最基本的合成缺陷型（SD）培养基（500ml）：取 13.35g 最基本的 SD 碱（Clontech）溶解于 450ml 的水中后高压灭菌。当培养基冷却到约 55℃时，加入 50ml 相应的高压灭菌过的缺陷型添加物（如对于 500ml SD/–Trp 肉汤，加入 50ml 10×DO/–Trp 至 450ml SD 培养基中）。制作固体培养基时，在高压灭菌前向培养基中加入 10g 琼脂。

15.2.3 酵母转化

1. 50%的 PEG-3350：将 50g PEG-3350 溶解于 40ml 水中，再定容至 100ml。高压灭菌后室温保存。

2. 10×乙酸锂（LiAc）：在 60ml 水中加入 10.2g 乙酸锂。用乙酸调 pH 到 7.5，再定容到 100ml。高压灭菌后室温保存。

3. 0.5mol/L EDTA：在 70ml 水中加入 18.6g Na_2-EDTA·$2H_2O$。在磁力搅拌器上搅拌，同时用 5mol/L NaOH 调 pH 到 8.0。再定容到 100ml，高压灭菌后室温保存。

4. 1mol/L Tris-HCl（100ml）：在 60ml 水中加入 12.1g Tris-HCl，用 2nmol/L HCl 调 pH 到 7.5，再定容到 100ml。高压灭菌后室温保存。

5. 10×Tris-EDTA（TE）缓冲液（100mmol/L Tris-HCl，10mmol/L EDTA，pH 7.5）：配制 100ml 储存液，取 10ml 的 1mol/L Tris-HCl（pH 7.5）和 2ml 的 0.5mol/L EDTA（pH 8.0）混匀后定容到 100ml。高压灭菌后室温保存。

6. TE-LiAc-PEG 溶液（10mmol/L Tris-HCl，1mmol/L EDTA，100mmol/L LiAc，40% PEG）：配制 10ml 溶液，在 50ml 无菌离心管中添加 1ml 10×TE、1ml 10×LiAc 和 8ml 50% PEG，再定容到 10ml（见注释 2）。

7. TE-LiAc 溶液（10mmol/L Tris-HCl，1mmol/L EDTA，100mmol/L LiAc）：在无菌 50ml 离心管中加入 1ml 10×LiAc 和 1ml 10×TE，再定容到 10ml。

8. 10mg/ml 鲑鱼精子 DNA/鲱鱼睾丸载体 DNA。每次转化使用 10μl 的 10mg/ml 储备液。

9. 克隆到质粒 pGBKT7（BD）中的作为 BD 的融合体病毒基因 E1 和 E2 的胞外域（分别是 BD-TrE1 和 BD-TrE2）。

10. 二甲基亚砜（DMSO）。

15.2.4 准备酵母蛋白提取物

1. 100×苯甲基磺酰氟醚（PMSF）：将 174mg 苯甲基磺酰氟醚溶解于 1ml 异丙醇中，制成 100×溶液。用箔纸覆盖并储存于−20℃。

2. 裂解缓冲储存液[8mol/L 尿素，5% SDS（m/V），40mmol/L Tris-HCl，0.1mmol/L EDTA，0.4mg/ml 溴酚蓝]：在 20ml 的水中加入 48g 尿素、5g SDS（见注释 3）、4ml 1mol/L Tris-HCl（pH 6.8）、20μl 0.5mmol/L EDTA（pH 8.0）、40mg 溴酚蓝，完全溶解后定容到 100ml，于室温保存。

3. 完全裂解缓冲液（1.13ml）：1ml 裂解缓冲储存液、10μl β-巯基乙醇、50μl 100×PMSF 和 70μl 酵母蛋白酶抑制剂。

4. 磷酸盐缓冲液（PBS）（137mmol/L NaCl，2.7mmol/L KCl，1.8mmol/L KH_2PO_4，10mmol/L Na_2HPO_4）：将 8g NaCl、0.2g KCl、0.24g KH_2PO_4 和 1.44g Na_2HPO_4 溶于 900ml 水中。用 1nmol/L HCl 调整 pH 到 7.4。定容到 1L，制成 1×PBS。高压灭菌后于室温保存。

5. PBST（PBS，0.05% Tween-20）：在 100ml 1×PBS 中加入 50μl Tween-20（见注释 4）。

6. 抗 c-Myc 抗体：在 10ml PBST 中，加入 5μl 抗 c-Myc 抗体，得到 1∶2000 的抗体稀释液。

7. 抗鼠抗体：在 10ml PBST 中，加入 5μl 抗鼠抗体，得到 1∶2000 的抗体稀释液。

8. 封闭缓冲液[含 5%牛血清白蛋白（BSA）的 PBS]：1g BSA 加入 10ml 1×PBS

中轻轻混匀，避免起泡。再加 1×PBS 定容至 20ml，于 4℃保存备用。

9. 二氨基联苯胺（DAB）：在 10ml PBS 中溶解 0.05%二氨基联苯胺。在显色之前，添加 60μl 30% H_2O_2。

10. SDS-PAGE 和蛋白质印迹法设备及耗材。

15.2.5　BD 病毒融合构建物自激活的检测

1. 1mol/L 3-氨基-1,2,4-三唑（3-AT）：0.841g 3-AT 溶解到 10ml 水中，过滤除菌后于 4℃保存（见注释 5）。

2. SD/−Trp/−His/3-AT 琼脂平板。按照 15.2.2 节所述准备琼脂平板。用 3-AT 制备的 SD 板可在 4℃保存 2 个月。

15.2.6　病毒–宿主相互作用文库的筛选

1. 100mg/ml 卡那霉素储存液：将 500mg 卡那霉素溶于 5ml 水中，制成 100mg/ml 的储存液。用 0.22μm 过滤器除菌。分装成 500μl/管，储存于−20℃。

2. 0.5×YPDA 肉汤（1L）：溶解 10g 蛋白胨、5g 酵母提取物、0.1%腺嘌呤半胱氨酸于 900ml 水中，调 pH 至 6.5 后，补充水至 975ml。高压灭菌，当培养基冷却后，加入 25ml 40%葡萄糖溶液，补充体积至 1L。

3. YPDA 肉汤：如 15.2.2 节所述。

4. 2×YPDA 肉汤（1L）：将 40g 蛋白胨、20g 酵母提取物和 0.4%腺嘌呤半胱氨酸溶于 850ml 水中，调 pH 至 6.5，补充水至 900ml，然后高压灭菌。当培养基冷却后，加入 100ml 40%葡萄糖溶液。

5. 20mg/ml X-α-Gal 溶液：在 N,N-二甲基甲酰胺（DMF）中溶解 20mg/ml 5-溴-4-氯-3-吲哚基-α-d-半乳吡喃糖苷（X-α-Gal）。用铝箔包裹储存于−20℃。

6. SD/−Trp/−Leu/X-α-Gal 培养平板：制备如 15.2.2 节所述的 SD/−Trp/−Leu 琼脂培养基，再添加 X-α-Gal 溶液至最终浓度为 0.02mg/L。

7. SD/−Trp/−Leu/−His/X-α-Gal 板：制备如 15.2.2 节所述的 SD/−Trp/−Leu/−His 琼脂培养基，再添加 X-α-Gal 溶液至最终浓度为 0.02mg/L。

8. SD/−Trp/−Leu/−His/−Ade/X-α-Gal 板：制备如 15.2.2 节所述的 SD/−Trp/−Leu/−His/−Ade 琼脂培养基，再添加 X-α-Gal 溶液至最终浓度为 0.02mg/L。

15.2.7　酵母菌落 PCR

1. 10kU/ml 细胞溶解酶：在 1ml 1×TE 中重悬 10kU 冻干细胞溶解酶。

2. PCR 试剂：Taq DNA 聚合酶，10mmol/L dNTP 混合物，无核酸酶水，T7

测序（正向）和 AD 测序（反向）引物。

3. 20% 十二烷基硫酸钠（SDS）：将 20g 十二烷基硫酸钠溶于 100ml 水中，制成 20% 溶液。室温储存（见注释 6）。

4. 琼脂糖凝胶电泳设备及耗材。

15.2.8　多重库质粒的排除

如 15.2.6 节所述的 SD/–Trp/–Leu/X-α-Gal 板。

15.2.9　限制性消化排除重复文库质粒

*Hae*III 限制性内切酶。

15.2.10　从酵母中分离捕获质粒 DNA

1. 如 15.2.2 节所述的 SD/–Leu 肉汤。
2. 如 15.2.7 节所述的裂解酶。
3. 20% 十二烷基硫酸钠。
4. 质粒 DNA 分离试剂盒。
5. 琼脂糖凝胶电泳设备及耗材。

15.2.11　大肠杆菌细胞中酵母质粒的转化

1. 电转大肠杆菌感受态（DH5α）细胞。
2. 电转仪和 0.1cm 电转杯。
3. 从酵母细胞中分离出的捕获质粒 DNA。
4. LB 培养基：将 10g 胰蛋白胨、5g 酵母提取物和 5g 氯化钠溶于 950ml 水中。用 5mol/L NaOH 将 pH 调至 7.0 后，将培养基体积补充至 1L。高压灭菌后于 4℃ 保存备用。
5. 100mg/ml 氨苄西林（Amp）储存液：将 500mg 氨苄西林溶解到 5ml 水中，制成 100mg/ml 的储存液。用 0.22μm 一次性过滤器进行过滤除菌。分装成 500μl/管，于 –20℃ 储存。
6. LB/Amp 平板：如上所述准备 LB 培养基 1L，加入琼脂（15g）后高压蒸汽灭菌。冷却至 50℃，将氨苄西林添加至最终浓度为 50μg/ml。铺板并储存于 4℃。

15.2.12　细菌菌落 PCR

如 15.2.7 节所述的 PCR 试剂。

15.2.13 分离大肠杆菌 DH5α 细胞中的质粒 DNA

1. 如 15.2.11 节所述的 LB 培养基和 LB/Amp 平板。
2. 质粒 DNA 提取试剂盒。

15.3 方 法

15.3.1 酵母细胞的小量转化

1. 在 5ml YPDA 或 SD 培养基中接种 1~2 个酵母菌落（AH109 或 Y187 菌株，每个菌落直径为 2~3mm）进行初次培养，以 220r/min 的速度于 30℃摇动培养 16~18h（见注释 7）。

2. 将适量的上述初次培养的酵母细胞转移到含有 100ml YPDA 培养基的三角烧瓶中，使 OD_{600} 在 0.2~0.3（见注释 8）。

3. 将第二次培养的酵母细胞在 30℃、220r/min 的条件下摇动培养约 3h，直至其 OD_{600} 达到 0.4~0.6。

4. 于 3800×g 在室温离心 5min。弃上清液，将细胞重新悬浮于 50ml（培养体积的一半）高压灭菌过的水中。

5. 以 3800×g 在室温离心 5min。弃上清液，将细胞沉淀重新悬浮于 0.5ml（用于 100ml 培养物）新鲜制备的无菌 1×TE/LiAc 溶液中（见注释 9）。

6. 将 0.1μg 质粒 DNA（作为 BD 融合目的基因；对照质粒）和 0.1mg 鲱鱼睾丸载体 DNA 加到一个新的 1.5ml 离心管中，并混合均匀（见注释 10 和 11）。

7. 然后，依次向试管中加 0.1ml 感受态酵母细胞（在步骤 5 中制备）和 0.6ml 无菌 PEG/LiAc，并通过间歇旋涡振荡混匀（见注释 12）。

8. 转化混合物于 30℃和 220r/min 条件下摇动培养 30min（见注释 13）。

9. 加入 70μl 二甲基亚砜，轻轻倒置混匀管内成分。

10. 在 42℃的水浴中对细胞进行热激 15min，然后在冰上冷却 1~2min。

11. 室温下，13 400×g 瞬时离心 5s。弃上清液，将细胞重新悬浮于 0.5ml 无菌 1×TE 缓冲液中。

12. 将 0.1ml 转化混合物铺于 SD 琼脂平板上选择预期的转化子。于 30℃培养 3~5 天，直到出现菌落（见注释 14）。

15.3.2 准备酵母蛋白提取物

1. 将 1~2 个转化了 BD 融合基因的酵母细胞菌落（每个菌落的直径为 2~

3mm）接种于 10ml 具有适当营养缺陷的 SD 培养基中，并在 30℃以 220r/min 的速度振荡培养过夜（见注释 15）。

2. 对于第二次培养，将适量的第一次培养物接种在 100ml YPDA 培养基上，使培养物的初始 OD_{600} 在 0.2～0.3。

3. 将培养物在 30℃以 220r/min 的速度振荡培养约 3h，直到 OD_{600} 达到 0.4～0.6。

4. 然后，迅速将培养物倒入预冷的 falcons 离心管中，在 4℃以 3800×g 离心 5min。弃上清液，将细胞重新悬浮于 50ml（培养体积的一半）冷却的高压灭菌水中。

5. 在 4℃以 3800×g 的速度离心 5min。弃上清液，使用细胞沉淀提取蛋白质（见注释 16）。

6. 用 60℃预热的完全裂解缓冲液迅速重新悬浮细胞。每 7.5 单位 OD_{600} 的细胞使用 100μl 裂解缓冲液（1OD＝OD_{600}×第二次培养物的体积；见注释 17）。

7. 将每份细胞悬浮液转移到 1.5ml 含玻璃珠的微量离心管中，每 7.5 个 OD_{600} 细胞需 80μl 玻璃珠。于 70℃加热 10min，然后剧烈旋涡振荡 1min。

8. 将细胞悬浮液在 4℃以 13 400×g 离心 5min，并将上清液（第一上清液）收集在冰上冷却的 1.5ml 离心管中。

9. 向含细胞沉淀的离心管中加入同量的完全裂解缓冲液，并在 100℃的沸水中煮沸 3～5min。剧烈旋涡振荡 1min。

10. 重复步骤 8，将所有上清液与相应的第一上清液混合。

11. 在 100℃煮沸样本，然后将样本加到 SDS-PAGE（10%）胶上进行免疫印迹（见注释 18）。

12. 当染料前端到达凝胶末端，停止电泳。小心从凝胶盒中取出凝胶并用转移缓冲液清洗。

13. 将 PVDF（聚偏二氟乙烯）膜在甲醇中浸泡 15s，然后用水冲洗 2min，最后在转移缓冲液中浸泡 5min。

14. 将海绵放在转移盒的负极面上，然后在其上放置一个已湿润的 3mm Whatman 滤纸，接着是凝胶、PVDF 膜、Whatman 滤纸和海绵。

15. 在 100mA 电转 2h，使蛋白质转移到 PVDF 膜上。

16. 拆卸装置，取出 PVDF 膜。将膜放置在封闭缓冲液（含 5% BSA 的 PBS）中，室温孵育 1h，以防止抗体与膜的非特异性结合。

17. 用 PBST 清洗膜三次，每次 5min。

18. 用 PBST 稀释一抗（检测 BD 融合蛋白的抗 c-Myc 抗体，1：2000），膜于室温在摇床上孵育 1.5h。同步骤 17，用 PBST 洗膜三次，以去除多余的抗体。

19. 加辣根过氧化物酶（HRP）标记的二抗（1：2000 稀释）后，室温摇动孵育 1.5h。

20. 重复步骤 17,最后用 PBS 洗涤。加 10ml 0.05%的 DAB 作为底物(0.1% 过氧化氢作为反应催化剂)进行显色。用蒸馏水终止反应。

15.3.3　自激活分析

1. 为了测试在缺少捕获质粒(AD 融合)情况下,BD 病毒融合构建物对报告基因的激活,选择 SD/-Trp/-His 培养基上的 BD 融合转化子。取空 BD 和 AD 载体作为阴性对照(见注释 19)。

2. 如果病毒蛋白可以激活酵母报告基因,则将负责自激活的诱饵(BD 融合)蛋白放在含有不同浓度 3-AT 的 SD/-Trp/-His 培养基上(见注释 20)。选择一个在缺乏组氨酸的 SD 培养基上没有观察到菌落生长的浓度,用于相互作用的筛选。自激活报告基因的病毒蛋白的相互作用可以在 SD/-Trp/-Leu/-His/3-AT 上进行选择。

15.3.4　酵母双杂交文库筛选

1. 初次培养时,取重组 BD 质粒(诱饵菌株;BD-TrE1 或 BD-TrE2)转化的酵母菌株 AH109 的 1~2 个菌落(每个菌落的直径为 2~3mm),接种到 50ml SD/-Trp 培养基上,并于 220r/min、30℃培养 16~18h。

2. 第二天,培养细胞在 3800×g 条件下离心 5min。弃上清液,将细胞沉淀重新悬浮在 4ml SD/-Trp 培养基中(细胞密度>1×10^8 个细胞/ml)。

3. 将一小瓶预先转化了基因文库的酵母菌株 Y187(文库菌株)(克隆于 pGADT7-Rec 质粒中的基因)在室温水浴中解冻。

4. 在进行杂交之前,取 10μl 文库菌株进行滴定:轻轻旋转混合文库菌株小瓶,取 10μl 文库菌株转移到含 1ml 1×YPDA 培养基的 1.5ml 微量离心管中,轻轻旋涡振荡混合,得到稀释液 A(1∶10^2)。从稀释液 A 中取 10μl 至 1 ml 1×YPDA 培养基中,得到稀释液 B(1∶10^4)。分别将 100μl 稀释液 A 和 B 铺到 SD/-Leu 板上,于 30℃培养,直到出现菌落(3~5 天)。

5. 计数菌落数以确定效价(cfu/ml)。文库滴度可按以下公式计算:cfu/ml=[菌落数/铺板细菌体积(ml)]×稀释倍数。

6. 完成步骤 4 文库菌株滴定后,将瓶中的内容物和 4ml 诱饵菌株(来自步骤 2)转移到含 45ml 2×YPDA 培养基(含 50μg/ml 卡那霉素)的 2L 锥形三角瓶中(见注释 21),于 30℃以 50r/min 振荡培养 20~24h。

7. 24h 后,培养物以 3800×g 速度于室温离心 10min。弃上清液,用 10ml 0.5×YPDA 培养基(含 50μg/ml 卡那霉素)重新悬浮细胞沉淀。

8. 将 250μl 培养物铺至含 X-α-Gal（见注释 22）的 SD/–Trp/–Leu/–His 培养板（150mm）上，在 30℃培养 3～5 天，直到出现蓝色菌落（见注释 23 和 24）。

9. 在 SD/–Trp/–Leu/–His 平板上扩增阳性克隆（蓝色菌落）。

10. 将分离良好的菌落转移到含 X-α-Gal 的 SD/–Trp/–Leu/–His/–Ade 培养板中，于 30℃培养一周以进行高度严格的选择（见注释 25 和 26）。

15.3.5 酵母菌落 PCR

1. 为了获得菌落 PCR 的模板，通过旋涡振荡将 2～4mm 的酵母菌落重新悬浮在含 50μl 无核酸酶水的 1.5ml 微量离心管中。

2. 在待测细胞悬浮液中加入 10μl 的细胞溶解酶，于 37℃、220r/min 振荡孵育 45min。

3. 每管加入 10μl 的 20% SDS，旋涡振荡混匀 1min。

4. 将样本再进行一个冷冻/解冻循环（在–20℃）后，旋涡振荡，以确保细胞完全裂解。样本可以保存于–20℃。在使用前，如果样本已经冻结，就再次旋涡振荡。

5. 此时，模板可以使用了。

6. 按照如表 15-1 所示的条件，准备 10～20μl 的 PCR 反应混合物。

表 15-1　PCR 反应体系

组分	终浓度
10×PCR 缓冲液	1×
dNTP（各为 10mmol/L）	各为 0.25mmol/L
正向引物	0.5pmol
反向引物	0.5pmol
Taq DNA 聚合酶	6U/反应
DNA 模板	1～10ng/反应
无核酸酶水	变量

7. 根据表 15-2 的热循环仪程序进行 PCR。

表 15-2　PCR 反应条件

循环	温度	时间
1. 预变性	95℃	10min
2. 25 个循环		
变性	95℃	1min
退火	56℃	1min
延伸	72℃	1min/kb（见注释 27）
3. 终末延伸		

8. 通过琼脂糖凝胶电泳分析 PCR 产物。

15.3.6 消除多重库质粒

1. 取电泳出现多条带的阳性克隆,重新在含有 X-α-Gal 的 SD/−Trp/−Leu 平板上进行划线分离 2～3 次(见注释 28)。这可分离 AD 质粒,同时保持对 DNA-BD 和 AD 载体的选择压力。

2. 将培养皿置于 30℃培养 3～5 天(直到出现蓝色或白色菌落)。既有蓝色又有白色菌落时,表明达到了分离的目的。

3. 对每个重新划线后呈蓝色的菌落进行菌落 PCR,鉴定分离的捕获质粒。

15.3.7 限制性酶切消除重复文库质粒

1. 用载体特异性引物(正向 T7 和反向 AD)通过 PCR 扩增 AD/文库插入片段。

2. 用常见的限制性内切酶 *Hae*III 酶切 PCR 产物。

3. 用 0.8%的 TAE(三羟甲基氨基甲烷碱–乙酸–乙二胺四乙酸)琼脂糖凝胶电泳分析片段大小。

4. 具有相同限制性酶切图谱的质粒是重复的,只需取一个用于后续的研究。

15.3.8 从酵母中分离捕获质粒 DNA

1. 为了分离 pGADT7-Rec(捕获)质粒,取 1～2 个菌落(每个菌落的直径为 2～3mm,阳性的相互作用体)接种在 5ml SD/−Leu 培养基上,在 30℃、220r/min 摇动初始培养 16～18h。

2. 室温、3800×*g* 离心 5min。弃上清液,用残留液体(～50μl)重新悬浮细胞沉淀。

3. 加入 10μl 裂解溶液,旋涡振荡使细胞充分混合。

4. 将细胞悬浮液在 37℃、220r/min 摇晃孵育 45min。

5. 每管加入 10μl 的 20% SDS,用力旋涡振荡 1min 混匀。

6. 随后,反复冷冻/解冻样本 2～3 次,再次旋涡振荡,以确保细胞完全裂解。

7. 最后,用质粒 DNA 提取试剂盒从裂解细胞中提取质粒 DNA。

8. 用 1%琼脂糖凝胶电泳分析洗脱的质粒。

15.3.9 酵母质粒转化大肠杆菌(DH5α)

1. 在冰上解冻大肠杆菌电转感受态(DH5α)细胞。在冰上向 40μl 大肠杆菌细胞中加入 5μl 酵母质粒 DNA。

2. 将以上混合物转移到预冷的 0.1cm 电转杯中，电击 1s。

3. 迅速加入 200μl 的 LB，并将细胞悬浮液转移到 1.5ml 微量离心管中。

4. 在 37℃摇动（220r/min）培养 1h。

5. 将细胞铺至含氨苄西林（100μg/ml）的 LB 琼脂平板上，于 37℃培养过夜。

15.3.10　细菌克隆 PCR 和质粒 DNA 分离

1. 通过细菌菌落 PCR 确认分离所得捕获质粒中的插入片段。PCR 按照如 15.3.5 节所述的程序进行。

2. 使用市售的质粒 DNA 提取试剂盒，从 PCR 扩增显示含目的片段的大肠杆菌 DH5α 细胞中提取质粒。

15.3.11　测序分析

1. 用 T7 正向和 3′AD 特异性反向引物对采用 Y2H 鉴定的阳性克隆进行序列测定。

2. 为了识别与病毒诱饵蛋白相互作用的宿主蛋白，将测序的克隆进行核苷酸 BLAST，搜索可用的全长编码序列。

15.4　注　释

1. 如果在高压灭菌前必须加入葡萄糖溶液，则需将高压灭菌循环设定为 121℃、15min。高压灭菌时间过长或温度过高可能导致糖溶液炭化，从而导致培养基性能下降。如果是固体培养基，葡萄糖溶液需在培养基温度降至大约 55℃时加入。

2. 实验时，新鲜配制 TE-LiAc-PEG 溶液。

3. 最后加入 SDS，轻轻搅拌，避免起泡。

4. 由于 Tween-20 非常黏稠，因此使用切平的枪头吸取 Tween-20。

5. 3-AT 对光敏感，因此应该用箔纸覆盖。

6. 不要用力搅拌或高压灭菌 SDS 溶液。

7. 于 30℃培养过夜之前，旋涡振荡原代培养物重新悬浮酵母菌落。

8. 5ml 原代培养物足以接种 50ml 二代培养液。如果过夜之后培养物明显成团，则通过旋涡振荡分散团块。

9. 应在 1h 内使用酵母感受态细胞进行转化，此时的感受态细胞转化效率最高。

10. 鲱鱼睾丸载体 DNA 在使用前应于 100℃加热 10min 激活。

11. 目的基因（TrE1/TrE2）将被克隆到 pGBKT7 中。然后将对照质粒 pGBKT7、

pGBKT7-53 和 pGBKT7-Lam 转化到 AH109 细胞，pGBKT7 和 pGBKT7-T 转化到 Y187 细胞。

12. 轻轻旋涡振荡对于混合 DNA 和酵母细胞以获得高效的转化是非常重要的。

13. 孵育时，含有混合物的离心管应保持一定的倾斜度，以便提供更多表面积进行充分混合。

14. 含 BD 融合基因的转化体将在 SD/-Trp 上进行选择，而用 AD 融合基因转化的酵母细胞将在 SD/-Leu 琼脂平板上进行选择。

15. 含有诱饵（BD 融合）质粒的细胞接种在 SD/-Trp 培养基上。

16. 在经 2～3 次冻融后，这些沉淀可直接用于蛋白质提取，或立即在干冰或液氮中速冻后，保存于-80℃备用。

17. 在完全裂解缓冲液中，起初过量的 PMSF 会迅速降解。因此，在 15min 后及后来大约每 7min 应向样本中添加 PMSF 储存液（100 倍），直到将其置于干冰上或保存在-80℃。

18. 此时，样本可在-80℃保存备用。

19. 自激活是指在没有 AD 融合蛋白的情况下，BD 融合蛋白可以激活转录因子。因此，检测靶蛋白的自激活能力至关重要。在 SD/-Trp/-His 培养基上，通过检测报告基因 HIS 的激活情况，选择 BD 病毒基因融合（诱饵）转化子。在这种培养基上选择 BD 融合蛋白，如果观察到菌落生长，则表示病毒蛋白会自激活报告基因（即在没有捕获蛋白的情况下，病毒蛋白与 BD 的融合形成功能性的转录因子）。

20. 3-AT 是酵母中 HIS3 蛋白的竞争性抑制剂，用于抑制低水平的 HIS3 渗漏表达。选择能在 SD/-Trp/-Leu/-His/3-AT 培养基上自激活报告基因的诱饵质粒，用于测定酵母在含组氨酸的培养基上生长所需的最低 HIS3 表达水平。此外，BD 融合物作为病毒蛋白缺失突变体可用于消除自激活。

21. 在培养基中加入卡那霉素是为了防止细菌污染。

22. X-α-Gal 对光敏感，因此含有 X-α-Gal 的 SD/营养缺陷板需用锡箔纸覆盖。

23. 在进行相互作用分析时，设置适当的对照是很重要的，即 BD（诱饵）融合物与含有 AD 结合域（pGADT7）的空载体进行杂交。同样，质粒 pGBKT7-p53（含已知的相互作用蛋白肿瘤抑制蛋白 p53）与 BD 融合构建物、pGBKT7-SV40（含类人猿 SV40 大 T 抗原）与 AD 融合构建物相互杂交，可作为阳性对照。pGBKT7-Lam（含非相互作用蛋白 Lamin）与 BD 融合构建物、pGBKT7-SV40 与 AD 融合构建物相互杂交，可作为相互作用研究的阴性对照。

24. 在 SD/-Trp、SD/-Leu 和 SD/-Trp/-Leu 平板上进行杂交培养（100μl），以确定杂交效率。杂交效率（二倍体百分比）=（二倍体 cfu/ml/限制性配体 cfu/ml）×100。在这种情况下，限制性配体是捕获库。

25. *ADE2* 和 *HIS* 基因分别是酵母腺嘌呤和组氨酸生物合成途径的一部分。由于酵母菌株 AH109 和 Y187 在这两种基因上都有缺失，如果 GAL 启动子被激活，它们就可以在含组氨酸和腺嘌呤的培养基中生长。只有当诱饵和捕获蛋白结合在一起，重新组成 GAL4 转录的 DNA 结合激活域，这种激活才会发生，如诱饵蛋白和捕获蛋白之间发生相互作用。此外，*ADE2* 报告基因提供了比 *HIS* 报告基因更强的营养选择能力。

26. 在 SD/－Trp/－Leu/－His/－Ade/X-α-Gal 培养基上选择相互作用蛋白，可以通过分别检测 *HIS3*、*ADE2* 和 *MEL1* 这三个报告基因的表达来更严格地筛选相互作用。这实际上消除了假阳性。然而，较不严格的相互作用可能会丢失。

27. 根据用于筛选宿主相互作用蛋白的 cDNA 文库中插入片段的大小来调整时间。

28. 文库共转化子可以包含多个捕获质粒。这意味着，除了含有负责激活报告基因的捕获蛋白载体外，酵母细胞还可能含有一个或多个不表达相互作用蛋白的捕获质粒。酵母菌落 PCR 时，如果出现多个条带，表明酵母细胞中存在多个捕获质粒。

参 考 文 献

1. Fields S, Song O (1989) A novel genetic system to detect protein-protein interactions. Nature 340: 245–246
2. Brent R, Finley R (1997) Understanding gene and allele function with two-hybrid methods. Annu Rev Genet 31: 663–704
3. Rozen R, Sathish N, Li Y et al (2008) Virion wide protein interactions of Kaposi's Sarcoma associated Herpesvirus. J Virol 82(10): 4742–4750
4. Calderwood MA, Venkatesan K, Xing L et al (2007) Epstein-Barr virus and virus human protein interaction maps. Proc Natl Acad Sci U S A 104: 7606–7611
5. von Brunn A, Teepe C, Simpson JC et al (2007) Analysis of intraviral protein-protein interactions of the SARS coronavirus ORFeome. PLoS One 2: e459
6. Chen M, Cortay JC, Gerlier D (2003) Measles virus protein interactions in yeast: new findings and caveats. Virus Res 98: 123–129
7. Mccraith S, Holtzman T, Moss B et al (2000) Genome wide analysis of Vaccinia virus protein–protein interactions. Proc Natl Acad Sci U S A 97: 4879–4884
8. Zhang L, Villa NY, Rahman MM et al (2009) Analysis of vaccinia virus-host protein-protein interactions: validations of yeast two-hybrid screenings. J Proteome Res 8(9): 4311–4318
9. Kumar K, Rana J, Sreejith R et al (2012) Intraviral protein interactions of Chandipura virus. Arch Virol 157: 1949–1957
10. Uetz P, Dong YA, Zeretzke C et al (2005) Herpesviral protein networks and their inter action with the human proteome. Science 311: 239–242
11. Vliet KV, Mohamed MR, Zhang L et al (2009) Poxvirus proteomics and virus-host protein interactions. Microbiol Mol Biol Rev 73(4): 730–749
12. Mairiang D, Zhang H, Sodja A et al (2013) Identification of new protein interactions between

dengue fever virus and its hosts, human and mosquito. PLoS One 8(1): e53535

13. Geng Y, Yang J, Huang W et al (2013) Virus host protein interaction network analysis reveals that the HEV ORF3 protein may interrupt the blood coagulation process. PLoS One 8(2): e56320

14. Dolan PT, Zhang C, Khadka S et al (2013) Identification and comparative analysis of Hepatitis C virus-host cell protein interactions. Mol Biosyst 9: 3199–3209

15. de Chassey B, Aublin-gex A, Ruggieri A et al (2013) The interactomes of Influenza virus NS1 and NS2 proteins identify new host factors and provide insights for ADAR1 playing a supportive role in virus replication. PLoS Pathog 9(7): e1003440

16. Sreejith R, Rana J, Dudha N et al (2012) Mapping of interactions among Chikungunya virus nonstructural proteins. Virus Res 169(1): 231–236

17. Dudha N, Rana J, Rajasekharan S et al (2015) Host-pathogen interactome analysis of Chikungunya virus envelope proteins E1 and E2. Virus Genes 50(2): 200–209

第十六章　GelC-MS/MS 在基孔肯雅病毒感染蛋白质组分析中的应用：制备用于分析的肽段

阿查拉·帕曼尼，尼特瓦拉，西提鲁克·罗伊特拉库尔，邓肯·R. 史密斯

摘要：凝胶增强液相色谱–质谱联用（GelC-MS/MS）技术虽然工作强度大，但它是一种相对直接的方法，可产生高覆盖率的蛋白质组，应用于一系列起始材料（如细胞或患者样本）的蛋白质组分析。蛋白样本通过十二烷基硫酸钠（SDS）–聚丙烯酰胺凝胶进行一维电泳分离，然后将泳道切成切片。再将这些切片进一步切成小块，并使用胰蛋白酶对切碎的凝胶块进行胶内酶解，得到的多肽可以通过串联质谱分析和数据库检索进行鉴定。该方法可以在一次分析中常规检测数千种蛋白质。我们在此描述的方案已应用于分析基孔肯雅病毒（*Chikungunya virus*，CHIKV）感染的培养细胞和基孔肯雅热患者的标本。本章详细叙述了用于质谱和生物信息学分析的肽段生成过程。

关键词：基孔肯雅热，蛋白质组，质谱分析，肽，凝胶增强液相色谱–质谱联用

16.1　引　言

基孔肯雅病毒是一种由蚊子传播的甲病毒，属于披膜病毒科，在人类中引起一种类似登革热的疾病，但通常以关节炎症状为特征，这种症状可在发热后持续很长时间[1]。自 2004 年该病毒突然再次暴发以来[2]，许多研究[3]试图通过应用整个蛋白谱来了解该病毒的相关病理生理过程。之前采用的方法要么基于凝胶，即通过聚丙烯酰胺凝胶进行一维或二维分离；要么基于溶液。凝胶增强液相色谱–质谱联用（GelC-MS/MS）技术先通过聚丙烯酰胺凝胶电泳对蛋白质进行一维分离，然后通过胰蛋白酶对蛋白质进行胶内酶解和用偶联的纳米毛细管液相色谱–质谱联用（LC-MS/MS）技术分析肽段。一维 SDS-PAGE 电泳预分离蛋白质既可以降低随后质谱分析中蛋白质的复杂性，还能在一定程度上起到过滤作用，去除可能影响随后质谱分析的低分子量杂质，如洗涤剂、缓冲液组分。Schirle 及其同

事[4]首创了一种方法，与标准的二维凝胶电泳方法相比，能产生更广的蛋白质组覆盖范围，特别是在检测低含量和跨膜蛋白的能力方面。该方法属于高度劳动密集型，但是如果多个样本同时做的话，可对数千个样本进行预处理和分析。

然而，该方法能获得高的蛋白质组覆盖率，并可以用来解释不同来源的样本之间蛋白质表达的变化。本章描述的方案以前曾用于分析来自不同严重程度的CHIKV 感染患者的样本[5]和 CHIKV 体外感染的细胞样本[6]。在这两种情况下，通过该方法均发现了大量差异表达的蛋白质，并用不同的方法得到了验证[5,6]。

在此，我们提出一种用细胞培养样本和临床标本制备蛋白裂解液的凝胶增强液相色谱–质谱联用方法。我们详细描述了细胞裂解液制备、蛋白质定量、蛋白SDS-PAGE 电泳分离、凝胶染色及随后的样本处理并进行质谱分析等步骤。

16.2　材　　料

16.2.1　蛋白质制备及定量

1. 0.5mol/L EDTA：称取 2 水乙二胺四乙酸二钠盐（Na_2-EDTA·$2H_2O$，分子质量 372.24g/mol）186.12g，放入 2L 烧杯中，加入 800ml 去离子水，在磁力搅拌器上混匀，以氢氧化钠（见注释 1）调整溶液 pH 至 8.0，之后将溶液转至 1000ml 容量瓶中，加入去离子水使总体积为 1000ml，然后进行高压灭菌。

2. 10×磷酸盐缓冲液（PBS）（1370mmol/L NaCl，27mmol/L KCl，100mmol/L Na_2HPO_4，20mmol/L KH_2PO_4）：称取 80g 氯化钠（NaCl）、2g 氯化钾（KCl）、14.4g 磷酸氢二钠（Na_2HPO_4）和 2.4g 磷酸二氢钾（KH_2PO_4）放入玻璃烧杯中，加入 800ml 去离子水，在磁力搅拌器上搅拌溶解后，用浓盐酸（见注释 2）将 pH 调至 7.4，并转移到 1000ml 容量瓶中，用去离子水将体积调至 1000ml，高压灭菌。

3. 1×PBS：取 10×PBS 溶液 10ml 倒入 100ml 无菌容量瓶中，加入 90ml 无菌水，混合均匀。

4. 0.22μm 滤膜。

5. 0.25%（m/V）胰蛋白酶：称量 1.25g 胰蛋白酶粉末放入玻璃烧杯中，加入 400ml 1×PBS，然后用磁力搅拌器搅拌溶解。当溶液澄清后，加入 1ml 0.5mol/L EDTA（pH 8.0），继续搅拌 1～5min。用 1×PBS 溶液定容至 500ml，并在层流生物安全柜中通过 0.22μm 滤膜过滤除菌。过滤后溶液分装至 50ml 锥形离心管中，于−20℃保存。使用前在 4℃或 37℃解冻，然后保存于 4℃。

6. 10%十二烷基硫酸钠（m/V）储存液：称量 10g SDS（见注释 3）至玻璃烧杯中，加入 80ml 去离子水，用磁棒搅拌至溶解。如果 SDS 溶解度不高，可以将溶液加热到 68℃。使用 100ml 容量瓶定容至 100ml。室温下该溶液可放置 6 个月。

7. 5%十二烷基硫酸钠：将 20ml 的 10% SDS 溶液加入 50ml 试管中，加入 20ml 去离子水，搅拌均匀。

8. 0.5%十二烷基硫酸钠：将 2ml 的 10% SDS 溶液加入 50ml 试管中，加入去离子水 38ml，搅拌均匀。

9. 丙酮（分析纯）。

10. CTC（硫酸铜酒石酸）原液[0.2% $CuSO_4$，0.4%酒石酸（m/V）]：称取 0.1g 硫酸铜（$CuSO_4$）和 0.2g 酒石酸至 50ml 试管中，加入 50ml 去离子水充分搅拌溶解。

11. 20%碳酸钠：称取 10g Na_2CO_3 放入 100ml 的玻璃烧杯中，加入 50ml 去离子水，用磁力搅拌器搅拌溶解后，将溶液转移到容量瓶中，用去离子水定容至 50ml。

12. 0.8mol/L 氢氧化钠：称量 1.6g NaOH 倒入 50ml 的试管中，加入 50ml 去离子水，用力摇匀溶解。

13. Lowry 试剂溶液 A（0.025% $CuSO_4$，0.05%酒石酸，2.5% Na_2CO_3，0.2mol/L NaOH，0.5% SDS）：吸取 5ml CTC 原液、5ml 20%碳酸钠、10ml 0.8mol/L 氢氧化钠和 20ml 5% SDS 倒入 50ml 的试管中，倒置混匀。

14. Lowry 试剂溶液 B：吸取 2ml 的 Folin-Ciocalteu's 苯酚试剂和 10ml 的去离子水至离心管中，倒置混匀。

15. 牛血清白蛋白（BSA）标准：称取 2mg BSA 于 1.5ml 微量离心管中，加入 1ml 0.5% SDS，涡旋振荡 2min 溶解蛋白，得到 2mg/ml 的 BSA 储存液。用 0.5% SDS 连续稀释 BSA 原液，得到浓度分别为 0.4μg/μl、0.8μg/μl、1.2μg/μl、1.6μg/μl、2μg/μl 的标准品（因此，每 5μl 分别含 2μg、4μg、6μg、8μg 和 10μg 的 BSA）。

16. 96 孔微孔板。

17. 酶标仪。

16.2.2　SDS-聚丙烯酰胺凝胶（SDS-PAGE）

1. 分离胶缓冲液（1.5mol/L Tris-HCl 缓冲液，pH 8.8）：称取 181.65g 三氨基甲烷（Tris）至玻璃烧杯中，加 800ml 去离子水后，用磁力搅拌器搅拌溶解。然后，用浓盐酸将 pH 调至 8.8（见注释 2）。再用去离子水将体积调至 1000ml。

2. 浓缩胶缓冲液（0.5mol/L Tris-HCl 缓冲液，pH 6.8）：称取 60.55g 三氨基甲烷（Tris）至玻璃烧杯中，加 800ml 去离子水后，用磁力搅拌器搅拌溶解。然后，用浓盐酸将 pH 调至 6.8（见注释 2）。用去离子水将体积调至 1000ml。

3. 40%丙烯酰胺-双丙烯酰胺溶液（29:1）。

4. 10% SDS（w/V）。

5. 10%（w/V）过硫酸铵溶液：称取 1g（NH_4）$_2S_2O_8$ 至塑料试管中，加入 10ml 去离子水，充分混匀溶解。每个微量离心管分装 500μl，立即使用或储存于 4℃或 −20℃（见注释 4）。

6. N,N,N',N'-四甲基乙二胺（TEMED）。

7. 10×SDS-PAGE 电泳缓冲液[0.25mol/L Tris-HCl（pH 8.3），1.92mol/L 甘氨酸，1% SDS]：称取 30.3g Tris-碱、144g 甘氨酸和 10g SDS（见注释 3）放入烧杯，加入 800ml 去离子水并用磁力搅拌器搅拌溶解。缓冲液的 pH 应为 8.3，通常不需要调节 pH。将溶液转移到容量瓶中，用去离子水将体积调节到 1000ml。电泳缓冲液在室温保存。

8. 1×SDS-PAGE 电泳缓冲液[25mmol/L Tris-HCl（pH 8.3），192mmol/L 甘氨酸，0.1% SDS]：将 100ml 10×SDS-PAGE 电泳缓冲液倒入 1L 量筒中，加入 900ml 去离子水混匀。

9. 配有玻璃板和电源的微型聚丙烯酰胺凝胶电泳系统。

10. 3mol/L Tris-HCl 缓冲液（pH 6.8）：称取 36.33g 的 Tris-碱放入玻璃烧杯中，加入 80ml 去离子水并以磁力搅拌器搅拌溶解。用浓盐酸调节 pH 至 6.8（见注释 2）。将溶液转移到容量瓶中，用去离子水定容至 100ml。

11. 5×SDS 上样缓冲液[0.5mol/L 二硫苏糖醇（DTT），10% SDS，0.1mg/ml 溴酚蓝，0.4mol/L Tris-HCl（pH 6.8），50%甘油]：称取 1.925g DTT、2.5g SDS（见注释 3）和 2.5mg 溴酚蓝放入 50ml 的试管中，加入 3.25ml 的 3mol/L Tris-HCl（pH 6.8）和 12.5ml 甘油，用无菌水定容至 25ml，搅拌均匀。分装，−20℃储存。

12. 低分子量蛋白标准物。

16.2.3　凝胶染色和脱色（考马斯亮蓝）

1. 考马斯亮蓝染色液（50%甲醇，10%乙酸，2.5g/L 考马斯亮蓝 R-250）：取 2.5g 考马斯亮蓝 R-250 至烧杯中，加入 400ml 去离子水、500ml 甲醇和 100ml 冰醋酸。用磁力搅拌器搅拌使其溶解。用 Whatman No.1 滤纸过滤。

2. 脱色液（16.5%乙醇，5%乙酸）：去离子水 785ml、无水乙醇 165ml、冰醋酸 50ml，用去离子水调至 1000ml，混匀。

16.2.4　凝胶染色和脱色（银染）

1. 固定液（50%甲醇，12%乙酸，0.0185%甲醛）：量取 100%甲醇 500ml、冰醋酸 120ml、37%甲醛 500μl 至玻璃烧杯，加去离子水至 1000ml 后混合。

2. 洗涤液（35%乙醇）：取 350ml 无水乙醇及 650ml 去离子水至玻璃瓶内混匀。

3. 致敏液（0.02%硫代硫酸钠）：称取 0.2g 的 $Na_2S_2O_3$ 至容量瓶中，加去离子水 1000ml，充分溶解混匀。

4. 染色液（0.2%硝酸银）：称取 2g 的 $AgNO_3$ 至塑料容器（带盖）中，加去离子水定容至 1000ml，用力摇匀。

5. 显影液（6% Na_2CO_3，0.0004% $Na_2S_2O_3$，0.0185%甲醛）：称取 60g 的 Na_2CO_3 至塑料容器（带盖）中，加 20ml 的致敏液、500μl 的 37%甲醛，最后用去离子水定容至 1000ml。

6. 终止液（1.46%乙二胺四乙酸二钠盐）：称取 14.6g Na_2-EDTA 至有盖的塑料容器中，加去离子水至 1000ml，搅拌均匀。

7. 凝胶保存液（0.1%乙酸）：将 1ml 冰醋酸加入到 999ml 去离子水中混匀。

16.2.5　凝胶处理

1. 干净的玻璃板。

2. 95%乙醇。

3. 医用手术刀和刀片。

4. "V" 型底 96 孔聚丙烯板。

5. 测序级改良的胰蛋白酶。

6. 100mmol/L 碳酸氢铵：称取 79.06mg NH_4HCO_3 至含 80ml 去离子水的量瓶中混合溶解，用去离子水定容至 100ml。

7. 50mmol/L NH_4HCO_3：混合 50ml 的 100mmol/L NH_4HCO_3 和 50ml 的去离子水。

8. 10mmol/L NH_4HCO_3：取 10ml 的 100mmol/L NH_4HCO_3 加入到 90ml 去离子水中混匀。

9. 25mmol/L 碳酸氢铵/50%甲醇：将 50ml 的 50mmol/L NH_4HCO_3 和 50ml 的 100%甲醇加到一个玻璃瓶中，然后彻底混匀。

10. 5% H_2O_2 溶液：将 5ml 的 30% H_2O_2 原液移入 50ml 试管中，然后加入 25ml 无菌去离子水，通过涡流搅拌均匀。注意现配现用，避光保存。

11. 含 10mmol/L 二硫苏糖醇（DTT）的 10mmol/L NH_4HCO_3：称取 15mg DTT 粉末至含 10ml 的 10mmol/L NH_4HCO_3 溶液的离心管中，搅拌溶解混匀（见注释 5）。

12. 含 100mmol/L 碘乙酰胺（IAA）的 10mmol/L NH_4HCO_3：称取 180mg IAA 溶解在 10ml 的 10mmol/L NH_4HCO_3 溶液中（见注释 6）。

13. 含 10ng/μl 胰蛋白酶的 10mmol/L NH_4HCO_3：称取 20μg 测序级改良的胰蛋白酶溶解于 2ml 的 10mmol/L NH_4HCO_3 中。

14. 50%乙腈：取 50ml 乙腈（分析级）至玻璃瓶中，加入 50ml 去离子水，搅拌均匀。

15. 含 0.1%甲酸的 50%乙腈：取 50μl 100%甲酸至 49.95ml 的 50%乙腈中，彻底混匀。

16.2.6 蛋白质分析

1. 0.1%甲酸水溶液：取 999ml 水（LC-MS 试剂级）至玻璃瓶中，加入 1ml 100%甲酸。超声 15min 除去溶液中的气泡。

2. 含 0.1%甲酸的乙腈溶液：取 999ml 乙腈（LC-MS 试剂级）至玻璃瓶中，加入 1ml 100%甲酸。超声 15min 除去溶液中的气泡。

3. 1.7ml 低吸附性微量离心管。

4. 液相色谱–气相色谱法 LC-GC（liquid chromatography-gas chromatography）认证的 12mm×32mm 螺杆颈全回收透明玻璃瓶，带瓶盖和聚四氟乙烯/硅酮隔膜，容量 1ml。

5. 30%乙腈：取 30ml 乙腈（LC-MS 试剂级）至玻璃瓶中，加入 70ml 水（LC-MS 试剂级），搅拌均匀。

6. 液相色谱串联质谱（LC-MS）系统。

16.3 方 法

除非另有说明，否则所有步骤应均在室温下进行。

16.3.1 样品制备（在组织培养板或培养瓶中培养的细胞，见注释 7）

1. 取出细胞培养基至 50ml 锥形管中，用 5ml 1×PBS 洗涤细胞。

2. 将洗涤过细胞的 1×PBS 与先前取出的培养基混合，然后向细胞培养瓶中加入 1ml 0.25%胰蛋白酶-EDTA 溶液，37℃孵育 5min（见注释 8）。

3. 向组织培养瓶中加入 1ml 培养基（见注释 9），并旋转瓶子使培养基均匀分布。

4. 用移液管上下吹打溶液 10～30 次，制成单细胞悬液。

5. 取出单细胞悬液，并与前面收集的溶液（原始生长培养基和 PBS 洗涤液）混合，另用 5ml 的 1×PBS 洗涤培养瓶，并将其与前面收集的所有液体混合。

6. 将所有合并的液体于 1000×g 离心 5min（见注释 10）。去上清液，用 1.2ml 的 1×PBS 将细胞沉淀重悬（见注释 11）。

7. 将 1ml 细胞悬液转移到 1.5ml 微量离心管中，以 1500×g 离心 5min。用 1ml 的 1×PBS 洗涤细胞两次。

8. 最后一次 PBS 洗涤后，将细胞沉淀重悬于 300μl 无菌去离子水中，加入 600μl 的 100% 冰丙酮。颠倒混匀后于−80℃孵育至少 1h。

9. 将溶液以 9200×g 离心 30min 并除去上清液。

10. 在通风橱中干燥蛋白沉淀 30～60min，然后通过反复吹打将沉淀重悬于 100～500μl 的 0.5% SDS 中。

16.3.2　标本制备（临床材料：白细胞）

1. 将白细胞沉淀（或其他合适的临床材料）储存在−80℃直至使用。

2. 向细胞沉淀中加入 50μl 去离子水并超声处理样本直至所有的细胞裂解（每次约 4 个循环，每次 5min，直至溶液均匀）。

3. 加入 200μl 丙酮，于−20℃孵育过夜或直到使用。

4. 于 9200×g 离心溶液 30min 后弃去上清液。

5. 在通风橱中干燥蛋白沉淀 30～60min，然后通过反复吹打将沉淀重悬于 25μl 的 0.5% SDS。

16.3.3　Lowry 法测定蛋白质浓度（见注释 12）

1. 用 0.5% SDS 稀释蛋白质样本。如果不能近似估计样品的浓度，则准备 2～3 个稀释倍数的样本，范围为一个数量级。

2. 将 5μl 稀释的样本和 BSA 标准液加入 96 孔板中（3 个复孔），随后加入 200μl 的 Lowry 试剂溶液 A，在 25℃以上孵育 30min，以避免出现 SDS 沉淀。

3. 再加入 50μl 的 Lowry 试剂溶液 B，在室温孵育 30min。

4. 在孵育结束后的 10min 内，使用酶标仪测量 750nm 处的吸光度（见注释 13）。

16.3.4　十二烷基硫酸钠-聚丙烯酰胺凝胶电泳（SDS-PAGE）

丙烯酰胺是一种刺激物、较强的神经毒素、生殖毒素和可能的人类致癌物质。应使用防护服和适当的一次性手套以避免接触。虽然聚合后毒性显著降低，但未聚合的丙烯酰胺仍可能存在潜在的危害。以下方案用于制备一块凝胶。

1. 组装制备凝胶的组件：将凝胶梳子插入玻璃板夹层中至所需深度，并用记号笔在玻璃板上比梳齿末端低 5～6mm 处做一个小标记，然后取下梳子。

2. 向 25ml 锥形瓶中加入 4196.7μl 的去离子水、3125μl 的 40%由两类丙烯酰胺混合成的溶液（29∶1）、2500μl 的 1.5mol/L Tris 缓冲液（pH 8.8）、125μl 的 10% SDS 和 50μl 的 10%过硫酸铵溶液，旋转锥形瓶混合均匀。

3. 加入 3.3μl 的 TEMED，再次旋转混合，将该分离胶溶液灌入玻璃夹层中，直到液面达到前面标记的水平，且不留下任何气泡。再在上面覆盖大约 5mm 深的去离子水，然后使凝胶聚合至少 40min。

4. 将 1828.3μl 的去离子水、375μl 的 40%由两类丙烯酰胺混合成的溶液（29∶1）、742μl 的 0.5mol/L Tris 缓冲液（pH 6.8）、30μl 的 10% SDS 和 23μl 的 10%过硫酸铵溶液加入 25ml 锥形瓶中，旋转混合均匀。加入 1.7μl 的 TEMED，再次旋转混匀。

5. 去除聚合后分离胶顶部的去离子水，并将浓缩胶溶液倒至比玻璃板边缘低 1～2mm 的位置，将梳子插入玻璃板夹层中，不要残留任何气泡。让凝胶夹层聚合至少 30min。

6. 在凝胶聚合后，将玻璃板夹层连接到核心电泳仪，并在顶部和底部电泳槽中加入电泳缓冲液，确保凝胶浸没在电泳槽的电泳缓冲液中。轻轻取出梳子，用 21 号针头吸取少量电泳缓冲液从顶部清洗梳孔。

7. 为了制备用于上样的样本，在 4 体积含有 15～50μg 蛋白质的悬液样本中加入 1 体积的 5×上样缓冲液，并煮沸样本 5min，然后加到聚丙烯酰胺凝胶的各个孔中。在凝胶的其中一个泳道中加入 2μg 低分子量蛋白质标准物（见注释 14）。

8. 盖上盖子并连接电源，每块凝胶以恒定的 20mA 电流进行电泳，直到染料前端（溴酚蓝）到达分离胶的末端（约 90min）。

16.3.5　凝胶染色和脱色（考马斯亮蓝）

1. 电泳后，从电泳仪中取出凝胶夹层，小心拆开，将凝胶浸入考马斯亮蓝染色液中，轻轻摇动 1min。70℃轻轻摇动孵育 5min，然后在室温下轻轻摇动孵育 5min。

2. 去考马斯亮蓝染色液，用脱色液替换染色液。以合适的频率轻轻摇动或晃动凝胶，1～2h 定期更换脱色液或摇晃脱色液过夜，直至凝胶背景变得清晰（见注释 15）。

3. 当凝胶背景变清晰时，用去离子水洗涤凝胶，扫描凝胶记录结果（见注释 16）。

16.3.6　凝胶染色和脱色（银染）

如果考马斯亮蓝染色后的蛋白质泳道不清晰，特别是接近凝胶底部的位置，凝胶可以通过银染法重新染色。所有步骤在室温下完成。

1. 将之前的考马斯亮蓝染色凝胶在银染固定液中浸泡 30min，然后用洗涤液清洗 2 次，每次 5min。

2. 弃洗涤液后，将凝胶浸入致敏液中 1min，用去离子水洗涤凝胶 2 次，每次 5min。

3. 凝胶在硝酸银溶液中浸泡 30min，然后用去离子水洗涤 1min。

4. 将凝胶浸入显影液中，直到出现深棕色，然后弃显影液。

5. 将凝胶浸泡在终止液中 20min，然后用去离子水洗涤凝胶一次。

6. 扫描和记录结果（见注释 16）。如果凝胶在进一步处理前需要保存，则将其浸入以去离子水配制的 0.1%乙酸溶液中，室温或 4℃ 可长期储存。

16.3.7 还原/烷基化和凝胶内酶切消化

1. 用蒸馏水清洗透明的玻璃板，然后用 95%乙醇冲洗。晾干后，将待处理的凝胶放在玻璃板上。

2. 使用干净的手术刀，将凝胶水平分成 10～13 段（图 16-1），从周围的凝胶基质中取出每个泳道的凝胶蛋白质切片，然后使用干净的手术刀将每个凝胶切片切成无数 1mm³ 的小凝胶立方体，将立方体平均分到 96 孔板的 3 个单独孔中（见注释 17）。因此，每个泳道切片将平均分配到 3 个单独的孔中（图 16-2）。

3. 对于仅用考马斯亮蓝染色的凝胶块，每孔加入 200μl 的 25mmol/L 碳酸氢铵/50%甲醇，室温孵育 15min，偶尔搅拌，去上清。重复此操作，直到凝胶变成浅蓝色。

4. 对于使用考马斯亮蓝和银染双重染色的小凝胶立方体，向每个孔中加入新鲜的 5% H₂O₂ 溶液，并孵育 15min。去上清，并重复此操作，直至凝胶立方体呈淡黄色。

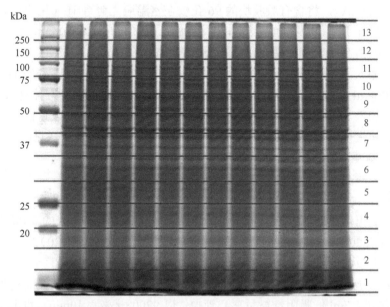

图 16-1 标准考马斯亮蓝染色的 SDS-聚丙烯酰胺凝胶。如图所示，将凝胶切成 13 个片段（红线），随后从周围的凝胶基质中取出蛋白质条带，将其切成体积为 1mm³ 的凝胶块。（彩图请扫封底二维码）

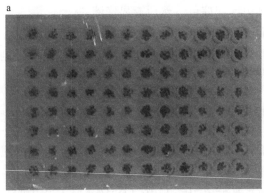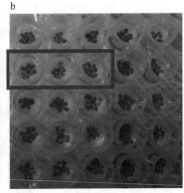

图 16-2　(a) SDS-聚丙烯酰胺凝胶经考马斯亮蓝染色后制备的凝胶块在 96 孔板中示例。(b) 为图 (a) 中 96 孔板局部放大图。用红色框起来的 3 个孔 (内容物) 来自同一个凝胶块。(彩图请扫封底二维码)

5. 用无菌蒸馏水洗涤凝胶立方体一次，搅拌 5min。

6. 除去水，加入 200μl 的 100%乙腈，室温孵育凝胶块 10min，偶尔搅拌。

7. 除去乙腈，让凝胶块风干 5～10min。

8. 向每个孔中加入 20～25μl (足以覆盖立方体) 10mmol/L NH$_4$HCO$_3$ 溶液 (含 10mmol/L IAA)，并在 56℃孵育 1h (见注释 18)。

9. 除去多余的 DTT/NH$_4$HCO$_3$ 溶液，让含有凝胶块的孔板冷却至室温。

10. 加入 20～50μl (足以使凝胶立方体浸没) 10mmol/L NH$_4$HCO$_3$ (含有 100mmol/L IAA)，将含有凝胶块的 96 孔板在室温避光孵育 1h (见注释 6)。

11. 移除上清，每孔加入 200μl 的 100%乙腈，孵育样本 10min，偶尔搅拌。

12. 除去乙腈，让样品在室温风干 5～10min。

13. 加入 20～50μl (足以覆盖干燥的凝胶立方体) 10mmol/L NH$_4$HCO$_3$ 溶液 (含有 10ng/μl 胰蛋白酶)，并在 4℃孵育 10～15min 以使凝胶立方体复水。

14. 加入 5～10μl 的 10mmol/L 碳酸氢铵，在 37℃消化 3h 或过夜。

15. 胰蛋白酶消化后，快速旋转 96 孔板，将沉淀带到孔底 (见注释 19)。将液体移至新 96 孔板中 (见注释 20)。

16. 向凝胶残余物中加入 50μl 的 0.1%甲酸/50%乙腈混合液，并在室温摇晃孵育 15min。

17. 取出液体，与新 96 孔板中上一步骤的液体混合。用 50μl 的 0.1%甲酸/50%乙腈混合液重复萃取 2 次，并与先前提取的液体混合 (见注释 20)。

18. 将收集的液体在 40℃蒸发直至干燥。将板保存在−20℃直至进行 LC-MS/MS 分析。分析时，将板置于室温并用 15～20μl 的 0.1%甲酸吹打重悬提取肽。将悬液转移到 1.7ml 低吸附性微量离心管中，以 9200×g 离心 10min。将上清液转移到用于 HPLC Q-TOF 分析的玻璃瓶中 (避免任何小块凝胶或气泡)，然后将 4～5μl

样本注入 NanoLC 柱（见注释 21）。生成数据用于生物信息学分析（见注释 22）。

16.4　注　释

1. 在加入氢氧化钠调节溶液 pH 至 8.0 之前，乙二胺四乙酸二钠盐（Na$_2$-EDTA）不能完全溶解。此时，可以通过直接向溶液中添加 10mol/L 氢氧化钠溶液或氢氧化钠颗粒来解决。

2. 溶液的初始 pH 可以用浓 HCl（12mol/L）进行调节，但最终调节时应使用离子强度较低的 HCl（6mol/L、1mol/L），以便更好地进行控制。

3. 吸入 SDS 粉末可引起呼吸道刺激，并可能引起严重的过敏反应。粉末状 SDS 应在通风柜内称重和处理，工作人员应穿戴全套防护服，包括手套、护目镜和口罩。

4. 因为过硫酸铵在溶液中会慢慢降解，所以为了达到最好的效果，每次都要现配现用。该溶液可以在 4℃储存 2～3 周，也可以在−20℃保存一年。

5. 只能用新制备的二硫苏糖醇（DTT）溶液。

6. 只能用新制备的碘乙酰胺（IAA）溶液。IAA 十分不稳定且对光敏感。应现配现用，在避光条件下进行烷基化。

7. 方案设定基于 100mm^2 组织培养皿中生长 1000 万个细胞。相同数量的细胞对于后续的精确定量分析至关重要。收细胞前应进行计数。

8. 细胞进行胰蛋白酶消化会降解表面的蛋白质。如果不需要采用单细胞悬液进行额外的分析，则可以直接用 PBS 刮除细胞，而无须胰蛋白酶消化。

9. 培养基能抑制胰蛋白酶的活性。

10. 应避免高速离心，以免细胞破裂。

11. 在我们之前的出版物[6]中，100μl 细胞悬液通过膜联蛋白 V（annexin V）和 PI 染色监测细胞死亡，而另 100μl 细胞悬液采用流式细胞术监测感染百分比。如果不需要额外的分析，可将细胞重悬于 1ml 的 PBS 中。

12. 测定总蛋白质的方法有 Bradford 法、二喹啉甲酸（BCA）蛋白质测定法和 Lowry 法。由于 Lowry 法的灵敏度范围广，我们常用它来定量蛋白质。然而，没有任何一种蛋白质定量方法能对所有的样本都适用，实验人员应从样本角度出发选择最合适的方法。

13. 第三位小数的变化和 0.99 的 R^2 值是可以接受的。

14. 上样前，蛋白质分子量标准物也应与样本一样煮沸，这样可以提高其分辨率。

15. 小的物质或灰尘会堵塞 NanoLC 柱，因此，使用者不应该使用纸巾或其他材料来吸走多余的污渍溶液。

16. 扫描前，各泳道的总蛋白量应该大致相等，没有明显的"颈缩"或其他扭曲现象。如果有明显的"颈缩"或蛋白质丰度不同，重新制胶跑胶再进行扫描。

    17. 该方案使用 96 孔板，但同样可以使用微量离心管。如果使用微量离心管，在每两个步骤之间快速旋转管子是非常重要的，可以将液体带到管子的底部。在需要特定温度的步骤中，确保管子底部和顶部的温度相同。

    18. 这一步可以还原蛋白的二硫键。

    19. 如果没有旋转 96 孔板的设备，可以省略这一步。

    20. 从一个旧板转移到一个新板时，注意保持样本的方向。

    21. 许多 LC-MS/MS 系统可以用。每个系统都有自己的特定要求，用户在使用时应该遵守相应的要求。

    22. 肽质量数据可以通过多种方式进行分析。本方法中作者使用了 Mascot 数据库搜索程序（Matrix Science）。这个在线资源允许免费搜索的光谱多达 1200 个，但在使用上有一些限制。然而，提交自动和大型搜索（超过 1200 个光谱）时，要求用户获得 Mascot 服务器内部副本的许可。

    致谢：该项目得到了玛希隆大学、泰国高等教育委员会、玛希隆大学和泰国研究基金的资助。

参 考 文 献

1. Thiberville SD, Moyen N, Dupuis-Maguiraga L, Nougairede A, Gould EA, Roques P, de Lamballerie X (2013) Chikungunya fever: epidemiology, clinical syndrome, pathogenesis and therapy. Antiviral Res 99: 345–370

2. Powers AM (2011) Genomic evolution and phenotypic distinctions of Chikungunya viruses causing the Indian Ocean outbreak. Exp Biol Med 236: 909–914

3. Smith DR (2015) Global protein profiling studies of chikungunya virus infection identify different proteins but common biological processes. Rev Med Virol 25: 3–18

4. Schirle M, Heurtier MA, Kuster B (2003) Profiling core proteomes of human cell lines by one-dimensional PAGE and liquid chromatography- tandem mass spectrometry. Mol Cell Proteomics 2: 1297–1305

5. Wikan N, Khongwichit S, Phuklia W, Ubol S, Thonsakulprasert T, Thannagith M, Tanramluk D, Paemanee A, Kittisenachai S, Roytrakul S, Smith DR (2014) Comprehensive proteomic analysis of white blood cells from chikungunya fever patients of different severities. J Transl Med 12: 96

6. Abere B, Wikan N, Ubol S, Auewarakul P, Paemanee A, Kittisenachai S, Roytrakul S, Smith DR (2012) Proteomic analysis of chikungunya virus infected microgial cells. PLoS One 7: e34800

第十七章　生物信息学方法研究基孔肯雅病毒感染过程中病毒与宿主的相互作用

斯里吉思·拉贾塞卡兰，桑杰·古普塔

摘要： 用于研究病毒与宿主相互作用的高通量基因组方法的局限性使得我们难以直接了解病毒的致病机制。在本章，从几个重要方面解释了用于预测基孔肯雅病毒（*Chikungunya virus*，CHIKV）-宿主相互作用的基于蛋白质结构相似性的计算机方法的核心步骤。确定这种推测的、保守的病毒与宿主间相互作用，可加深我们对病毒特异性改变宿主细胞机制的理解和明确疾病干预的新领域。

关键词： 基孔肯雅病毒，蛋白质相互作用，蛋白质结构相似性，结构生物信息学，病毒–宿主相互作用

17.1　引　言

病毒感染宿主和宿主对其的反应是一个复杂的、特异的蛋白质–蛋白质相互作用网络。当宿主试图清除入侵的病毒病原体时，逃避宿主免疫监视的病原体可以继续增殖，因此，鉴定病毒–宿主蛋白相互作用的研究面临很大的挑战，可阐明病毒与宿主之间相互作用的图谱还远未完成。尽管使用酵母双杂交法（Y2H）对病毒与宿主相互作用进行大规模筛选，能为病毒感染和增殖过程的计算机分析与建模提供大量资源，但是由于高通量筛选结果数量庞大，且质量参差不齐，因此难以通过筛选结果直接阐明病毒感染的过程[1]。计算机方法通过整合不同的筛选结果和鉴定靶蛋白之间的总体趋势与关联，如涉及的共同途径和生物过程，从而加速鉴定蛋白质相互作用的实验进程。

计算机方法已被证明在鉴定单个机体的蛋白质相互作用或物种（种间）之间蛋白质相互作用方面非常有帮助（种内；[2]）。尽管在预测种内蛋白相互作用方面有大量的研究，但关于种间蛋白相互作用预测的研究，由于数据源稀缺而受到限制。然而，在过去 10 年中，随着基因组和蛋白质组学数据的产生，使用计算机方法预测病毒与宿主相互作用的研究已显著增加[3-5]。人类免疫缺陷病毒（HIV）是研究最多的病毒之一，因此我们使用了几种不同的计算机方法和实验研究来预

测 HIV 与其人类宿主之间的相互作用[6-8]。最近的一些研究涉及通过序列和结构同源性来确定病毒与其宿主之间的蛋白质相互作用[9,10]。除病毒外，还根据病原体和宿主蛋白的结构相似性，对非病毒病原体进行了相关研究[4,11]。

本章描述了运用基于蛋白质结构相似性的计算机方法，预测基孔肯雅病毒与其宿主（人和蚊子）之间的相互作用。这种方法在早期已用于 HIV[8]、登革病毒（DENV）[12]、Chandipura 病毒（CHPV）及引起热带疾病的非病毒病原体[5]与人类相互作用的预测[13]，还涉及宿主已知结构蛋白的图谱，已知宿主与结构类似的病毒蛋白之间的相互作用。依据作者先前报道的 CHIKV 内蛋白相互作用的相关知识[14,15]，再结合该方法，可以建立一个深入研究 CHIKV 生物学的平台。

17.2 方　　法

17.2.1 病毒蛋白结构

1. 从蛋白质数据库（PDB）获得经实验确定的 CHIKV 包膜蛋白[E1（PDB 登录号：3N42-F）、E2（PDB 登录号：3N42-B）和 E3（PDB 登录号：3N42-A）]的三维结构。由于蛋白质数据库中没有 CHIKV 的衣壳蛋白、6K 蛋白和所有 4 种非结构蛋白的结构信息，因此使用 I-TASSER 对其结构进行建模（[16，17]；见注释 1）。

2. 使用 CHIKV 基因序列[18][GenBank 登录号：JF272473（nsP1）、JF272474（nsP2）、JF272475（nsP3）、JF272476（nsP4）、JF272477（衣壳）、JF272481（6K），2011 年]生成蛋白质计算机模型。

17.2.2 鉴定基孔肯雅病毒和宿主的结构相似蛋白

1. 将已知的或由 I-TASSER 生成的病毒蛋白结构提交到 DaliLite v.3 Web 服务器（见注释 3），获得与 CHIKV 蛋白结构相似的对应的人和果蝇（见注释 2）蛋白质。

2. 把所有 Z 分数 ≥2 的 *Homo sapiens* 和 *Drosophila melanogaster* 蛋白作为 CHIKV 相应蛋白质的结构相似蛋白质，将这些蛋白质分别称为 hCHIKV 和 dCHIKV 蛋白。

17.2.3 CHIKV 与宿主蛋白相互作用的预测

1. 从 HPRD（人类蛋白质参考数据库）[19]、BIOGRID（生物通用相关数据库）[20]和 STRING[21]数据库中获得 hCHIKV（种内或内源性相互作用）的细胞蛋白质配体，鉴定 CHIKV 与可能的宿主人之间的相互作用（种间或外源性相互作用）。所有通过体外和/或体内方法建立病毒与蛋白质间相互作用的文献都被纳入这些数据集。

2. 使用数据库 DroID，以 0.4 的置信度阈值获得 dCHIKV 与其他 *D. melanogaster* 蛋白的相互作用（内源性相互作用），以鉴定 CHIKV 和果蝇蛋白之间可能的相互作用（外源性相互作用，[22]）。

3. 使用 FlyBase 数据库获取果蝇 *D. melanogaster* 中埃及伊蚊的直系同源基因[23]，并推测这些蛋白质为 CHIKV 与蚊子可能的相互作用蛋白质。

17.2.4 基因聚类与相互验证

1. 基于对 CHIKV 蛋白质组进行基因聚类（GO）分析（功能和细胞定位），对可能与其相互作用的宿主蛋白进行注释。

2. 因为两个蛋白质理论上必须共享至少一个细胞空间，才利于它们之间发生直接相互作用，所以在蛋白质定位的基础上，必须列出交互数据集，从 AgBase v.2.00 提供的 GOanna 网络服务器上，获得推测的宿主蛋白相互作用的细胞空间。该网络服务器通过序列同源性生成 GO 注释[24]。

3. 使用 GOanna2ga 工具将输出文件转换为注释概要文件。通过 GOslim 浏览器解释概要文件获得结果。GO 注释术语的分配基于先前的注释数据，类似于 BLAST 识别的输入数据。

4. 根据文献报道的关于病毒蛋白在宿主细胞中的定位，进一步筛选分配给单个蛋白质的细胞空间。

5. 将初步审核过的蛋白质提交到数据库进行注释、可视化和集成发现（DAVID，[25-27]）；并将反应物数据集[28]提交给数据库，以获得这些蛋白质富集的术语列表及涉及这些蛋白质的生物学途径。

6. 将 DAVID 注释图组织成树状结构，与树根距离越远的术语越特异。通过 GO 四级术语使研究更加具体和包含丰富的信息。

7. 使用 Bonferroni 程序获得校正的 p 值。将这些值转换为 $-\mathrm{Log}_{10}$ 值以用于作图。

8. 使用 Cytoscape 建立交互网络[29]。

9. 单个蛋白质由多个 PDB 登录号表示。同样，在 Dali 数据库中，每种蛋白质可以由多种 PDB 结构表示。由于所有这些结构对应于相同的蛋白质，因此生成的相互作用数据集也是相同的。

10. 通过用单个 PDB 结构表示每种蛋白质来消除数据中的冗余。除此之外，多种 hCHIKV（人类蛋白质在结构上与 CHIKV 蛋白相似）蛋白可以有共同的细胞伴侣，并且其中仅考虑人类蛋白质库和 CHIKV 蛋白之间相互作用。

11. 比较 CHIKV 和相关甲病毒 Sindbis 病毒（SINV）与 Semliki 森林病毒（SFV）通过实验研究获得的假定相互作用，以验证这些结果。

17.2.5 结果解释

用 17.2.1 节描述的蛋白质结构作为数据输入的例子，本章阐述的计算机方法，分别通过 3918 个和 112 个独特的相互作用，预测 2028 个人类和 86 个蚊子蛋白与 CHIKV 之间的相互作用。在 CHIKV 结构蛋白（参与细胞内信号转导、JAK-STAT 途径和酶联受体介导的信号转导途径）和非结构蛋白（参与翻译–转录调节、细胞程序性死亡和应激反应）中，对涉及靶蛋白的功能过程进行大致分类。根据 CHIKV 感染期间的病毒蛋白和功能相关性对预测的相互作用进行重点分析，并根据其他相关甲病毒的相互作用数据进行优先排序[30]。这种基于生物信息学的方案还可用于预测感染期间宿主与其他病原体之间的蛋白质–蛋白质相互作用。

17.3 注 释

1. 病毒蛋白结构也可以通过其他生物信息学工具来产生，如 SWISS-MODEL Workspace、Modeller v9.11 和 FG-MD（片段引导的分子动力学）。

2. 由于对蚊子蛋白质组缺乏充分了解，因此我们使用果蝇蛋白进行相互作用研究，以此来鉴定蚊子同源蛋白。

3. DaliLite v.3 Web 服务器使用加权相似度之和（配对之和的方法）来比较氨基酸之间的分子内距离。因为同源蛋白的结构相对于进化无关蛋白质的结构具有较高的相似性，这一比较与专家分类相关联。利用 Dali 或距离对齐矩阵方法服务器对蛋白质数据库（PDB）中的所有可用结构进行策略性筛选，以确保不漏掉任何显著相似性。该服务器将输入结构划分为六肽片段，并通过计算连续片段之间的接触模式来计算距离矩阵。在确定两种蛋白质的相似性时，可以通过 α-碳距离矩阵的排列来比较这些蛋白质的三维结构坐标。当两个蛋白质在大致相同的位置上有相同或相似的特征时，可以说它们具有相似的折叠，其具有连接其二级结构元件的相似长度的环。

参 考 文 献

1. Friedel CC (2013) Computational analysis of viral-host interactome. In: Bailer SM, Leiber D (eds) Virus-host interactions: methods and protocols, methods in molecular biology, 1st edn. Springer, New York, pp 115–130
2. Shoemaker BA, Panchenko AR (2007) Deciphering protein-protein interactions. Partii. Computational methods to predict protein and domain interaction partners. PLoS Comput Biol 3(4): e43
3. Aloy P, Russell RB (2003) InterPreTS: protein interaction prediction through tertiary structure. Bioinformatics 19(1): 161–162

4. Lu L, Lu H, Skolnick J (2002) MULTIPROSPECTOR: an algorithm for the prediction of protein-protein interactions by multimeric threading. Proteins 49: 350–364

5. Davis FP, Braberg H, Shen MY et al (2006) Protein complex compositions predicted by structural similarity. Nucleic Acids Res 34: 2943–2952

6. Tastan O, Qi Y, Carbonell JG, Klein-Seetharaman J (2009) Prediction of interactions between HIV-1 and human proteins by information integration. Pac Symp Biocomput 14: 516–527

7. Evans P, Dampier W, Ungar L et al (2009) Prediction of HIV-1 virus host protein interactions using virus and host sequence motif. BMC Med Genomics 2: 27–39

8. Doolittle JM, Gomez SM (2010) Structural similarity-based predictions of protein interactions between HIV-1 and *Homo sapiens*. Virol J 7: 82–96

9. Davis FP, Barkan DT, Eswar N et al (2007) Host-pathogen protein interactions predicted by comparative modeling. Protein Sci 16(12): 2585–2596

10. Franzosa EA, Xia Y (2011) Structural principles within the human-virus protein-protein interaction network. Proc Natl Acad Sci U S A 108(26): 10538–10543

11. Zhang QC, Petrey D, Deng L et al (2012) Structure based prediction of protein-protein interactions on a genome wide scale. Nature 490: 556–561

12. Doolittle JM, Gomez SM (2011) Mapping protein interactions between Dengue virus and its human and insect hosts. PLoS Negl Trop Dis 5(2): e954

13. Rajasekharan S, Rana J, Gulati S et al (2013) Predicting the host protein interactors of Chandipura virus using a structural similarity-based approach. FEMS Pathog Dis 69(1): 29–35

14. Sreejith R, Rana J, Dudha N et al (2012) Mapping of interactions among Chikungunya virus nonstructural proteins. Virus Res 169(1): 231–236

15. Dudha N, Rana J, Rajasekharan S et al (2014) Host-pathogen interactome analysis of Chikungunya virus envelope proteins E1 and E2. Virus Genes 50(2): 200–209. doi: 10.1007/s11262-014-1161-x

16. Berman HM, Westbrook J, Feng Z et al (2000) The Protein Data Bank. Nucleic Acids Res 28: 235–242

17. Zhang Y (2008) I-TASSER server for protein 3D structure prediction. BMC Bioinformatics 9: 40–47

18. Dudha N, Appaiahgari MB, Bharati K et al (2012) Molecular cloning and characterization of Chikungunya virus genes from Indian isolate of 2006 outbreak. J Pharm Res 5(7): 3860–3863

19. Mishra GR, Suresh M, Kumaran K et al (2006) Human protein reference database–2006 update. Nucleic Acids Res 34: D411–D414

20. Stark C, Breitkreutz BJ, Reguly T et al (2006) BioGRID: a general repository for interaction datasets. Nucleic Acids Res 34: D535–D539

21. Szklarczyk D, Franceschini A, Kuhn M et al (2011) The STRING database in 2011: functional interaction networks of proteins globally integrated and scored. Nucleic Acids Res 39: D561–D568

22. Aranda B, Achuthan P, Alam-Faruque Y et al (2009) The IntAct molecular interaction database in 2010. Nucleic Acids Res 38: D525–D531

23. Crosby MA, Goodman JL, Strelets VB et al (2006) FlyBase: genomes by the dozen. Nucleic Acids Res 35: D486–D491

24. McCarthy F, Wang N, Magee GB et al (2006) AgBase: a functional genomics resource for agriculture. BMC Genomics 7: 229–241

25. Ashburner M, Ball CA, Blake JA et al (2000) Gene ontology: tool for the unification of biology. Nat Genet 25: 25–29

26. Dennis G, Sherman B, Hosack D et al (2003) DAVID: database for annotation, visualization, and integrated discovery. Genome Biol 4: P3
27. Huang DW, Sherman BT, Lempicki RA (2009) Systematic and integrative analysis of large gene lists using DAVID bioinformatics resources. Nat Protoc 4: 44–57
28. Matthews L, Gopinath G, Gillespie M et al (2009) Reactome knowledgebase of human biological pathways and processes. Nucleic Acids Res 37: D619–D622
29. Shannon P, Markiel A, Ozier O et al (2003) Cytoscape: a software environment for integrated models of biomolecular interaction networks. Genome Res 13: 2498–2504
30. Rana J, Sreejith R, Gulati S et al (2013) Deciphering the host-pathogen interface in Chikungunya virus-mediated sickness. Arch Virol 158(6): 1159–1172

第十八章 基孔肯雅病毒 T 细胞表位预测

黄·洛平·克里斯汀，谭丁韦，董乔川

摘要：如今对基孔肯雅病毒（*Chikungunya virus*，CHIKV）疫苗的需求日益增加，基于表位的疫苗是一种有前景的解决方案。鉴定 CHIKV 的 T 细胞表位对于设计抗原表位疫苗以成功触发免疫应答至关重要。生物信息学工具能够系统地扫描 CHIKV 蛋白中的免疫原性肽段，从而大大减少设计过程消耗的时间和精力。本章提供了以下操作步骤：利用机器学习算法对主要组织相容性复合体（MHC）I 类肽结合数据进行分析，并为结合物和非结合物的分类建立预测模型。该模型可用于预测和识别 CHIKV 的 T 细胞表位，从而用于未来的疫苗设计。

关键词：基孔肯雅病毒，主要组织相容性复合体，抗原，多肽，表位，预测，机器学习软件

18.1 引　言

基孔肯雅病毒的再次出现及其对公共卫生的威胁引发人们极大的关注。尽管对该病毒开展了大量的研究工作，但仍然没有针对其感染的抗病毒治疗或疫苗[1-3]。基于表位的疫苗是传统疫苗很有前景的替代品，其通过准确选择免疫原性表位来激发所需的免疫反应。研究表明，CHIKV 感染引起较强的先天免疫反应，从而激活 CD8+ T 细胞[4]。T 细胞表位的选择在 CHIKV 抗原表位疫苗的设计中起着至关重要的作用。

多种生物信息学方法可以用于 T 细胞表位的预测。从 CHIKV 蛋白中筛选出所有可能的表位，可以大大加快表位选择的进程。这些软件中有许多是公开的，包括简单的基于序列的预测及基于复杂结构的预测等各种方法和算法[5,6]。利用机器学习软件可以构建计算模型，预测 T 细胞表位与主要组织相容性复合体（MHC）I 类肽的结合。这些预测模型可用于从 CHIKV 中鉴定可能的免疫原性蛋白。本章概述了利用机器学习软件构建 MHC I 类 T 细胞表位预测模型，以及辅助鉴定可能用于疫苗设计的 CHIKV 的 T 细胞表位的过程。

18.2 材　　料

18.2.1 数据

机器学习软件的算法需要足够的 MHC I 类肽结合和非结合数据。目前已有含大量 MHC I 类肽数据的公共数据库，其中包括免疫表位数据库（IEDB）[7]和 MHCBN[8]。所需数据是那些与 MHC I 类肽具有结合亲和力的相应肽序列（见注释 1）。

18.2.2 软件

WEKA 是一个带有一整套机器学习软件的开放资源平台（http://www.cs.waikato.ac.nz/ml/weka/）[9]。该软件可用于验证各种机器学习算法，并为数据集构建选择最佳的方法。

18.3 方　　法

18.3.1 结合物和非结合物的定义

根据实验确定的结合亲和力，将 MHC I 类肽数据集的肽序列分为两组：结合物和非结合物。结合亲和力低于 500nM 的多肽可被归类为能够刺激 CD8$^+$ T 细胞反应的结合物，而非结合物则是那些结合亲和力超过该阈值的多肽[10]。

18.3.2 肽序列转化为特征性载体

下一步是将肽序列转化为特征性载体，然后输入软件进行机器学习（见注释 2）。根据氨基酸基团的属性，如亲水性、电荷性和极性，从每个肽序列获得氨基酸的物理化学性质（[11-13]；见注释 3）。表 18-1 为根据汤米健太郎（Tomii）和美浓金久（Kanehisa）的氨基酸指数列出的氨基酸基团的理化性质[14]。

表 18-1　氨基酸理化性质分组

氨基酸性质	分组		
	1	2	3
疏水性	极性氨基酸 K E D Q N R	中性氨基酸 A S T P H Y G	疏水氨基酸 V L I M F W C
电荷性	正氨基酸 K R	中性氨基酸 N C Q G H I L M F P S T W Y V A	负氨基酸 D E
极性	极性值 4.9～6.2 I F W C M V Y L	极性值 8.0～9.2 A T G S P	极性值 10.4～13.0 Q R K N E D H

注：根据 Tomii 和 Kanehisa 的氨基酸指数及每种氨基酸的理化性质，氨基酸可分为三类[11-14]。

然后，用组成-转变-分布（CTD）方法对每个肽序列的氨基酸物理化学性质进行全面描述。由杜布切克（Dubchak）等提出的 CTD 方法[15]，利用组成（C）、转变（T）和分布（D）三个描述符提取关于每种氨基酸基团的物理化学性质信息。每个描述符的计算如下。

1. 组成（composition）：描述了序列中氨基酸属性基团百分比的频率，即相对于肽序列全长，各属性基团中氨基酸总数的百分比：

$$C = \left(\frac{n_1 \times 100}{N}, \frac{n_2 \times 100}{N}, \frac{n_3 \times 100}{N} \right)$$

其中，$N = \sum_{i=1}^{m} n_i, m = 3$，为每种属性的氨基酸基团数，$n_i$ 为第 i 个基团的氨基酸数[16,17]。

2. 转变（transition）：检测肽序列中氨基酸属性基团之间变化的百分比频率。因此，T 为 i 基团转变为 j 基团的百分比频率，或 j 转变为 i，其中 $i, j \in \{n_1, n_2, n_3\}$：

$$T = \left(\frac{T_{G_1 G_2} \times 100}{N-1}, \frac{T_{G_1 G_3} \times 100}{N-1}, \frac{T_{G_2 G_3} \times 100}{N-1} \right)$$

其中，$T_{G_i G_j}$ 为第 i 基团中氨基酸转变数及 j 基团中氨基酸转变数，或从 j 基团到 i 基团的转变，$N-1$ 为肽序列的转变总数[16-18]。

3. 分布（distribution）：指肽序列中第 1%、25%、50%、75% 和 100% 的氨基酸在属性基团中的位置。根据肽段长度计算氨基酸在每个部分的位置。

$$D = \left(D_1, D_2, D_3 \right)$$

$$D_i = \left(\frac{P_{i0} \times 100}{N}, \frac{P_{i25} \times 100}{N}, \frac{P_{i50} \times 100}{N}, \frac{P_{i75} \times 100}{N}, \frac{P_{i100} \times 100}{N} \right)$$

其中，P_{ij}（j=0，25，50，75，100）是 i 基团中 j% 氨基酸的长度[16,17]。

因此，对于这三个性质氨基酸组，每一个都可以计算出 21 个 C、T、D 描述符，得到描述每个肽序列氨基酸物理化学性质的 63 个特征向量。WEKA 接受 ARFF 文件格式的数据，示例如图 18-1 所示。将肽序列转换成特征性向量的数据集必须进行相应的格式化。

18.3.3 预测模型的建立

有许多机器学习算法可以用来对结合物和非结合物进行分类。下面列出了从 WEKA 浏览器的"分类"选项卡中获得的几种常用的机器学习算法（见注释 4）。

1. 人工神经网络 Artificialneural network——classifiers\functions\Multilayer-Perceptron。

```
% 1. Title: MHC Class I Peptide Binding Data
%
% 2. Allele: HLA-A_0201
%
% 3. Source: Peters B, Bui HH, Frankild S, Nielsen M, Lundegaard C,
% Kostem E, Basch D, Lamberth K, Harndahl M, Fleri W, Wilson SS,
% Sidney J, Lund O, Buus S, Sette A. A community resource
% benchmarking predictions of peptide binding to MHC-I molecules.
% PLoS Comput Biol. 2006 Jun 9;2(6):e65.
%
@relation HLA-A_0201

@attribute 'hydroc1' real
@attribute 'hydroc2' real
@attribute 'hydroc3' real
.
.
.
@attribute 'polard15' real
@attribute 'class' {binder, nonbinder}

@data
26.67,33.33,40.0,21.43,28.57,21.43,13.33,13.33,33.33,80.0,100.0,26.6
7,26.67,66.67,86.67,93.33,6.667,20.0,40.0,53.33,73.33,40.0,40.0,20.0
,35.71,14.29,21.43,6.667,26.67,60.0,86.67,93.33,13.33,20.0,33.33,73.
33,80.0,40.0,40.0,53.33,53.33,100.0,40.0,33.33,26.67,21.43,28.57,21.
43,6.667,20.0,40.0,53.33,73.33,26.67,26.67,66.67,86.67,93.33,13.33,1
3.33,33.33,80.0,100.0,binder
26.67,33.33,40.0,21.43,21.43,28.57,20.0,20.0,26.67,66.67,86.67,6.667
,6.667,40.0,80.0,93.33,13.33,46.67,53.33,73.33,100.0,40.0,26.67,33.3
3,35.71,28.57,21.43,6.667,13.33,26.67,73.33,93.33,20.0,20.0,46.67,60
.0,86.67,33.33,33.33,66.67,80.0,100.0,46.67,13.33,40.0,14.29,35.71,7
.143,13.33,40.0,53.33,60.0,100.0,6.667,6.667,6.667,93.33,93.33,20.0,
26.67,33.33,80.0,86.67,nonbinder
```

图 18-1   WEKA 软件数据输入的 ARFF 文件格式。

2. 支持载体机器 Support vector machine——classifiers\functions\LibSVM。

3. 随机森林 Random forest——classifiers\trees\RandomForest。

4. 简单构造分类技术 Naive Bayes——classifiers\bayes\NaiveBayes。

WEKA 中训练的默认测试选项是 10 倍交叉验证。在 10 倍交叉验证中，将数据集随机划分为 10 个子集，其中 1 个子集作为模型评估的测试数据，其余子集用于训练。循环重复 10 次，每个子集都会被测试 1 次。在数据充足的情况下，交叉验证可以克服预测模型对训练数据过度拟合的问题，如果预测模型对训练数据过度拟合，将不能从训练数据推广到未来数据（见注释 5）。

参数优化是建立预测模型的重要步骤。预测模型的性能在很大程度上取决于训练过程的参数，如支持向量计算机的复杂度参数和内核类型，可以通过单击 WEKA 浏览器中的分类器（classifier）并相应地更改参数选项来调整。

18.3.4　预测模型的评价

训练完成后，预测模型可以用几个性能指标来进行评估。这些指标包括：准确性（ACC）、敏感性（SN）、特异性（SP）、曲线下面积（AUC）和 Matthews 相关系数（MCC）。描述如下。

1. 准确性（ACC）代表了分类过程不受错误影响的程度，在这种情况下，模型正确地划分了结合物和非结合物的数量。

2. $ACC = \left(\dfrac{TP+TN}{TP+FP+TN+FN} \right)$

3. 敏感性（SN）和特异性（SP）分别代表了确定的阳性和阴性样本比例。SN 指示模型正确鉴定结合物的能力，而 SP 指示从数据集中所有非结合物中正确预测的非结合物比例。

4. $SN = \left(\dfrac{TP}{TP+FN} \right)$

5. $SP = \left(\dfrac{TN}{TN+FP} \right)$

6. 曲线下面积（AUC）是一种常用的二值分类方法，它描述了分类器在所有可能阈值下的性能。这使得随机选择的阳性样本概率高于随机选择的阴性样本概率[19,20]。

7. Matthews 相关系数（MCC）评估了二进制分类的质量，因为它计算了数据集中观察到的样本和预测样本之间的相关系数[21]。

8. $CC = \left(\dfrac{(TP \times TN) - (FP \times FN)}{\sqrt{(TN+FN)(TN+FP)(TP+FN)(TP+FP)}} \right)$

18.3.5 CHIKV T 细胞表位的预测

成功构建 MHC I 类肽的表位结合物预测模型后，可以在 CHIKV 蛋白中预测和鉴定 T 细胞表位。步骤如下。

1. 列一个清单，包括 CHIKV 蛋白中所有长度为 9 个或 10 个氨基酸的肽序列。
2. 用 CTD 法从肽序列中提取特征性向量。
3. 将测试序列格式化为 ARFF 格式，为每个序列分配未知（"?"）类。
4. 将预测模型加载到 WEKA 浏览器。
5. 在测试选项下，为测试序列选择"Supplied test set（提供的测试集）"。
6. 检查"More options（更多选项）"下的"Output predictions（输出预测）"。
7. 通过右键单击预测模型，选择"Re-evaluate model on current test set（在当前测试集重新评价模型）"，预测新测试序列的分类。
8. 分析"Predictions on test set（测试集的预测）"中分类器输出的预测结果。

18.4 注 释

1. 一般来说，数据集中样本的数量越大越好。还应确保数据集中的阳性样本和阴性样本数量大致相等。不平衡的数据集可能会导致培训过程和绩效评估过程出现偏差。

2. 特征转换有很多方法。大多数机器学习算法接受数字作为输入。可以从蛋白质序列中提取其他特征，包括标准氨基酸组成和二级结构信息等。

3. 在特征转化过程中还可以加入其他几个氨基酸性质基团，包括标准化的范德华体积、极化能力和溶剂可及性[16]。

4. 不同的机器学习算法适用于不同类型的数据集。可以比较使用不同机器学习算法构建的各种预测模型的性能，从而为数据集选择最佳的模型。

5. 交叉验证过程可以通过选择适当的倍数来优化，倍数取决于数据集中样本的数量。对于较小的数据集，比较可取的做法是减少倍数（如 5 倍）。

参 考 文 献

1. Weaver SC (2014) Arrival of chikungunya virus in the new world: prospects for spread and impact on public health. PLoS Negl Trop Dis 8(6): e2921. doi: 10.1371/journal.pntd.0002921
2. Weaver SC, Osorio JE, Livengood JA et al (2012) Chikungunya virus and prospects for a vaccine. Expert Rev Vaccines 11(9): 1087–1101. doi: 10.1586/erv.12.84
3. Kaur P, Chu JJ (2013) Chikungunya virus: an update on antiviral development and challenges. Drug Discov Today 18(19-20): 969–983. doi: 10.1016/j.drudis.2013.05.002
4. Wauquier N, Becquart P, Nkoghe D et al (2011) The acute phase of Chikungunya virus infection in humans is associated with strong innate immunity and T CD8 cell activation. J Infect Dis 204(1): 115–123. doi: 10.1093/infdis/jiq006
5. Tong JC, Tan TW, Ranganathan S (2007) Methods and protocols for prediction of immunogenic epitopes. Brief Bioinform 8(2): 96–108. doi: 10.1093/bib/bbl038
6. Lafuente EM, Reche PA (2009) Prediction of MHC-peptide binding: a systematic and comprehensive overview. Curr Pharm Des 15(28): 3209–3220
7. Vita R, Overton JA, Greenbaum JA et al (2015) The immune epitope database (IEDB) 3.0. Nucleic Acids Res 43 (Database issue): D405–D412. doi: 10.1093/nar/gku938
8. Lata S, Bhasin M, Raghava GP (2009) MHCBN 4.0: a database of MHC/TAP binding peptides and T-cell epitopes. BMC Res Notes 2: 61. doi: 10.1186/1756-0500-2-61
9. Hall M, Frank E, Holmes G et al (2009) The WEKA Data Mining Software: an update. SIGKDD Explor 11(1): 10–18. doi: 10.1145/ 1656274.1656278
10. Sette A, Vitiello A, Reherman B et al (1994) The relationship between class I binding affinity and immunogenicity of potential cytotoxic T cell epitopes. J Immunol 153(12): 5586–5592
11. Grantham R (1974) Amino acid difference formula to help explain protein evolution. Science 185(4154): 862–864
12. Engelman DM, Steitz TA, Goldman A (1986) Identifying nonpolar transbilayer helices in amino

acid sequences of membrane proteins. Annu Rev Biophys Biomol Struct 15: 321–353. doi: 10.1146/annurev.bb.15.060186.001541

13. Klein P, Kanehisa M, DeLisi C (1984) Prediction of protein function from sequence properties. Discriminant analysis of a data base. Biochim Biophys Acta 787(3): 221–226

14. Tomii K, Kanehisa M (1996) Analysis of amino acid indices and mutation matrices for sequence comparison and structure prediction of proteins. Protein Eng 9(1): 27–36

15. Dubchak I, Muchnik I, Mayor C et al (1999) Recognition of a protein fold in the context of the Structural Classification of Proteins (SCOP) classification. Proteins 35(4): 401–407

16. Cui J, Han LY, Lin HH et al (2007) Prediction of MHC-binding peptides of flexible lengths from sequence-derived structural and physicochemical properties. Mol Immunol 44(5): 866–877. doi: 10.1016/j.molimm.2006.04.001

17. Li ZR, Lin HH, Han LY et al (2006) PROFEAT: a web server for computing structural and physicochemical features of proteins and peptides from amino acid sequence. Nucleic Acids Res 34 (Web Server Issue): W32–W37. doi: 10.1093/ nar/gkl305

18. El-Manzalawy Y, Dobbs D, Honavar V (2008) On evaluating MHC-II binding peptide prediction methods. PLoS One 3(9): e3268. doi: 10.1371/journal.pone.0003268

19. Fawcett T (2006) An introduction to ROC analysis. Pattern Recogn Lett 27(8): 861–874. doi: 10.1016/j.patrec.2005.10.010

20. Linden A (2006) Measuring diagnostic and predictive accuracy in disease management: an introduction to receiver operating characteristic(ROC)analysis. J Eval Clin Pract 12(2): 132–139. doi: 10.1111/1365-2753.2005.00598.X

21. Matthews BW (1975) Comparison of the predicted and observed secondary structure of T4 phage lysozyme. Biochim Biophys Acta 405(2): 442–451

第三部分
免疫学和动物模型研究

第十九章　基孔肯雅病毒小鼠模型

劳拉·J. 埃雷罗，彭妮·A. 鲁德，刘祥，斯蒂芬·沃尔夫，苏雷什·马哈林甘

摘要：大多数医学研究进展是通过实验动物获得的。研究表明，由基孔肯雅病毒（*Chikungunya virus*，CHIKV）诱导的小鼠疾病模型对于解析针对该病毒感染的免疫应答特性和寻找潜在的靶标，以研究治疗策略具有非常重要的价值。在本章，我们描述了目前用于研究基孔肯雅病毒感染病理学的常见小鼠模型。

关键词：基孔肯雅病毒，小鼠，体内感染，脑内，鼻内，皮下

19.1　引　　言

基孔肯雅病毒是由伊蚊传播的旧世界甲病毒。像大多数旧世界甲病毒一样，CHIKV 是一种影响关节的病毒，可引起患者疼痛和机能衰弱。CHIKV 于 20 世纪 50 年代初在坦桑尼亚首次得到分离，病毒名称意思是"弯曲的"，反映了患者常见的弯腰姿势[1]。该病的其他症状包括：发烧、皮疹、呕吐和肌肉疼痛。在过去的 10～15 年中，CHIKV 再次出现，并且在以前未发现该病毒的新地区造成了多次重大疫情，其中一个地区是法属留尼汪岛，2005～2006 年该地区约 770 000 人口中共报告了 255 000 多个病例。此外，截至 2015 年 4 月，世界卫生组织估计加勒比海群岛、拉丁美洲和美国的基孔肯雅热疑似病例超过 1 379 780 例[2]。在过去几年中，CHIKV 的分布发生了变化，主要是因为它能够通过白纹伊蚊或亚洲虎蚊传播，这些蚊子的全球性分布可以解释为什么 CHIKV 现在流行于法国南部和美国佛罗里达州等新区域[3]。目前，还没有特异性针对 CHIKV 的治疗方法和疫苗。患者只能得到辅助性治疗，如采用单纯镇痛药（对乙酰氨基酚、扑热息痛）和/或非甾体类抗炎药（布洛芬、萘普生）来缓解疼痛与发烧症状。

动物模型对于研发新型疗法或疫苗是必不可少的，也使我们能够更好地了解病毒和宿主之间的相互作用。通过使用动物模型，我们可以深入了解 CHIKV 感染诱导的免疫反应及其发病机制和评估潜在药物的治疗效果。总的来说，动物模型能帮助我们了解复杂系统中疾病生物学的新方面，这在体外是无法模拟的。我们在本章中讨论了 CHIKV 研究中常用小鼠模型的建立方法。在这些模型中，我

们主要描述新生小鼠颅内接种模型（Albino Swiss 小鼠）、3 周龄到成年小鼠鼻内接种模型（BALB/c、Swiss 和 C57BL/6 小鼠）、新生小鼠皮下接种模型（颈背皮下，ICR 和 CD-1 小鼠）和 2 周龄至成年小鼠皮下接种模型（足部皮下，C57BL/6 小鼠）。

请参考表 19-1 了解本章中所描述的实验操作过程。

表 19-1 免疫功能正常小鼠基孔肯雅病毒感染/疾病模型

小鼠品系	年龄	感染方式	可度量的结果	操作流程	参考文献
Swiss	乳鼠	脑内（i.c）	死亡	19.3.1	[2]
BALB/c、C57BL/6、NIH Swiss	3 周龄至成年	鼻内（i.n.）	组织病理学、临床体征、病毒血症	19.3.2	[7, 8, 9, 10]
ICR、CD-1、BALB/c	新生小鼠	颈背皮下（s.c）	死亡率、组织病理学	19.3.3	[8, 9]
C57BL/6	14 天龄至成年	足部皮下（s.c.）	组织病理学、病毒血症、关节和足部肿胀及炎症	19.3.4	[13, 16, 19]

19.2 材 料

19.2.1 新生小鼠的脑内感染

1. 0.22μm 过滤器。
2. 无内毒素的磷酸盐缓冲液（PBS）。
3. 27G 或更小的外科手术针。
4. 1ml 注射器。
5. 无菌 1.5ml 离心管。
6. P200 移液器和 200μl 移液头。
7. 消毒工作区域使用的 80%乙醇。
8. 二级生物安全柜。
9. 麻醉机/小室。
10. 麻醉剂：氯胺酮、二甲苯嗪和三溴乙醇。
11. CHIKV 毒种：需要考虑产生毒种的细胞类型（哺乳动物来源或蚊子来源）。
12. 新生白化 Swiss 小鼠（见注释 1）[4-6]。

19.2.2 3 周龄到成年小鼠鼻内接种感染

1. 19.2.1 节步骤 1～10 所列出的耗材。

2. 小鼠。可以使用如下几种小鼠品系（3 周龄到成年）。

1）5 周龄或以上的 NIH Swiss 小鼠[7]。

2）6～8 周龄的雌性 BALB/c 小鼠[8,9]。

3）3～5 周龄的 C57BL/6 小鼠[7,10]。

19.2.3 新生小鼠的皮下接种感染

1. 19.2.1 节步骤 1～8 所列出的耗材。

2. 小鼠。可以使用如下几种小鼠品系（2～3 天龄）。

1）BALB/c 小鼠[11]。

2）CD-1 小鼠[12]。

3）ICR 小鼠[12]。

19.2.4 14 日龄到成年 C57BL/6 小鼠的足部皮下接种感染

1. 19.2.1 节步骤 1～8 所列出的耗材。

2. 含有 2%胎牛血清（FCS）的无内毒素 RPMI-1640 培养基。

3. 小鼠固定器。

4. 带 29G×12.7mm 针头或 30G 针头的 0.5ml BD 超细 U-100 胰岛素注射器。

5. 11 号一次性手术刀片。

6. 肝素或 EDTA 处理的 Greiner Bio-One Minicollect® 血清管（0.5～1ml）。

7. 面巾纸。

8. 数字游标卡尺。

9. 小鼠。2 周龄至成年 C57BL/6 小鼠或 C57BL/6 背景的任何基因敲除小鼠。

19.3 方 法

在开始实验之前，请考虑以下事项。

1. 所有用于实验的小鼠必须在标准 12h 光照/12h 黑暗的屏障条件下饲养。

2. 必须根据国家相关的法规进行实验。

3. 实验规程与实验条件必须得到所在大学/组织的动物伦理和使用委员会的批准。

4. 所有实验都应按国家标准/水平和在适当的生物控制设施内进行。

5. 请注意：CHIKV 的物理/生物防护等级可能会根据各个国家/地区的规定而变化。

19.3.1 新生小鼠的脑内感染

1. 在准备病毒原液之前，用80%乙醇对所有生物安全柜表面消毒（见注释2）。

2. 用0.22μm过滤器过滤病毒原液，确保无微生物污染。

3. 毒种分装到1.5ml无菌离心管中，于-80℃保存备用。

4. 在接种之前，将CHIKV原液在冰上解冻并放置在冰上备用。

5. 同时，将小鼠饲养在适当的生物安全二级（BSL2）设施中，湿度为40%～60%，22℃和12h光暗循环[10]。

6. 小鼠分组：所有组（对照组和实验组）中都应该有足够的动物，以确保实验结果的准确性和有效性。

7. 在感染之前，要用80%乙醇对所有生物安全柜表面消毒。

8. 在感染前麻醉小鼠（见注释3）。

9. 通过轻轻掐小鼠脚趾，确认麻醉是否彻底，如果小鼠撤回它们的爪子，表明还没有充分麻醉。

10. 用人工方法固定小鼠：用拇指和食指牢牢地抓住小鼠头部两侧的颈背处（图19-1）。

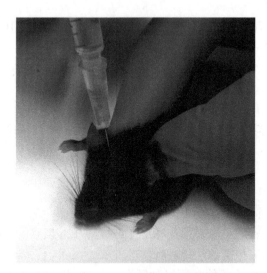

图19-1 脑内接种（i.c.）。脑内接种感染之前，必须通过腹腔或皮下途径麻醉小鼠。对小鼠进行严格保定，以确保接种时的最大稳定性。大约在眼睛和耳朵之间的连线之间的1/2点，且正好偏离中线处，将针头插入颅骨中。通过脑内途径可接种病毒液0.01～0.03ml。

11. 大约在小鼠眼睛和耳朵之间的一半处，稍偏离中线中心部位，将针头插入颅骨中。

12. 用体积小于或等于 10μl 的 1×10^5 LD$_{50}$（半数致死量）的 CHIKV 接种乳鼠（1～3 日龄）[5,13]（图 19-1）。对于断奶或老龄小鼠，通过脑内途径注射体积可以达到 30μl（见注释 4 和 5）。

13. 将小鼠放在加热垫上以避免麻醉期间体温下降，并监测小鼠状态直至其苏醒（约 30min）。

14. 注射后，将感染的小鼠放回干净的笼子中，再观察 15～30min，以确保小鼠完全恢复。

15. 每 12h 监测一次受感染的小鼠（包括模拟感染的小鼠）。

1）体重增加/减少（使用感染前的起始体重计算）。

2）生存/垂死状态。如果任何动物表现出垂死或达到实验终点的迹象，请立即按照伦理管理机构批准的方法进行安乐死。

19.3.2 CHIKV 鼻内感染 3 周龄到成年小鼠

1. 在准备病毒原液之前，要用 80%乙醇对所有生物安全柜表面消毒（见注释 2）。

2. 用 0.22μm 过滤器过滤病毒原液，确保无微生物污染。

3. 毒种分装到 1.5ml 无菌离心管中，于−80℃保存备用。

4. 在接种之前，将 CHIKV 原液在冰上解冻并放置在冰上备用。

5. 用无内毒素的 PBS 稀释病毒原液至 1.26×10^7pfu/ml（相当于 25μl 中含 $10^{6.5}$pfu），用于感染 NIH 小鼠和 C57BL/6 小鼠[7]；或稀释至 4×10^8pfu/ml（相当于 25μl 中含 1×10^7pfu）用于感染 BALB/c 小鼠[9]。

6. 同时，按照 19.2.1 节的描述饲养和准备实验小鼠。

7. 在感染之前，用 80%乙醇消毒所有生物安全柜表面。

8. 麻醉小鼠（见注释 6）。

9. 将动物仰卧在工作台表面区域上，将其头部略微抬高。

10. 用不超过 0.05ml 的 CHIKV 鼻内（i.n.）接种小鼠，用移液器将病毒稀释液缓慢交替滴入两侧鼻孔（图 19-2）。在此过程中不要超过建议的病毒接种量，并且接种过程不应太快，以防止小鼠窒息甚至死亡。

11. 将小鼠放在加热垫上以避免麻醉期间体温下降，并监测小鼠状态直至其苏醒（约 30min）。

12. 每 24h 监测一次小鼠。

1）体重是否减轻（使用感染前的起始体重计算）。

2）临床疾病迹象包括：毛发褶皱、驼背姿势和嗜睡（有关潜在临床表现的详细描述，见注释 7～9）。

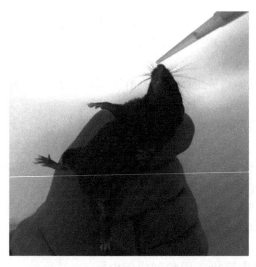

图 19-2 鼻内接种（i.n.）。需要对小鼠进行轻度麻醉，以便实施鼻内感染。动物保持仰卧姿势，并将病毒液（最多 0.05ml）缓慢地交替滴到实验动物的两侧鼻腔中。

13. 请严格遵守实验动物管理机构所给出的动物伦理规程。如果小鼠出现动物伦理委员会定义的垂死或体重过度减轻的临床症状，则应通过伦理管理机构批准的方法对小鼠实施安乐死。

19.3.3 CHIKV 皮下接种新生小鼠

1. 在准备病毒原液之前，用 80% 乙醇对生物安全柜表面进行消毒。

2. 通过 0.22μm 过滤器过滤病毒原液，确保无微生物污染。

3. 将病毒原液分装到 1.5ml 无菌离心管中，于 −80℃ 保存备用。

4. 在接种之前，将 CHIKV 原液在冰上解冻并放置在冰上备用。

5. 用无内毒素的 PBS 稀释病毒原液至 $2×10^7$pfu/ml（相当于 50μl 中有 10^6pfu），用于 BALB/c 小鼠的感染[11]；或稀释成 $1×10^6$pfu/ml（相当于 50μl 中有 $5×10^4$pfu），用于 ICR 和 CD-1 小鼠的感染[12]。

6. 同时，按照 19.2.1 节的描述饲养和准备实验小鼠，保证它们能够获得充足的食物和水[11]。

7. 在感染之前，用 80% 乙醇消毒生物安全柜表面。

8. 将 CHIKV 接种在小鼠背部松弛的皮肤下（图 19-3），要确保皮肤从身体上捏离和避免刺手（见注释 10）。除非伦理管理机构有特别要求，使用这种方法时，小鼠不需要用麻醉剂事先麻醉。

9. 每 12～24h 监测一次小鼠。

1）体重增加（使用感染前的起始体重计算）。

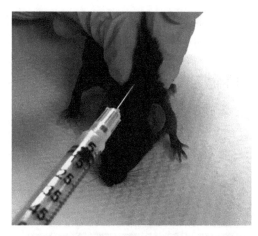

图 19-3　新生小鼠的皮下接种（s.c.）。抓住动物的颈背部，用手紧紧捏住小鼠颈背部松弛的皮肤，小心将针头插入小鼠颈背部松弛皮肤处，缓慢地将 50μl 病毒液注射入小鼠体内。操作之前不需要麻醉小鼠。

2）临床疾病症状包括：嗜睡、失衡和行走困难、后肢拖地及背部接种部位周围毛发脱落（见注释 11～14）。

10. 请严格遵守实验动物管理机构所给出的动物伦理规程。如果小鼠出现垂死的临床症状，则应通过伦理管理机构批准的方法对小鼠实施安乐死。

19.3.4　后肢皮下感染 2 周龄至成年 C57BL/6 小鼠

1. 在准备病毒原液之前，用 80%乙醇对生物安全柜表面进行消毒。

2. 使用 0.22μm 过滤器过滤病毒原液，确保无微生物污染。

3. 将病毒原液分装到 1.5ml 无菌离心管中，于−80℃保存备用。

4. 在注射之前，将 CHIKV 原液在冰上解冻并放置在冰上备用。

5. 对于成年小鼠，每次注射 40μl 用含 2%胎牛血清的 RPMI-1640 培养基稀释的 CHIKV，包含 $6.9×10^3$pfu[相当于 $1×10^4$ CCID$_{50}$（半数细胞感染剂量）]（见注释 15）。确定注射剂量的方法：通过 C6/36 和 Vero 细胞测定 CHIKV 的 CCID$_{50}$ 或通过蚀斑试验来确认注射剂量。可以用 PBS 稀释和制备 CHIKV 注射液。年幼动物通常注射 20μl 含病毒 $1×10^3$～$1×10^5$pfu 的 PBS（见注释 16；[14，15]）。

6. 使用标准小鼠笼饲养小鼠，每笼最多饲养 5～6 只成年雌性（6 周龄以上）C57BL/6 小鼠（见注释 17 和 18），供应充足的食物和水。年幼的小鼠与成年鼠在同样的条件下饲养，但是在实验前需给动物断奶（最早可以在出生后 17 天断奶）。对于较年幼的小鼠，可以同时使用雄性和雌性小鼠进行实验，它们在疾病发作的严重程度或持续时间上没有任何差异。

7. 小鼠分组：确保病毒稀释剂（RPMI-1640 培养基含 2% FCS 或 PBS）对照组和病毒感染组有足够数目的小鼠，以使实验结果具有统计学意义。

8. 在感染之前准备好工作区，并用 80%乙醇消毒生物安全柜表面。

9. 将神志清醒的小鼠放在固定器中，轻轻地将后腿穿过开口处，然后牢牢握住（图 19-4）。

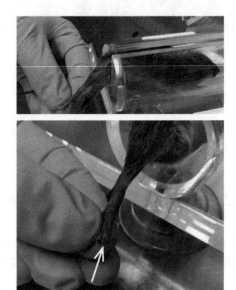

图 19-4　足部皮下（s.c.）感染。将小鼠放在固定器中，从固定器的中央开口处轻轻把小鼠的足拉着。根据小鼠年龄的不同，给每只小鼠足部皮下注射 10~40μl 不同剂量的病毒液。对于年龄较大的小鼠，可以从足部腹侧进针、朝向脚踝注射；而对于较幼龄的小鼠，则注射到脚垫内。
　　　　注意：皮肤内进针不要太深，以免变成了皮内注射接种而不是皮下接种。

10. 用 0.5ml BD 超细注射器在每个后肢侧向踝关节处给成年小鼠注射病毒液[16]。注意不要将针头插入太深，以防变为皮内接种。皮下注射易于操作且疼痛轻微。因此，该过程不需要使用麻醉剂。

11. 对于较年幼的动物，使用 30G 针头在一个或两个后足垫皮下接种病毒液，每只脚的接种总体积为 10~20μl（注射器规格见图 19-5）。

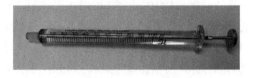

图 19-5　针头和注射器的选择。为获得最佳效果，选择合适尺寸的注射器和针头非常重要。务必以安全的方式处理使用过的针头，注射器和针头在废弃处置前，需要使用漂白剂或 Bio-dyne 使 CHIKV 失活。在此过程中，要遵守当地或机构的生物安全和动物伦理委员会的法规与建议。

12. 将针穿过皮下组织后推入几毫米，然后轻轻取出，尽量减少注射液渗漏。

13. 每 24h 监测一次小鼠。

1）病毒血症：接种后，每天对成年鼠尾静脉采血 1 次，以监测病毒血症（见注释 19）。小鼠通常会在第 5 天或第 6 天清除体内病毒，之后不再需要取样。较年幼的动物在第 2～3 天达到病毒血症高峰，并在第 4～5 天清除病毒。尾静脉采血量要不超过小鼠总体重的 1%或按当地动物伦理委员会批准的量采集。如果需要大量采血，则需在合适的时间点处死动物。

2）足部肿胀：使用数字游标卡尺来直观地测量由 CHIKV 引起的足部炎症变化。足部炎症表示方法为：与接种前一天的测量值相比所增加的百分比。应每天测量一次足部肿胀情况。通常在感染后第 2 天开始出现轻微肿胀，然后恢复，在感染后第 6～7 天出现一个更强的高峰，炎症通常在感染后第 12 天左右消退。年幼动物的足部肿胀峰值通常出现在感染后第 3 天，第 5 天开始消退，并在第 10 天恢复正常。

3）在该动物模型中，后足的炎症是唯一可观察到的疾病症状。动物在其他方面较正常。实验小鼠不会因感染而死亡。

14. 实验结束后实施安乐死。在完成研究或评估完病理学或免疫学反应的某一特定时间点终止实验后，成年动物可通过吸入 CO_2 实施安乐死（见注释 20 和 21）。幼龄的动物通常使用异氟醚镇静（见注释 22），并通过胸廓切开术和放血术实施安乐死[15]。

19.4　注　释

1. 利用 CHIKV 感染患者血清经脑内接种新生小鼠是一种直接分离病毒的传统方法。

2. 所有体外和体内实验必须在二级生物安全柜中进行。

3. 在脑内接种感染之前必须先将小鼠麻醉。麻醉 7 日龄以下的乳鼠可通过腹腔注射途径给小鼠注射氯胺酮+甲苯噻嗪（50～120mg/kg+5～10mg/kg；最大注射体积为每只小鼠 0.5ml）。在注射前，要称量小鼠体重，以计算麻醉剂的剂量。对于 7～12 日龄的新生小鼠，通过腹腔注射途径给小鼠注射氯胺酮+赛拉嗪（50～150mg/kg+5～10mg/kg；最大注射体积为每只小鼠 0.5ml）。

4. 这种小鼠模型在 20 世纪 60 年代后期使用，当时 LD_{50} 是表示病毒载量的最适指标。但后来 LD_{50} 被广泛认为不符合伦理学标准，因此这种小鼠模型在 CHIKV 研究领域并不常用。如果想要用此模型进行研究，请遵守所在研究机构的伦理道德标准，并使用人 50%感染剂量（HD_{50}）感染。

5. 为了准确地注射较小体积的药物，请使用合适尺寸的注射器（图 19-5）。

6. 通过腹腔注射 240mg/kg 阿佛丁或 80~100mg/kg 氯胺酮麻醉小鼠[17]。为确保无菌，建议在注射前用 80%乙醇擦拭腹腔表面。

7. 10 周龄的 NIH Swiss 小鼠仅在感染后第 1 天和第 2 天（使用 CHIKV 的 La Réunion 和 Ross 毒株）出现病毒血症。此后在任何一组中都没有检测到病毒血症，也没有发热反应、体重减轻或其他疾病迹象[7]。

8. 对于 5 周龄的 C57BL/6 小鼠，当用 La Réunion 和 Ross 毒株感染时，病毒血症持续 2~3 天，峰值滴度约 10^3pfu/ml[7]。Ross 毒株感染 C57BL/6 小鼠的最高病毒滴度出现在脑组织中，高达 10^7pfu/g 组织，在心脏、肾和腿部骨骼肌中也能检测到病毒[7]。Ross 毒株感染后可能出现临床症状，并且从感染后第 5 天开始出现持续性体重降低。疾病症状还包括毛发褶皱和驼背姿势，第 6 天出现嗜睡。小鼠在感染后第 7 天或第 8 天出现死亡[7]。

9. 8 周龄的 BALB/c 小鼠在感染后第 1~3 天出现严重的体重减轻，并且在整个感染过程中表现出持续性体重减轻。感染后第 6 天，小鼠也可能出现嗜睡和后肢无力等临床症状。感染后第 5 天可检测到的平均病毒滴度为 $10^{1.5}$pfu/ml[9]。接种 Ross 毒株的 BALB/c 小鼠也可能出现神经元感染，在第 5 天引起神经元坏死[18]。

10. 建议戴上防护手套（如 HexArmor® 手套）进行操作，以防止被针刺到。

11. 临床评分可根据以下标准打分：0，无疾病症状；1，毛发褶皱；2，轻度后肢无力；3，中度后肢无力；4，严重的后肢无力和拖地；5，垂死。临床评分为 5 应实施安乐死。

12. 临床评分应在感染后 7~10 天达到峰值。

13. CD-1 小鼠的临床症状通常更严重，但是 CD-1 和 ICR 小鼠的临床症状大致相似。在 CD-1 小鼠中，背部毛发脱落通常更严重，有时还会出现皮肤囊泡。在 ICR 小鼠中，可以观察到毛发脱落，但是通常较少扩散，并且没有皮肤囊泡出现。

14. CHIKV 感染引起的死亡率一般很低，存活的小鼠在感染后 6 周内能够恢复毛发的生长和后肢恢复正常。

15. 必须在同一个试管中准备注射液，并将注射液混合均匀放在冰上保持病毒活力，防止滴度下降。

16. CHIKV 对 IFNAR$^{-/-}$ 或 IRF 3/7$^{-/-}$ 小鼠是致命的，需要额外注意。

17. 在我们的实验室中，动物可以在实验室繁殖，也可以从动物资源中心（Murdoch，WA）获得。

18. 8 月龄以内的动物，在疾病发作、持续时间或严重程度上没有显著差异。但理想情况下通常使用 6~8 周龄的动物。

19. 尾静脉采样是一种简单、快速地采集血液以监测病毒血症的方法。将动物放在固定器中固定后，用手术刀在尾静脉上切开小切口后采集血液。使用该方法可以收集 50~200μl 血液到肝素化或经 EDTA 处理的 Minicollect® 管中。在将动物放回笼子之前，用纸轻微按压出血口约 30s 以止血。一般先从最接近尾巴尖端的区域采集血液，然后每隔 1 天的采样点移到远离尾尖的地方。

20. 如果仅收集用于组织学分析的样本，则可以用 PBS 稀释 4%多聚甲醛对动物进行透析。

21. 安乐死的方法必须遵守当地动物伦理委员会的规定。可以使用几种不同的方法，这取决于所需收集的样品和后期的应用。

22. 在使用异氟醚时，需用 4%～5%异氟醚与 95%的氧气混合以使异氟醚浓度降至 1%～3%。

参 考 文 献

1. Weaver SC, Lecuit M (2015) Chikungunya virus and the global spread of a mosquito-borne disease. N Engl J Med 372(13): 1231– 1239. doi: 10.1056/NEJMra1406035
2. Lumsden WH (1955) An epidemic of virus disease in Southern Province, Tanganyika Territory, in 1952–53. II. General description and epidemiology. Trans R Soc Trop Med Hyg 49(1): 33–57
3. World Health Organization (2015) Chikungunya, Fact sheet N°327 http: //www.who.int/mediacentre/factsheets/fs327/en/. Accessed 22 October 2015
4. Mavale M, Parashar D, Sudeep A, Gokhale M, Ghodke Y, Geevarghese G, Arankalle V, Mishra AC (2010) Venereal transmission of Chikungunya virus by *Aedes aegypti* mosquitoes (Diptera: Culicidae). Am J Trop Med Hyg 83(6): 1242–1244. doi: 10.4269/ajtmh. 2010.09-0577
5. Ross RW (1956) The Newala epidemic. III. The virus: isolation, pathogenic properties and relationship to the epidemic. J Hyg 54(2): 177–191
6. Singharaj P, Simasathien P, Halstead SB (1966) Recovery of dengue and Chikungunya viruses from Thai haemorrhagic fever patients by passage in sucking mice. Bull World Health Organ 35(1): 66
7. Wang E, Volkova E, Adams AP, Forrester N, Xiao SY, Frolov I, Weaver SC (2008) Chimeric alphavirus vaccine candidates for Chikungunya. Vaccine 26(39): 5030–5039. doi: 10.1016/j.vaccine.2008.07.054
8. Kumar M, Sudeep AB, Arankalle VA (2012) Evaluation of recombinant E2 protein-based and whole-virus inactivated candidate vaccines against Chikungunya virus. Vaccine 30(43): 6142–6149. doi: 10.1016/j.vaccine.2012.07. 072
9. Mallilankaraman K, Shedlock DJ, Bao H, Kawalekar OU, Fagone P, Ramanathan AA, Ferraro B, Stabenow J, Vijayachari P, Sundaram SG, Muruganandam N, Sarangan G, Srikanth P, Khan AS, Lewis MG, Kim JJ, Sardesai NY, Muthumani K, Weiner DB (2011) A DNA vaccine against Chikungunya virus is protective in mice and induces neutralizing antibodies in mice and nonhuman primates. PLoS Negl Trop Dis 5(1): e928. doi: 10.1371/journal. pntd.0000928
10. Parashar D, Paingankar MS, Kumar S, Gokhale MD, Sudeep AB, Shinde SB, Arankalle VA (2013) Administration of E2 and NS1 siRNAs inhibit Chikungunya virus replication *in vitro* and protects mice infected with the virus. PLoS Negl Trop Dis 7(9): e2405. doi: 10.1371/journal. pntd.0002405
11. Dhanwani R, Khan M, Lomash V, Rao PV, Ly H, Parida M (2014) Characterization of Chikungunya virus induced host response in a mouse model of viral myositis. PLoS One 9(3): e92813. doi: 10.1371/journal.pone.0092813

12. Ziegler SA, Lu L, da Rosa AP, Xiao SY, Tesh RB (2008) An animal model for studying the pathogenesis of Chikungunya virus infection. Am J Trop Med Hyg 79(1): 133–139

13. Shimizu S (2004) Routes of administration. In: Hedrich H (ed) The laboratory mouse. Elsevier, Berlin, pp 527–542

14. Chen W, Foo SS, Taylor A, Lulla A, Merits A, Hueston L, Forwood MR, Walsh NC, Sims NA, Herrero LJ, Mahalingam S (2015) Bindarit, an inhibitor of monocyte chemotactic protein synthesis, protects against bone loss induced by Chikungunya virus infection. J Virol 89(1): 581–593. doi: 10.1128/ JVI.02034-14

15. Pal P, Fox JM, Hawman DW, Huang YJ, Messaoudi I, Kreklywich C, Denton M, Legasse AW, Smith PP, Johnson S, Axthelm MK, Vanlandingham DL, Streblow DN, Higgs S, Morrison TE, Diamond MS (2014) Chikungunya viruses that escape monoclonal antibody therapy are clinically attenuated, stable, and not purified in mosquitoes. J Virol 88(15): 8213–8226. doi: 10.1128/ JVI.01032-14

16. Gardner J, Anraku I, Le TT, Larcher T, Major L, Roques P, Schroder WA, Higgs S, Suhrbier A (2010) Chikungunya virus arthritis in adult wild-type mice. J Virol 84(16): 8021–8032. doi: 10.1128/JVI.02603-09, JVI.02603-09(pii)

17. Gargiulo S, Greco A, Gramanzini M, Esposito S, Affuso A, Brunetti A, Vesce G (2012) Mice anesthesia, analgesia, and care, Part I: anesthetic considerations in preclinical research. ILAR J 53(1): E55–E69. doi: 10.1093/ilar.53.1.55

18. Powers AM, Logue CH (2007) Changing patterns of Chikungunya virus: re-emergence of a zoonotic arbovirus. J Gen Virol 88(Pt 9): 2363–2377. doi: 10.1099/vir.0.82858-0

19. Morrison TE, Oko L, Montgomery SA, Whitmore AC, Lotstein AR, Gunn BM, Elmore SA, Heise MT (2011) A mouse model of Chikungunya virus-induced musculoskeletal inflammatory disease: evidence of arthritis, tenosynovitis, myositis, and persistence. Am J Pathol 178(1): 32–40. doi: 10.1016/j. ajpath.2010.11.018

第二十章 使用 ClonaCell-HY 杂交瘤克隆试剂盒制备基孔肯雅病毒小鼠特异性单克隆抗体

杨乔雯，谭怡珠

摘要：单克隆抗体具有较高的特异性，这使得它成为分子生物学、生物化学和医学的重要工具。通常，单克隆抗体是通过融合已用所需抗原免疫的小鼠脾细胞与骨髓瘤细胞获得永生化杂交瘤来产生的。在本章，我们描述了使用 ClonaCell-HY 系统获得针对基孔肯雅病毒（Chikungunya virus，CHIKV）的特异性单克隆抗体。

关键词：单克隆抗体，基孔肯雅病毒，融合，筛选，免疫荧光

20.1 引　言

自从 1975 年乔治·科勒和塞萨尔·米尔斯坦通过融合小鼠骨髓瘤细胞与小鼠脾细胞首次产生单克隆抗体以来，距今已有近 40 年的历史[1]。这一发现于 1984 年获得诺贝尔生理学或医学奖。从那时起，获得单克隆抗体的方案经过了多次修改和优化，现在可以在更短的时间内以更高的效率产生抗体[2-9]。融合方法的局限性包括：融合成功率低、一些杂交瘤过度生长（生长较快的杂交瘤有成为非抗体分泌细胞的趋势[10]）。

ClonaCell-HY 是一种单克隆抗体制备系统，是专门针对融合后杂种瘤细胞的选择和克隆进行优化形成的。通过使用一种基于甲基纤维素的 HAT（次黄嘌呤–氨基蝶呤–胸苷）选择半固态培养基，减少快速生长克隆过度生长的可能性，并将被筛选的克隆数量降到最低。因此，我们使用 ClonaCell-HY 系统来制备针对基孔肯雅病毒的特异性单克隆抗体。随后，我们应用免疫荧光分析（IFA）筛选出产生所需抗体的杂交瘤克隆。

针对基孔肯雅病毒的特异性小鼠单克隆抗体可用作检测细胞感染的研究或诊断试剂。此外，还可以进一步测试这些抗体对基孔肯雅病毒的中和活性。中和抗体可用于鉴定基孔肯雅病毒感染的关键抗原表位[11]，并可修饰为人–鼠嵌合形式，作为通过被动免疫疗法对抗基孔肯雅病毒感染的潜在工具[12-14]。

在该方案中，我们描述了产生基孔肯雅病毒特异性小鼠单克隆抗体的步骤，包括：小鼠免疫、小鼠脾细胞融合、免疫荧光筛选方案和杂交瘤克隆鉴定。

<h1 style="text-align:center">20.2 材　　料</h1>

使用前，将细胞培养基和试剂预先解冻并平衡至室温。废物应作为生物危险物，应按照单位规定处理。

20.2.1 生物材料、细胞培养基和试剂

1. 基孔肯雅病毒 SGEHICHD122508（GenBank：FJ445502）：新加坡国家环境局环境卫生研究所提供的新加坡感染患者血清中的病毒分离物。

2. 4 周龄的 BALB/c 小鼠。

3. SP2/0 骨髓瘤细胞（ATCC CRL-1581）。

4. 叙利亚幼地鼠肾细胞（BHK）。

5. ClonaCell-HY 杂交瘤试剂盒（见注释 1）：培养基 A（融合前培养基和杂交瘤扩增培养基）、培养基 B（融合培养基）、培养基 C（杂交瘤恢复培养基）、培养基 D（杂交瘤选择培养基）、培养基 E（杂交瘤生长培养基）、聚乙二醇（PEG）。

6. 含 10%（V/V）胎牛血清（FBS）的 DMEM 培养基。

7. 含 10%（V/V）胎牛血清（FBS）的 RPMI 培养基。

8. 0.4% 台盼蓝。

9. 无菌磷酸盐缓冲液（PBS）：137mmol/L NaCl、2.7mmol/L KCl、10mmol/L Na$_2$HPO$_4$、1.8mmol/L KH$_2$PO$_4$。

10. PBST：含有 0.1%（V/V）Triton-X 的无菌 PBS。

11. 终止缓冲液：含 3% FBS 的 PBST。

12. FITC（异硫氰酸荧光素）标记的山羊抗小鼠 IgG/IgM。

13. DAPI 溶液：用 PBS 配制的 1mg/ml DAPI。

14. 细胞冻存培养基：90% 培养基，10% 二甲基亚砜（DMSO）。

20.2.2 其余设备和物品

1. 单通道和多通道移液器。

2. 无菌移液管：1ml、2ml、5ml 和 10ml。

3. 5ml 和 10ml 注射器。

4. 18G 针头。

5. 50ml 无菌锥形管。

6. 100mm 无菌培养皿。

7. 24 孔和 96 孔无菌培养板。

8. T-75cm² 无菌细胞培养瓶。

9. 台式离心机。

10. 生物安全柜。

11. 37℃、湿度> 95%、5% CO_2 培养箱。

12. Countess® 自动细胞计数器。

13. ImageXpress Micro XLS 荧光显微镜。

14. 40μm 尼龙细胞过滤器。

15. 带盖的塑料容器，可容纳至少 12 个 100mm 的培养皿。

20.3　方　　法

在经过认证的生物安全柜中执行所有程序以保证无菌。离心在室温下进行。

20.3.1　用基孔肯雅病毒免疫接种小鼠

1. 将 100μl 含 10^6pfu 基孔肯雅病毒的病毒液经腹腔注射途径接种 4 周龄 BALB/c 小鼠。

2. 在 14 天内重复免疫接种两次，并在处死小鼠前 7 天进行最后一次免疫，然后收获脾。

20.3.2　SP2/0 骨髓瘤细胞制备

1. 融合前，用 DMEM 完全培养基复苏 SP2/0 细胞，然后在培养基 A 中培养至少 1 周。

2. 在融合前一天，将细胞分瓶以保证第二天至少有 $2×10^7$ 个细胞可用（见注释 2）。

3. 融合当天，用移液管轻轻吹下骨髓瘤细胞，然后转移到 50ml 锥形瓶内，于 300×g 离心 10min，获得细胞沉淀。

4. 用 30ml 培养基 B 洗涤细胞沉淀：首先用 1ml 培养基 B 重悬步骤 3 中细胞沉淀，然后加入培养基 B 至 30ml，最后离心沉淀细胞。再重复洗涤两次（见注释 3）。

5. 洗涤三次后，用 25ml 培养基 B 重悬细胞。分别用台盼蓝染液和细胞计数器观察细胞活力与计数细胞。细胞活力应高于 95%。

6. 根据细胞浓度计算所需细胞悬液的体积，使其总共含有 $2×10^7$ 个细胞。

20.3.3　小鼠脾细胞制备

1. 使用无菌器械和无菌技术处死免疫后的小鼠并取其脾。

2. 将脾置于 5ml 预冷的培养基 A 中（见注释 4）。

3. 用 2ml 培养基 B 润湿细胞过滤器，将其置于 50ml 锥形瓶上。将脾放入细胞过滤器中，用 5ml 注射器的柱塞将脾研碎。用培养基 B 冲洗过滤器，确保所有细胞都被冲洗到锥形管中。用移液器上下反复轻轻吹打以吹散细胞团块。

4. 加培养基 B 至细胞悬液，使总体积达到 30ml，于 400×g 离心 10min 使细胞沉淀。

5. 除去上清液，用 30ml 培养基 B 重复洗涤细胞两次，然后将细胞重新悬浮于 25ml 培养基 B 中（见注释 3）。

6. 使用细胞计数器计数细胞，细胞计数不需要添加台盼蓝染液（见注释 5）。

7. 根据细胞浓度计算所需细胞悬液的体积，总细胞数应为 $1×10^8$ 个（见注释 6）。

20.3.4 融合

1. 将 $2×10^7$ 个 SP2/0 细胞和 $1×10^8$ 个脾细胞加入 50ml 锥形瓶中，于 400×g 离心 10min，尽可能多地弃去上清液，防止后期融合时对 PEG 进行稀释。

2. 使用 1ml 移液管在 1min 内向细胞沉淀（SP2/0 细胞和脾细胞混合物）缓慢加入 1ml 的 PEG。在接下来的 1min 内用移液管尖端不断搅动细胞。

3. 在不断搅动的同时，于 4min 内缓慢加入 4ml 培养基 B（见注释 7）。

4. 将 10ml 培养基 B 缓慢加入混合液后，于 37℃ 水浴锅中孵育 15min。

5. 15min 后，将 30ml 的培养基 A 缓慢加入混合液中，于 400×g 离心 7min。弃去上清液，用 40ml 培养基 A 洗涤细胞沉淀。

6. 第二次洗涤后，将细胞沉淀用 10ml 培养基 C 重悬。将细胞悬液转移到含有 40ml 培养基 C 的 T-75cm² 细胞培养瓶中，于 37℃ 条件下培养 18h。

20.3.5 融合细胞接种培养皿

1. 在融合的当天，将培养基 D 放在冰箱中解冻过夜。

2. 摇匀培养基 D 中的混合物之后，放置 1h 以平衡至室温。

3. 将 T-75cm² 细胞培养瓶中的融合细胞悬液转移到 50ml 锥形瓶中。洗涤锥形瓶以获得可能粘在锥形瓶上的细胞（见注释 8），于 400×g 离心 10min。

4. 除去尽可能多的上清液，将细胞沉淀用 10ml 培养基 C 重悬（见注释 9）。

5. 将重悬的细胞转移到 90ml 培养基 D 中（在起初的 50ml 锥形瓶中），轻轻颠倒 5 次，彻底混匀，在 37℃ 水浴锅中孵育 15min（见注释 10）。

6. 用带 18G 针头的 10ml 注射器将 9.5ml 细胞悬液缓慢接种到 100mm 培养皿中（总共 10 个培养皿）。将培养皿倾斜以使细胞悬液铺满整个培养皿，尽量不引入气泡。

7. 将培养皿放入带盖的塑料容器中。为了加湿，在一个不带盖的 100mm 培养皿中加满无菌水，并将其放入容器中。盖上容器的盖子，确保不要封死。将整个容器放入 37℃培养箱中培养 10 天，这个过程中不要去动细胞（见注释 11）。

20.3.6 挑选克隆

1. 细胞经过不受干扰的 10 天培养后，检查培养皿中是否存在肉眼可见的克隆。

2. 准备 96 孔板，在每个孔中加入 150μl 培养基 E。

3. 用设置到 10μl 体积的移液枪挑选一个独立的克隆，用培养基 E 重悬克隆至 96 孔板的 1 个孔中。

4. 继续挑选，直到挑选出所有克隆（见注释 12）。通常，1 次融合将产生 1000～1500 个克隆。

5. 在培养板中培养 4 天。当培养基变黄时，就可以进行克隆筛选。

20.3.7 克隆和亚克隆筛选

1. 准备含叙利亚幼地鼠肾细胞（BHK）的 96 孔板：一列用于非感染的细胞，一列用于基孔肯雅病毒感染的细胞，交替排列。接种用 RMPI 培养基稀释的 1.35×10^4 个 BHK 细胞到 96 孔板的每个孔。

2. 第二天，用基孔肯雅病毒感染 BHK 细胞单层，复感染指数（MOI）为 10。将板在 37℃条件下孵育 1.5h，每 15min 摇晃一次。

3. 用 PBS 洗涤细胞两次（每次 120μl），然后每孔加入含 2% FCS 的 RPMI 培养基。

4. 感染 24h 后，将细胞用冰冷的甲醇固定 10min。

5. 使用封闭缓冲液封闭细胞。

6. 在使用前，倾斜除去板中的封闭缓冲液。

7. 用排枪从培养杂交瘤细胞的 96 孔板的每列中吸出 50μl 细胞上清，加到非感染 BHK 细胞一列的孔中。再取 50μl 同样的细胞上清加到病毒感染 BHK 细胞一列的孔中（见注释 13）。

8. 将板在 37℃培养箱中孵育 1h，然后以 100μl/孔用 PBST 洗涤板两次。

9. 将 FITC 标记的羊抗鼠二抗用 PBST 稀释 200 倍。取稀释的二抗 50μl 到筛选板的每个孔中。将板在 37℃培养箱中孵育 1h。以 100μl/孔用 PBST 洗涤板两次。

10. 用 DAPI 溶液（用 PBS 稀释 1000 倍）在室温染色 10min。以 100μl/孔用 PBST 洗涤板两次。

11. 用 ImageXpress Micro 系统拍摄板的荧光图像（DAPI 和 FITC）。用 MetaXpress 软件分析荧光图像，鉴定对基孔肯雅病毒感染细胞具有特异性但对非感染细胞没有特异性的克隆（图 20-1）。

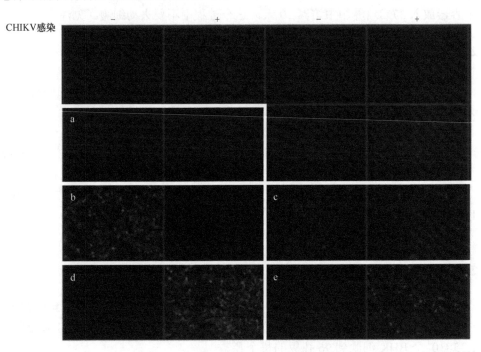

图 20-1   ImageXpress Micro 系统生成的荧光图像示例。用未感染和感染 CHIKV 且交替排列的细胞孔板筛选与鉴定能成功分泌抗体的克隆。（a）未感染和感染 CHIKV 细胞均未观察到荧光，表明该克隆不产生抗体。（b）只有未感染 CHIKV 细胞显示出荧光；或（c）未感染和感染 CHIKV 细胞均显示出荧光，表明该抗体靶向的抗原与 CHIKV 无关。（d，e）克隆产生的抗体，可靶向感染 CHIKV 细胞，但不靶向未感染 CHIKV 细胞。这些克隆可以传代培养以进一步筛选。（彩图请扫封底二维码）

12. 用与第一次筛选相同的方法，将第一次筛选为阳性的亚克隆挑选进入新的 96 孔板进行第二次筛选（见注释 14）。

13. 将两次筛选均为阳性的亚克隆挑选到 24 孔板中。当细胞生长到合适的密度时，用 1ml 预冷的培养基重悬 200 万个细胞来冻存筛选到的克隆。

14. 成功克隆的杂交瘤克隆通过有限稀释法进一步进行亚克隆（见注释 15）。将 150 个细胞重悬于 10ml 培养基 E 中，然后将 100μl 稀释的细胞悬液接种到 96 孔板的每个孔中。将 96 孔板在 37℃培养箱中培养 1 周。检查每孔，标记和重悬单个克隆孔。当标记孔的上清液变黄时，再次进行筛选以挑选出成功克隆的最佳亚克隆。

20.4　注　释

1. 将培养基冷冻保存在 $-20℃$ 冰箱中，于使用前 1 天放在 $4℃$ 冰箱解冻和平衡。

2. 建议准备 $2×10^7$ 个以上细胞，以免出现污染或任何不可预见的情况。

3. 去除细胞培养基中的血清至关重要，因为血清在融合期间会干扰 PEG，从而导致低的融合效率。

4. 建议从小鼠中取出脾后应尽快处理。

5. 台盼蓝染色在这种细胞计数中不是必需的，因为脾细胞由不同大小和不同类型的细胞组成，较小的细胞只要是活的，用台盼蓝也容易染色。因此，只有在假设所有脾细胞仍能存活的情况下，才能计算细胞总数。

6. 在获取多于或少于 $1×10^8$ 个脾细胞的情况下，相应地调整 SP2/0 细胞的数量，使得 SP2/0 细胞与脾细胞的比例保持在 1∶5。

7. 将移液器调至最低的设置进行分装，并小心地分装至试管中。

8. 融合后，收集锥形瓶中的所有细胞至关重要，因为每个单细胞都可能产生良好抗体。

9. 最终体积不要超过 10ml，因为这会稀释甲基纤维素浓度，导致不能形成半固体培养基。

10. 在混合过程中形成气泡是正常的，它们在孵育过程中会上升到顶部。

11. 打开和关闭培养箱时要小心，因为培养期间的晃动将导致克隆形成条纹状。

12. 挑选所有克隆，可避免丢失潜在的、生长较慢的克隆的风险。

13. 每个 96 孔板的细胞克隆对应两块筛选板。

14. 第二次筛选的目的是消除不稳定的克隆，这些克隆可能会随着时间的推移而丧失产生抗体的特性。

15. 亚克隆成功克隆将进一步保证克隆的单克隆性。此外，可以通过消除较弱的亚克隆细胞来增强克隆的稳定性。

致谢：这项工作得到了分子细胞生物学研究院（IMCB）内部资金和开发技术有限私人贸易公司（ETPL）资金（资助号：ETPL/11-R15COT-0005）的支持。感谢贾斯汀·张汉珠博士在小鼠免疫接种和筛选板准备方面的贡献。

参 考 文 献

1. Kohler G, Milstein C (1975) Continuous cultures of fused cells secreting antibody of predefined

specificity. Nature 256(5517): 495–497

2. McMahon MJ, O'Kennedy R (2001) The use of *in vitro* immunisation, as an adjunct to monoclonal antibody production, may result in the production of hybridomas secreting polyreactive antibodies. J Immunol Methods 258(1-2): 27–36

3. Takahashi M, Fuller SA, Winston S (1991) Design and production of bispecific monoclonal antibodies by hybrid hybridomas for use in immunoassay. Methods Enzymol 203: 312–327

4. Gupta CK, Sokhey J, Gupta RK, Singh H (1991) Development of allogenic hybridomas for production of monoclonal antibodies against oral polio vaccine strains. Vaccine 9(11): 853–854

5. Clark SA, Griffiths JB, Morris CB (1990) Large-scale production and storage of monoclonal antibodies and hybridomas. Methods Mol Biol 5: 631–645

6. Posner MR, Elboim H, Santos D (1987) The construction and use of a human-mouse myeloma analogue suitable for the routine production of hybridomas secreting human monoclonal antibodies. Hybridoma 6(6): 611–625

7. Cianfriglia M, Mariani M, Armellini D, Massone A, Lafata M, Presentini R, Antoni G (1986) Methods for high frequency production of soluble antigenspecific hybridomas; specificities and affinities of the monoclonal antibodies obtained. Methods Enzymol 121: 193–210

8. Bankert RB (1983) Rapid screening and replica plating of hybridomas for the production and characterization of monoclonal antibodies. Methods Enzymol 92: 182–195

9. Davis JM, Pennington JE, Kubler AM, Conscience JF (1982) A simple, single-step technique for selecting and cloning hybridomas for the production of monoclonal antibodies. J Immunol Methods 50(2): 161–171

10. Kennett RH, McKearn TJ, Bechtol KB (1980) Monoclonal antibodies. Plenum Press, New York

11. Kam YW, Lum FM, Teo TH, Lee WW, Simarmata D, Harjanto S, Chua CL, Chan YF, Wee JK, Chow A, Lin RT, Leo YS, Le Grand R, Sam IC, Tong JC, Roques P, Wiesmuller KH, Renia L, Rotzschke O, Ng LF (2012) Early neutralizing IgG response to Chikungunya virus in infected patients targets a dominant linear epitope on the E2 glycoprotein. EMBO Mol Med 4(4): 330–343

12. ter Meulen J (2007) Monoclonal antibodies for prophylaxis and therapy of infectious diseases. Expert Opin Emerg Drugs 12(4): 525–540

13. Marasco WA, Sui J (2007) The growth and potential of human antiviral monoclonal antibody therapeutics. Nat Biotechnol 25(12): 1421–1434

14. Casadevall A, Dadachova E, Pirofski LA (2004) Passive antibody therapy for infectious diseases. Nat Rev Microbiol 2(9): 695–703

第二十一章　免疫组化检测福尔马林固定和石蜡包埋组织中基孔肯雅病毒抗原

陈俊伟，山姆依静，陈耀芬，黄昆通，翁建柴

摘要：免疫组化是一种组织学技术，通过特异性抗体与抗原的结合，可以检测细胞内的一个或多个目的蛋白，然后在显微镜下观察由过氧化物酶和/或碱性磷酸酶催化显色的底物。本章描述了一种检测经福尔马林（37%甲醛溶液）固定和石蜡包埋的受感染小鼠脑组织中基孔肯雅病毒（*Chikungunya virus*，CHIKV）抗原的方法。

关键词：基孔肯雅病毒，免疫组化，抗体，福尔马林固定，石蜡包埋

21.1　引　言

CHIKV 感染的发病机制已经通过乳鼠和非人灵长类动物进行了研究，包括其对中枢神经系统（CNS）的感染。CHIKV 抗原的免疫染色利用的是人抗 CHIKV 血清、CHIKV 感染小鼠的高免疫性腹水和单克隆抗体。在小鼠中，CHIKV 主要感染肌肉、关节、皮肤、肝、脾和中枢神经系统[1-3]。虽然通过皮下接种感染的 ICR 小鼠[2]，其脑中未见 CHIKV 感染，但其他通过皮内和皮下接种感染的杂交 OF1 小鼠与近交 C57BL/6、129S/V 小鼠[1,4]，均表现出脉络膜丛、室管膜壁、软脑膜细胞、星形胶质细胞的 CHIKV 感染。

在本章中，我们描述了一种用福尔马林固定和用石蜡包埋组织进行免疫组化检测的方法，用兔抗 CHIKV 衣壳蛋白抗体来阐明 CHIKV 在乳鼠中的感染和传播。用常规方法准备标本和载玻片，将组织切片进行脱蜡和复水。对于免疫组化，首先要通过热预处理暴露抗原，然后依次进行内源性酶阻断、血清阻断、一抗（待检测抗原的特异性抗体）及标记的二抗（针对一抗）处理。在衬染前进行洗脱，然后通过酶复合物和显色底物来显示抗原。最后用明场视野显微镜观察色素沉淀，即抗原。

只要稍加改变，就可以用与荧光染料化学结合的二抗进行免疫荧光染色。荧光可用荧光显微镜或共聚焦显微镜观察[5]，其他方法还包括荧光原位杂交（FISH）和显色原位杂交（CISH）。

21.2　材　　料

使用反渗透水（蒸馏水）配制所有溶液。在室温下配制试剂和室温存储（除非另有说明）。获得根据动物伦理及生物安全规程进行 CHIKV 感染的乳鼠后，使用以下所描述的方法进行检测。

21.2.1　石蜡切片

1. 福尔马林固定和石蜡包埋组织块。
2. 用含 2%（3-氨基丙基）三乙氧基硅烷的丙酮硅化玻璃载玻片。
3. 旋转切片机。
4. 45℃水浴锅。
5. 60℃电热板。

21.2.2　免疫组化

1. Tris-EDTA 缓冲液：10mmol/L Tris-HCl（pH 9）、1mmol/L EDTA、0.05% Tween-20。
2. 内源性过氧化物酶阻断液：含 3% H_2O_2 的甲醇。
3. TBS 缓冲液：50mmol/L Tris-HCl（pH 7.6）、150mmol/L NaCl。
4. 封闭液：正常山羊血清，1∶20 稀释于 TBS。
5. 一抗：兔抗 CHIKV 衣壳蛋白抗体，1∶5000 稀释于 TBS。
6. 二抗系统：EnVision/HRP 兔/小鼠抗体（Dako）。
7. DAB+显色试剂，1∶50 稀释（Dako）。
8. 苏木精。
9. 贴片介质：DPX（邻苯二甲酸二丁酯聚苯乙烯二甲苯）组织固定剂。
10. 电饭煲。
11. 正置明场显微镜。

21.3　方　　法

21.3.1　石蜡切片

1. 用旋转切片机，以 10μm 厚度修整新包埋石蜡块，直到组织完全露出。
2. 然后以 4μm 厚度继续切片（见注释 1）。

3. 所需要的平面朝上，将石蜡切片浮在 45℃水浴槽中。

4. 用碎片镊子将石蜡切片一个个分开。

5. 轻轻地把每一个石蜡切片取出放到显微镜载玻片上（见注释 2）。

6. 将组织切片放在 60℃的热板上干燥 20～30min，或者把组织切片放在室温下，使石蜡切片可更牢固地附着于载玻片上（见注释 3）。

21.3.2 免疫组化

1. 将 Tris-EDTA 缓冲液（pH 9.0）在电饭煲中预热 30min（见注释 4）。

2. 将组织切片放入载玻片架中。按照表 21-1 中脱蜡程序对组织进行脱蜡和再水化（见注释 5）。

表 21-1　组织切片的脱蜡和再水化

	试剂	时间（min）
脱蜡	二甲苯 I	5
	二甲苯 II	5
	二甲苯 III	5
再水化	无水乙醇	2
	95%乙醇 I	2
	95%乙醇 II	1
	95%乙醇 III	1
	自来水	2～3

3. 将载玻片浸入预热的 Tris-EDTA（pH 9.0）缓冲液中 30min。

4. 在室温冷却 20min。

5. 用流动的自来水洗涤 5min（不是对着切片洗）。

6. 组织切片在内源性过氧化物酶阻断液中孵育 20min，阻断内源性过氧化物酶（见注释 6）。

7. 用 pH 7.6 的 TBS 缓冲液洗涤 5min（见注释 7）。

8. 组织切片用按 1：20 稀释的普通山羊血清封闭非特异性结合，在保湿箱中于室温孵育 20min，注意避免组织切片干燥（见注释 8 和 9）。

9. 擦干载玻片组织周围的水分，注意保持组织湿润。

10. 加一抗（兔抗 CHIKV 衣壳蛋白抗体，用 TBS 缓冲液进行 1：5000 稀释），在保湿箱中于 4℃孵育过夜（见注释 10）。

11. 用一抗或仅用 TBS 缓冲液进行孵育，设立阳性组织对照、阴性组织对照、阳性染色组织对照和阴性染色组织对照（见注释 11 和 12）。

12. 用 TBS 缓冲液洗涤 3 次（每次 5min）。

13. 加二抗（EnVision/HRP 兔/小鼠抗体），在保湿箱中于室温孵育 30min。

14. 用 TBS 缓冲液洗涤 2 次（每次 5min）。

15. 用按 1：50 稀释的 DAB 试剂显色 5～10min。

16. 用自来水洗涤 5min。

17. 苏木精衬染组织切片 1min。

18. 用自来水洗涤 2 次（每次 5min）。

19. 用吹风机或 60℃烤箱干燥组织切片。

20. 加封片剂 DPX（见注释 13）。

21. 将盖玻片放在标本切片上，轻轻按压排除多余的封片剂。

22. 平放 24h 晾干。

23. 用明场显微镜进行观察（图 21-1）。

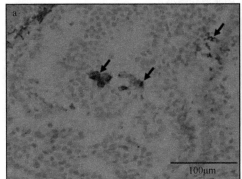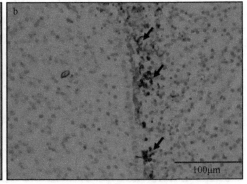

图 21-1　CHIKV 感染乳鼠脑组织的免疫组化染色。病毒抗原（箭头所示，染成棕色）分布于大脑组织的不同区域，包括脉络丛（a）和右侧脑室（b）。用 DAB 染色、兔抗 CHIKV 衣壳蛋白多克隆抗体和苏木精复染进行免疫组化染色。（彩图请扫封底二维码）

21.4　注　　释

1. 石蜡块应切成 3～4μm 厚度，不能超过 5μm。厚切片有多层细胞，很难解释阳性染色。

2. 使用具硅涂层的载玻片可防止或减少载玻片在抗原修复处理过程中的掉片。也可使用如多聚赖氨酸等处理过的载玻片。

3. 温度过高可能会破坏抗原。

4. 可使用高压锅、微波炉、蔬菜蒸锅或电饭锅进行热诱导抗原修复。抗原修复的最佳时间为 10～60min，通常取决于福尔马林固定时间的长短。对于大多数抗原和固定方案，一般来说 20min 以内就能取得效果。pH 6 的柠檬酸盐缓冲液（10mmol/L 柠檬酸，0.05% Tween-20）可代替 Tris-EDTA 缓冲液作为抗原修复缓冲液。优化抗原修复方案对于减少背景和获得最大的特异性染色非常重要。

5. 在通风橱中进行脱蜡和再水化，之后不要让组织切片干燥。

6. 用3%过氧化氢孵育是为了抑制内源性过氧化物酶的活性。

7. 使用Coplin或染色瓶（用于少量载玻片）或染色盘（用于大量载玻片）来洗涤组织切片。

8. 用普通山羊血清孵育是为了防止一抗和二抗的非特异性结合。

9. 尽可能多地除去组织切片上的洗涤缓冲液，但不要使组织切片干燥。任何一个步骤中的干燥都会导致非特异性结合和高背景染色。

10. 应测试不同稀释倍数的一抗（如1：2500、1：5000、1：10 000），以最大限度地减少背景和所需抗体数量。孵育时间（如2h或过夜）和温度（如室温或4℃）也应根据已知阳性组织对照、阴性组织对照、阳性染色对照和阴性染色对照进行优化。

11. 分别用CHIKV和无血清培养基接种小鼠，获得CHIKV感染和未感染小鼠，以此作为阳性和阴性组织对照。

12. 准备阳性和阴性染色对照：用CHIKV感染Vero细胞，当70%的细胞出现细胞病变效应时，取细胞培养上清与切好的未感染小鼠肺组织混合，以此作为阳性染色对照。取未感染的Vero细胞培养上清与切好的未感染小鼠肺组织混合，以此作为阴性染色对照。将混合后的阳性和阴性染色对照于10 000×g离心5min后，置于10%中性福尔马林中采用如上所述方法固定一周。显微镜下可见感染CHIKV的Vero细胞附着在小鼠的肺上。

13. 为防止气泡产生，应确保组织切片完全干燥。封片前先浸泡在二甲苯中。如果气泡还存在，将组织切片浸泡在二甲苯中24h，移除盖玻片，然后重新封片。

致谢：我们感谢爱沙尼亚塔尔图大学安德烈斯·普里斯蒂斯提供的兔抗CHIKV衣壳蛋白抗体。作者的工作得到了欧洲联盟第七框架工作计划（基孔肯雅病毒整合研究，批准协议号261202）、马来亚大学（高影响力研究基金UM.C/625/1/HIR/016和PG030-2012B）和马来西亚高等教育部（基础研究资助计划基金FP032-2010A）的支持。

参 考 文 献

1. Couderc T, Chrétien F, Schilte C et al (2008) A mouse model for Chikungunya: young age and inefficient Type-I interferon signaling are risk factors for severe disease. PLoS Pathog 4: e29
2. Ziegler SA, Lu L, da Rosa APAT et al (2008) An animal model for studying the pathogenesis of Chikungunya virus infection. Am J Trop Med Hyg 79: 133–139
3. Labadie K, Larcher T, Joubert C et al (2010) Chikungunya disease in nonhuman primates

involves long-term viral persistence in macrophages. J Clin Invest 120: 894–906

4. Das T, Hoarau JJ, Bandjee MCJ et al (2015) Multifaceted innate immune responses engaged by astrocytes, microglia and resident dendritic cells against chikungunya neuroinfection. J Gen Virol 96: 294–310

5. Robertson D, Savage K, Reis-Filho JS et al (2008) Multiple immunofluorescence labelling of formalin-fixed paraffin-embedded (FFPE) tissue. BMC Cell Biol 9: 13

第四部分
抗病毒药物和疫苗

第二十二章　抗基孔肯雅病毒的抗病毒策略

拉纳·阿卜杜勒纳比，约翰·内茨，林·德朗

摘要： 在过去几十年里，基孔肯雅病毒（*Chikungunya virus*，CHIKV）已经从一种地理上在有限区域发展的病原体演变成一种广泛存在于非洲、亚洲许多地区的病毒，最近也在中美洲和南美洲出现。虽然 CHIKV 感染很少是致命的，但这种疾病可以发展成以持续性多关节痛和关节僵硬为特点的慢性疾病。这种 CHIKV 慢性感染可使患者在起始感染后数周甚至数年演变成严重致残。尽管 CHIKV 感染严重，但目前还没有疫苗或抗病毒药物。目前的治疗只是对症治疗，包括使用止痛剂、退热剂和抗炎药物。近年来，发现了一些针对病毒或宿主各种靶点的分子，可作为 CHIKV 抑制剂。在本章中，我们总结了针对 CHIKV 感染的抗病毒策略发展现状。

关键词： 基孔肯雅病毒，抗病毒药物，氯喹，阿比多，利巴韦林，法匹拉韦，免疫调节剂

22.1　引　　言

基孔肯雅病毒属于披膜病毒科甲病毒属，是一种由伊蚊属雌性蚊子传播的虫媒病毒[1]。CHIKV 感染引起基孔肯雅热，其特征是突然发热、皮疹和两侧对称关节痛。在大多数感染 CHIKV 的患者中，急性期之后出现持续性、致残性多发性关节炎，可使患者严重瘫痪数周甚至数月。尽管 CHIKV 广泛出现及与之相关的疾病发病率居高不下，但目前还没有批准的疫苗或抗病毒治疗方案。因此，目前的治疗完全基于缓解患者的症状，包括服用止痛药、退热药、消炎药（如对乙酰氨基酚）和非甾体类抗炎药物等，以及卧床休息和保证液体摄入[2]。在 CHIKV 感染期间，要避免使用阿司匹林，因为有出血和发展成瑞氏综合征的潜在风险[3]。此外，不推荐全身使用皮质类固醇激素，因为停止治疗后会产生强烈的反弹效应[1]。在严重情况下，患者对非甾体类抗炎药物的反应有限时，可使用甲氨蝶呤、羟氯喹或磺胺吡啶等可改善疾病状况的抗风湿病药物（DMARD）来缓解症状[3,4]。因此，迫切需要开发针对 CHIKV 的新型、有效的抗病毒药物。

22.2 治疗 CHIKV 感染的抗病毒策略

22.2.1 病毒侵入抑制剂

针对包膜病毒侵入的抗病毒药物最为受到关注，因为它们抑制了病毒生命周期的早期步骤，从而能最大限度地减少由细胞内病毒复制引起的细胞损伤。此外，病毒侵入抑制剂可能以更易接近的细胞外成分作为靶点，因此，它们在低剂量下有效，从而降低病毒的毒性[5]。

22.2.1.1 氯喹

氯喹是一种抗疟疾药物，也已被证明可抑制包括 HIV、严重急性呼吸综合征（SARS）冠状病毒和甲病毒在内的多种病毒的体外复制[6]。据报道，氯喹抑制 CHIKV 侵入细胞，可能是通过提高细胞内体的 pH，从而防止 CHIKV E1 蛋白与内体膜融合[7,8]。两个临床试验评估了氯喹潜在的疗效。第一个临床试验报道，氯喹治疗改善了 CHIKV 感染慢性阶段患者的症状[7]，而另一项研究未能证明氯喹在 CHIKV 感染急性期有治疗效果[8]。因此，氯喹作为抗 CHIKV 药物应用还需要进一步研究来证明其有效性，并确定合适的剂量和治疗时间。

22.2.1.2 阿比多及其衍生物

阿比多是一种广谱抗病毒药物，已获批准在俄罗斯和中国用于治疗与预防流感及其他呼吸道病毒感染[9]。据报道，阿比多能抑制 CHIKV 感染 MRC-5 细胞[10]，然而其抗 CHIKV 活性的机制尚未完全阐明。选择了一个耐阿比多的 CHIKV 毒株进行研究，结果显示 CHIKV 的 E2 糖蛋白在 407 位氨基酸（G 407 R）处发生突变，该突变可能与病毒–宿主受体结合有关[10]。近年来，一系列阿比多类似物已经合成，并评估了它们的抗 CHIKV 活性[11]，其中的两个类似物（IIIe、IIIf）抑制了 CHIKV 诱导的细胞病变效应（CPE），且选择性指数比亲本化合物阿比多要高[11]。

22.2.1.3 吩噻嗪类

吩噻嗪是临床批准的抗精神病药物。在以 Semliki 森林病毒（SFV）作为 CHIKV 生物安全替代物的筛选试验中，确定了 6 种含有 10H-吩噻嗪核心的化合物，包括氯丙嗪、联苯那嗪、乙氧丙嗪、硫乙基哌嗪、硫代咪唑嗪和甲氧嘧啶，已证明它们可能是 SFV 侵入抑制剂，并利用携带萤光素酶报告基因（CHIKV-Rluc）的重组 CHIKV 毒株证实了这些分子的抗病毒活性。与基于 SFV 的筛选结果比较，这些分子具有相似的抗 CHIKV-Rluc 能力；然而，用 CHIKV-Rluc 确定的半数效应浓度（EC$_{50}$）比较高。这些抑制剂的抗病毒靶点还有待确认[12]。

22.2.1.4　茶素酸酯

茶素酸酯（EGCG）是绿茶的主要成分。据最近的报道，EGCG 有中等且显著的抗 CHIKV 活性[13]。用携带 CHIKV 包膜蛋白的假病毒粒子证实了 EGCG 具有抑制 CHIKV 侵入和附着靶细胞的活性[13]。

22.2.2　病毒蛋白翻译抑制剂

22.2.2.1　RNA 干扰

RNA 干扰是由小干扰 RNA（siRNA）诱导的，siRNA 在序列上与需要沉默的基因是同源的。siRNA 是 21～23 个核苷酸长度的 dsRNA 分子，具有含两个核苷酸的 3′突出端。用外源性 siRNA 处理细胞可导致 RNA 诱导沉默复合物（RISC）的组装，该复合物可特异性降解互补 mRNA 分子，从而导致目标基因编码蛋白质的表达显著降低。

据报道，针对 CHIKV nsP3 和 E1 基因的 siRNA 序列在转染 Vero 细胞 24h 后，显著降低了 CHIKV 的效价[14]。然而，这些 siRNA 的抑制作用是短暂的，在感染 3 天后减弱。因此，为了获得更好的疗效，这些 siRNA 可以与其他抗病毒药物联合使用。在最近的一项研究中，合成了针对 nsP1 和 E2 的 siRNA，并通过细胞培养和动物模型评估了它们的潜在活性。体外 Vero 细胞试验表明，针对 nsP1 和 E2 及其组合的 siRNA，使 CHIKV 复制减少了 90%以上[15]。有趣的是，在 CHIKV 感染小鼠后第 3 天注射这些 siRNA，最高剂量的 siRNA（1mg/kg 体重；[15]）能完全抑制 CHIKV 复制。

设计了基于质粒的小发夹 RNA（shRNA），并评估了其抑制 CHIKV 复制的策略。shRNA 质粒产生的 shRNA 在细胞内能被加工成 siRNA，从而能特异性地干扰病毒 RNA，进而抑制病毒蛋白表达。稳定表达针对 CHIKV E1 和 nsP1 的 shRNA 的细胞克隆表现为显著稳定地抑制 CHIKV 感染[16]。此外，用靶向 E1 的 shRNA 预处理小鼠，能完全抑制由 CHIKV 诱导的疾病，其存活时间可延长到感染后 15 天（未处理的动物在感染后 6～10 天死亡；[16]）。

22.2.2.2　三尖杉酯碱和高三尖杉酯碱

三尖杉酯碱是一种从三尖杉中提取的三尖杉生物碱，据报道是一种细胞毒性微小的有效 CHIKV 抑制剂[17]。此外，高三尖杉酯碱作为一种更为稳定的三尖杉酯碱类似物，也具有抗 CHIKV 活性。高三尖杉酯碱在 2012 年被美国食品药品监督管理局（FDA）批准用于治疗慢性髓细胞性白血病。结果表明，三尖杉酯碱和高三尖杉酯碱均能抑制病毒 nsP3 与 E2 蛋白的表达，很可能是通过抑制宿主细胞蛋白翻译机制来实现的[17]。此外，nsP3 表达量的下降导致病毒复制酶复合物的形成减少。结果，反义 RNA 水平的降低导致病毒正义 RNA 基因组的合成减少[17]。

22.2.3 病毒基因组复制抑制剂

22.2.3.1 利巴韦林

利巴韦林，一种鸟嘌呤核苷的结构类似物，是一种广谱抗病毒药物，已经被 FDA 批准用于治疗婴幼儿呼吸道合胞病毒感染[18]，并可与聚乙二醇干扰素-α（IFN-α）联合治疗慢性丙型肝炎病毒感染[19]。利巴韦林可抑制 CHIKV 的体外复制。此外，据报道利巴韦林和 IFN-α2b 的联合使用对 CHIKV 在 Vero 细胞中的复制具有协同抑制作用[20]。利巴韦林的抗病毒作用机制针对不同的病毒可能不同。利巴韦林的 5′-单磷酸酯代谢物作为肌苷一磷酸脱氢酶（IMPDH）的竞争性抑制剂，导致细胞内 GTP 池（和 dGTP）的消耗[21]。利巴韦林抑制其他 RNA 病毒（如黄病毒和副粘病毒）复制的主要机制已被证明，是通过消耗 GTP 池[22]介导抑制作用的。利巴韦林抑制 RNA 病毒复制的其他可能机制包括：抑制病毒 RNA 加帽、抑制病毒聚合酶和诱导 RNA 基因组的致死性突变[23]。

22.2.3.2 6-氮尿苷

6-氮尿苷是一种广谱抗代谢药，可以抑制 DNA 病毒和 RNA 病毒的复制[24]。6-氮尿苷是一种尿苷类似物，可竞争性地抑制单磷酸腺苷脱羧酶，从而影响嘧啶的从头合成过程[24]。在 Vero 细胞中，6-氮杂尿苷显示出强烈的抑制 CHIKV 复制的作用，EC$_{50}$ 值为 0.82μmol/L[20]。

22.2.3.3 霉酚酸

霉酚酸（MPA）是次黄嘌呤核苷酸脱氢酶（IMPDH）的一种非竞争性抑制剂，已在临床上用作免疫抑制剂，用于防止移植器官发生排斥反应。MPA 在体外可抑制 CHIKV 的复制[21]，这种抑制作用可能通过消耗细胞内的 GTP 池来实现[21]。

22.2.3.4 法匹拉韦（T-705）

法匹拉韦是一种广谱抗病毒药物，最初被发现作为甲型流感病毒复制的抑制剂。在细胞中，T-705 代谢为 5′-三磷酸呋喃核糖的形式，作为一种竞争性抑制剂，抑制病毒 RNA 依赖的 RNA 聚合酶（RdRp；[25]）以 ATP 和 GTP 为底物的转录活性。然而，T-705 确切的作用机制尚未完全阐明。最近，据报道 T-705 及其脱氟类似物 T-1105，可抑制 CHIKV 的体外复制[26]。此外，T-705 通过灌服治疗 CHIKV

感染的 AG129 小鼠，能保护这些小鼠避免出现严重的神经系统疾病，并将死亡率降低了 50% 以上。通过自然选择已出现了低水平的 T-705 耐药 CHIKV 变异株，RdRp 的 F1 基序携带一个 K 291 R 突变，被证明是 T-705 耐药的原因。然而，该位点在单股正链 RNA（+ ssRNA）病毒的聚合酶中高度保守[26]。

22.2.4　CHIKV nsP2 抑制剂

CHIKV nsP2 蛋白具有 RNA 三磷酸酶/核苷三磷酸酶活性，其 N 端具有解旋酶活性。其 C 端编码病毒半胱氨酸蛋白酶，负责加工病毒非结构蛋白中的多聚蛋白[27,28]。此外，nsP2 通过降解 DNA 指导的 RNA 聚合酶 II 的一个亚基，在关闭宿主细胞 mRNA 转录中发挥重要作用。它还能通过抑制转录和 I/II 型干扰素诱导的 JAK/STAT 信号，从而抑制宿主抗病毒反应[28]。在高通量筛选靶向 nsP2 介导的转录关闭的 CHIKV nsP2 抑制剂时，发现一种天然化合物衍生物（ID1452-2）能部分阻断 nsP2 的活性，从而抑制细胞中 CHIKV 的复制[29]。在另一项研究中，使用了一种计算机辅助筛选程序来鉴定一些 nsP2 抑制剂，其中一个先导化合物（化合物 1）对 CHIKV 具有显著的抗病毒活性[30]。据预测，该化合物能与 nsP2 蛋白酶活性位点的中心部分结合。

近年来，一些 1,3-噻唑烷酮-4-酮的芳基烷基烯衍生物被证明具有抑制 CHIKV 体外复制的作用。研究表明，这些化合物对 CHIKV 蛋白酶具有抑制作用可能是其作用机制之一[31]。

22.2.5　宿主靶点抑制剂

22.2.5.1　弗林蛋白酶抑制剂

细胞内的弗林蛋白酶和弗林蛋白酶类蛋白酶参与病毒 E2 前体蛋白（pE2）裂解为成熟 E2 和 E3 蛋白的过程。因此，抑制细胞内弗林蛋白酶有望抑制成熟病毒颗粒的形成。癸酰基 RVKR 氯甲基酮（dec-RVKR-cmk）是一种不可逆的弗林蛋白酶抑制剂，通过抑制病毒糖蛋白成熟，从而在体外抑制 CHIKV 感染。dec-RVKR-cmk 与氯喹联用对 CHIKV 复制具有协同抑制作用[32]。令人惊讶的是，dec-RVKR-cmk 预处理细胞能显著抑制病毒入侵，这表明 dec-RVKR-cmk 处理可以改变 CHIKV 内吞或早期复制相关蛋白的裂解，或者该分子甚至可能抑制 CHIKV 受体的成熟[32]。

22.2.5.2　细胞激酶调节剂

（1）蛋白激酶 C（PKC）激活因子

酪氨酸激酶抑制剂和佛波醇 12-十四酸酯 13-乙酸酯（TPA）都是著名的虎胆

二萜类化合物，具有基本的 13 位酯化的佛波碳骨架[33]。它们的化学结构表明其为二酰甘油的天然类似物，可诱导蛋白激酶 C 的活化。此前，据报道酪氨酸激酶抑制剂和 TPA 具有抗 HIV 的抗病毒活性[34]。酪氨酸激酶抑制剂和 TPA 也被鉴定为体外有效的选择性 CHIKV 抑制剂[33]。需要进一步研究来确定它们抗 CHIKV 的作用机制。

（2）激酶抑制剂

从基于细胞的激酶抑制剂库中筛选，发现 6 种激酶抑制剂以剂量依赖的方式抑制 CHIKV 感染相关细胞死亡[35]。在这些分子中，有 4 个化合物具有苯丙呋喃核心支架，一个具有吡咯吡啶支架和一个具有噻唑-羧胺支架。图像分析表明，这些分子处理后抑制了 CHIKV 感染引起的典型细胞病变效应，即细胞凋亡小泡减少。此外，这些化合物可以将病毒滴度降低 100 倍。这些化合物抑制由病毒诱导的细胞病变效应的作用机制可能是抑制参与细胞凋亡的激酶[35]。

22.2.5.3 HSP-90 抑制剂

HSP-90 是一个高度保守的分子伴侣蛋白家族，包括两种细胞质异构体：应激诱导的 HSP-90α 和组成型表达的 HSP-90β。一般来说，HSP-90 参与细胞中相应蛋白的成熟、定位和新旧更替，并且在乙型肝炎病毒、丙型肝炎病毒、人巨细胞病毒和流感病毒等多种 DNA 与 RNA 病毒的复制中发挥重要作用。因此，HSP-90 抑制剂可能具有广谱抗病毒作用。据报道，两种 HSP-90 抑制剂 HS-10 和 SNX-2112 可作为 CHIKV 复制抑制剂。用 HS-10 和 SNX-2112 治疗 CHIKV 感染小鼠（SvA129），可显著降低感染 48h 后血清中的病毒载量，并可保护感染小鼠肢体避免出现由 CHIKV 诱导的炎症[36]。免疫共沉淀法研究表明，CHIKV nsP3 和 nsP4 能与 HSP-90 相互作用。有趣的是，敲低 HSP-90 的 α 亚基表达，比敲低 HSP-90β，能更明显地抑制病毒复制。HSP-90α 被认为参与稳定 CHIKV nsP4 和 CHIKV 复制复合物的形成[36]。需要进一步的机制研究来阐明 HSP-90 在 CHIKV 复制周期中的作用。

22.2.5.4 宿主免疫反应调节因子

先天性免疫系统在 CHIKV 感染的急性期起着重要作用。在感染的急性期，Toll 样受体（TLR）3、7、8 及 RIG-I 样识别受体识别 CHIKV RNA，从而导致 I 型 IFN 的产生。因此，I 型 IFN 激活编码参与宿主抗病毒防御的蛋白的干扰素刺激基因（ISG）转录，从而清除感染[37]。因此，激活先天性免疫反应可能是治疗 CHIKV 感染的有效方法。

（1）IFN-α

IFN-α2a 和 IFN-α2b 以剂量依赖的方式抑制 Vero 细胞中 CHIKV 的复制[20]。IFN-α2b 和利巴韦林的联合使用对 CHIKV 的体外复制产生协同抗病毒作用。据报道，重组 IFN-α 对携带 E1-A 226 V 突变的 CHIKV 毒株的抗病毒活性比对野生型病毒更高[38]。

（2）2′,5′-寡聚腺苷酸合成酶 3（OAS3）

使用过表达 OAS3 的稳定 HeLa 细胞系研究 OAS3 在 CHIKV 诱导的先天性免疫中的作用[39]。该细胞系表达的 OAS3 通过阻断病毒复制的早期阶段来有效抑制 CHIKV 感染。CHIKV 包膜糖蛋白 E2 的 G 166 L 突变体对 OAS3 的抗病毒活性具有抗性[40]。

（3）聚天冬氨酸–聚胞苷酸

聚天冬氨酸–聚胞苷酸[poly（I：C）]是 dsRNA 的合成类似物，与 TLR3 相互作用可有效刺激 IFN 的产生。在 CHIKV 感染之前，用 poly（I：C）处理人支气管上皮细胞能抑制病毒诱导的 72h 内的 CPE。poly（I：C）导致未感染细胞中 IFN-α、IFN-β、OAS 和 MxA 表达的显著上调[41]。

（4）RIG-I 激动剂

RIG-I（视黄酸诱导蛋白 I）是 RIG-I 样受体家族的成员之一，它识别病毒的 dsRNA，从而激活多种抗病毒因子，在不同的阶段阻断病毒感染。有趣的是，化学或酶合成的一个具有暴露 5′-三磷酸端（5′ ppp）的 dsRNA 分子，据报道可诱导 RIG-I 表达[42,43]。最近的研究表明，使用优化的 5′-三磷酸端 RNA 分子预处理 MRC-5 细胞可激活 RIG-I，从而保护细胞免受 CHIKV 感染[44]。此外，这种 5′ ppp RNA 针对 CHIKV 的保护反应基本不依赖 I 型 IFN 的反应。这些结果提示了 RIG-I 激动剂作为一种抗病毒药物治疗 CHIKV 感染的潜在效力。

22.2.6 未知靶点的抑制剂

22.2.6.1 Trigocherrin A

Trigocherrin A 是一种新的瑞香烷型二萜类原酸酯，从 *Trigonostemon cherrieri* 的叶子中分离得到[45]。Trigocherrin A 在细胞培养中可抑制 CHIKV，但其作用机制尚不清楚。

22.2.6.2 *海兔毒素衍生物*

去溴海兔毒素和 3-甲氧基去溴海兔毒素是从海洋蓝细菌红毛藻中分离到的海洋毒素[46]。两种化合物在无毒浓度下对 CHIKV 具有显著的抗病毒活性。据报道，两种化合物阻断了 CHIKV 生命周期中的侵入后步骤。

22.2.6.3 5,7-二羟基黄酮

许多 5,7-二羟基黄酮（芹菜素、白杨素、柚皮素和水飞蓟宾）被认为是 CHIKV

亚基因组复制子的抑制剂[12]。这些化合物的分子靶点仍然未知。

22.3 结 论

CHIKV 在全球的重新出现及与其感染相关疾病的高发病率强调了开发针对 CHIKV 的有效抗病毒药物的必要性。到目前为止,已经报道了几种通过靶向病毒或宿主因子来抑制病毒复制的化合物。大多数化合物的活性相对中等,且它们大多数在感染模型(小鼠)中的活性没有得到评估。其中的一些可以作为起点设计更具特异性和选择性的 CHIKV 复制抑制剂。此外,据我们所知,目前还没有关于抗病毒药物针对 CHIKV 感染的慢性阶段有效的资料。近年来,由 CHIKV 诱导的关节炎和慢性关节疾病小鼠模型已经建立,这将有助于评估针对 CHIKV 感染不同阶段的抗病毒药物[47,48]。甲病毒属的其他几种病毒,特别是马脑炎病毒被认为是一种潜在的生物恐怖威胁。在设计/开发针对基孔肯雅病毒的抗病毒药物时,开发具有泛抗甲病毒活性的化合物可能很重要,因为这些化合物也可用于 CHIKV 以外的其他甲病毒。

已报道的 CHIKV 抑制剂中,法韦拉韦、利巴韦林、阿比多和干扰素-α 已获批准用于治疗其他病毒的感染,显著促进了这些药物在 CHIKV 患者中的临床应用评估。法韦拉韦是一种具有广谱抗病毒活性的药物,已经在日本被批准用于治疗流感病毒感染。目前,西非也在评估该药物对埃博拉病毒感染的治疗效果。如果证明该化合物对这种病毒感染有效,则可考虑将其用于治疗其他病毒感染,如 CHIKV 引起的感染。然而,考虑到感染 CHIKV 的患者越来越多,开发 CHIKV/甲病毒特异性药物可能是合理的。目前,治疗疱疹病毒、HIV、乙型肝炎和丙型肝炎病毒感染的药物已经问世。毫无疑问,当投入足够多的努力时,开发治疗(甚至预防)甲病毒感染的高效、安全药物也是可能的。

致谢: 作者的原创工作得到了第七个研究和技术发展框架方案欧洲委员会银发项目(项目号:HEALTH-F3-2010-260644)和比利时科学政策办公室大学间标杆计划的比利时病毒学会联合体的支持。林•德朗得到了法兰德斯科学研究基金(FWO)的资助。

参 考 文 献

1. Simon F, Javelle E, Oliver M et al (2011) Chikungunya virus infection. Curr Infect Dis Rep 13: 218–228
2. Cavrini F, Gaibani P, Pierro AM et al (2009) Chikungunya: an emerging and spreading arthropod-borne viral disease. J Infect Dev Ctries 3: 744–752

3.　Kucharz EJ, Cebula-Byrska I (2012) Chikungunya fever. Eur J Intern Med 23: 325–329
4.　Ali Ou Alla S, Combe B (2011) Arthritis after infection with Chikungunya virus. Best Pract Res Clin Rheumatol 25: 337–346
5.　Teissier E, Zandomeneghi G, Loquet A et al (2011) Mechanism of inhibition of enveloped virus membrane fusion by the antiviral drug arbidol. PLoS One 6(1): e15874
6.　Kaur P, Chu JJ (2013) Chikungunya virus: an update on antiviral development and challenges. Drug Discov Today 18: 969–983
7.　Brighton SW (1984) Chloroquine phosphate treatment of chronic Chikungunya arthritis. An open pilot study. S Afr Med J 66: 217–218
8.　De Lamballerie X, Boisson V, Reynier J-C et al (2008) On Chikungunya acute infection and chloroquine treatment. Vector Borne Zoonotic Dis 8: 837–839
9.　Blaising J, Polyak SJ, Pécheur EI (2014) Arbidol as a broad-spectrum antiviral: an update. Antiviral Res 107: 84–94
10.　Delogu I, Pastorino B, Baronti C et al (2011) *In vitro* antiviral activity of arbidol against Chikungunya virus and characteristics of a selected resistant mutant. Antiviral Res 90: 99–107
11.　Di Mola A, Peduto A, La Gatta A et al (2014) Structure-activity relationship study of arbidol derivatives as inhibitors of Chikungunya virus replication. Bioorg Med Chem 22: 6014–6025
12.　Pohjala L, Utt A, Varjak M et al (2011) Inhibitors of alphavirus entry and replication identified with a stable Chikungunya replicon cell line and virus-based assays. PLoS One 6: e28923
13.　Weber C, Sliva K, von Rhein C et al (2015) The green tea catechin, epigallocatechin gallate Antiviral Strategies Against Chikungunya Virus inhibits Chikungunya virus infection. Antiviral Res 113: 1–3
14.　Dash PK, Tiwari M, Santhosh SR et al (2008) RNA interference mediated inhibition of Chikungunya virus replication in mammalian cells. Biochem Biophys Res Commun 376: 718–722
15.　Parashar D, Paingankar MS, Kumar S et al (2013) Administration of E2 and NS1 siRNAs inhibit Chikungunya virus replication *in vitro* and protects mice infected with the virus. PLoS Negl Trop Dis 7(9): e2405
16.　Lam S, Chen KC, Ng MML, Chu JJ (2012) Expression of plasmid-based shRNA against the E1 and nsP1 genes effectively silenced Chikungunya virus replication. PLoS One 7(10): e46396
17.　Kaur P, Thiruchelvan M, Lee RCH et al (2013) Inhibition of Chikungunya virus replication by harringtonine, a novel antiviral that suppresses viral protein expression. Antimicrob Agents Chemother 57: 155–167
18.　Turner TL, Kopp BT, Paul G et al (2014) Respiratory syncytial virus: current and emerging treatment options. Clin Outcomes Res 6: 217–225
19.　Pawlotsky JM (2014) New hepatitis C therapies: the toolbox, strategies, and challenges. Gastroenterology 146: 1176–1192
20.　Briolant S, Garin D, Scaramozzino N et al (2004) *In vitro* inhibition of Chikungunya and Semliki Forest viruses replication by antiviral compounds: synergistic effect of interferon-α and ribavirin combination. Antiviral Res 61: 111–117
21.　Khan M, Dhanwani R, Patro IK et al (2011) Cellular IMPDH enzyme activity is a potential target for the inhibition of Chikungunya virus replication and virus induced apoptosis in cultured mammalian cells. Antiviral Res 89: 1–8
22.　Leyssen P, De Clercq E, Neyts J (2006) The anti-yellow fever virus activity of ribavirin is independent of error-prone replication. Mol Pharmacol 69: 1461–1467
23.　Paeshuyse J, Dallmeier K, Neyts J (2011) Ribavirin for the treatment of chronic hepatitis C virus

infection: a review of the proposed mechanisms of action. Curr Opin Virol 1: 590–598

24. Rada B, Dragún M (1977) Antiviral action and selectivity of 6-azauridine. Ann N Y Acad Sci 284: 410–417

25. Furuta Y, Gowen BB, Takahashi K et al (2013) Favipiravir (T-705), a novel viral RNA polymerase inhibitor. Antiviral Res 100: 446–454

26. Delang L, Segura Guerrero N, Tas A et al (2014) Mutations in the Chikungunya virus non-structural proteins cause resistance to favipiravir (T-705), a broad-spectrum antiviral. J Antimicrob Chemother 69: 2770–2784

27. Solignat M, Gay B, Higgs S et al (2009) Replication cycle of Chikungunya: a reemerging arbovirus. Virology 393: 183–197

28. Fros JJ, van der Maten E, Vlak JM, Pijlman GP (2013) The C-terminal domain of Chikungunya virus nsP2 independently governs viral RNA replication, cytopathicity, and inhibition of interferon signaling. J Virol 87: 10394–10400

29. Lucas-Hourani M, Lupan A, Despres P et al (2012) A phenotypic assay to identify Chikungunya virus inhibitors targeting the nonstructural protein nsP2. J Biomol Screen 18(2): 172–179

30. Bassetto M, De Burghgraeve T, Delang L et al (2013) Computer-aided identification, design and synthesis of a novel series of compounds with selective antiviral activity against Chikungunya virus. Antiviral Res 98: 12–18

31. Jadav SS, Sinha BN, Hilgenfeld R et al (2015) Thiazolidone derivatives as inhibitors of Chikungunya virus. Eur J Med Chem 89: 172–178

32. Ozden S, Lucas-Hourani M, Ceccaldi P-E et al (2008) Inhibition of Chikungunya virus infection in cultured human muscle cells by furin inhibitors: impairment of the maturation of the E2 surface glycoprotein. J Biol Chem 283: 21899–21908

33. Bourjot M, Delang L, Nguyen VH et al (2012) Prostratin and 12-O-tetradecanoylphorbol 13-acetate are potent and selective inhibitors of Chikungunya virus replication. J Nat Prod 75: 2183–2187

34. McKernan LN, Momjian D, Kulkosky J (2012) Protein kinase C: one pathway towards the eradication of latent HIV-1 reservoirs. Adv Virol 2012: 805347

35. Cruz DJM, Bonotto RM, Gomes RGB et al (2013) Identification of novel compounds inhibiting Chikungunya virus-induced cell death by high throughput screening of a kinase inhibitor library. PLoS Negl Trop Dis 7(10): e2471

36. Rathore APS, Haystead T, Das PK et al (2014) Chikungunya virus nsP3 & nsP4 interacts with HSP-90 to promote virus replication: HSP-90 inhibitors reduce CHIKV infection and inflammation *in vivo*. Antiviral Res 103: 7–16

37. Schwartz O, Albert ML (2010) Biology and pathogenesis of Chikungunya virus. Nat Rev Microbiol 8: 491–500

38. Bordi L, Meschi S, Selleri M et al (2011) Chikungunya virus isolates with/without Rana Abdelnabi et al. A226V mutation show different sensitivity to IFN-alpha, but similar replication kinetics in non human primate cells. New Microbiol 34: 87–91

39. Bréhin A-C, Casadémont I, Frenkiel M-P et al (2009) The large form of human 2′, 5′-Oligoadenylate Synthetase (OAS3) exerts antiviral effect against Chikungunya virus. Virology 384: 216–222

40. Gad HH, Paulous S, Belarbi E et al (2012) The E2-E166K substitution restores Chikungunya virus growth in OAS3 expressing cells by acting on viral entry. Virology 434: 27–37

41. Li Y-G, Siripanyaphinyo U, Tumkosit U et al (2012) Poly(I: C), an agonist of toll-like receptor-3, inhibits replication of the Chikungunya virus in BEAS-2B cells. Virol J 9: 114

42. Hornung V, Ellegast J, Kim S et al (2006) 5'-Triphosphate RNA is the ligand for RIGI. Science 314: 994–997

43. Pichlmair A, Schulz O, Tan CP et al (2006) RIG-I-mediated antiviral responses to single stranded RNA bearing 5'-phosphates. Science 314: 997–1001

44. Olagnier D, Scholte FEM, Chiang C et al (2014) Inhibition of dengue and Chikungunya virus infection by RIG-I-mediated type I IFN independent stimulation of the innate antiviral response. J Virol 88: 4180–4194

45. Bourjot M, Leyssen P, Neyts J et al (2014) Trigocherrierin a, a potent inhibitor of Chikungunya virus replication. Molecules 19: 3617–3627

46. Gupta DK, Kaur P, Leong ST et al (2014) Anti-Chikungunya viral activities of aplysiatoxin related compounds from the marine cyanobacterium *Trichodesmium erythraeum*. Mar Drugs 12: 115–127

47. Hawman DW, Stoermer KA, Montgomery SA et al (2013) Chronic joint disease caused by persistent Chikungunya virus infection is controlled by the adaptive immune response. J Virol 87: 13878–13888

48. Morrison TE, Oko L, Montgomery SA et al (2011) A mouse model of Chikungunya virus induced musculoskeletal inflammatory disease: evidence of arthritis, tenosynovitis, myositis, and persistence. Am J Pathol 178: 32–40

第二十三章　实时细胞分析鉴定基孔肯雅病毒的新型抗病毒化合物

凯万·赞迪

摘要： 传统的通过诱导细胞病变效应（CPE）来筛选病毒抑制剂的方法，已应用于各种病毒，包括一种重要的甲病毒基孔肯雅病毒（*Chikungunya virus*，CHIKV）。然而，这种方法不能提供从病毒复制开始到细胞病变效应出现整个过程的信息。通常，大多数方法建立在费力的端点分析上，但这些方法不能检测细胞形态上微小和快速的变化。因此，我们开发了一种无标签、动态的方法来监测细胞特征，包括细胞附着、增殖和病毒对细胞的致病力，称为 xCELLigence 实时细胞分析（RTCA）。在本章中，我们以利巴韦林处理过的 CHIKV 感染 Vero 细胞系作为体外模型，提供了一种定量分析 CHIKV 复制的 RTCA 方法。

关键词： 细胞病变效应，基孔肯雅病毒，虫媒病毒，无标记，增殖，RTCA，利巴韦林

23.1　引　言

基孔肯雅病毒属于披膜病毒科甲病毒属，其基因组为单股正链RNA[1]，主要通过受感染的伊蚊叮咬传播给人类。病毒的名字来源于马孔德语，意思是"弯曲的"，描述了受感染患者扭曲的姿势和风湿病表现[2]。全球范围内，从 2004 年至今，世界各地报告了数百万例 CHIKV 感染病例，如美洲、非洲、亚洲、欧洲、印度洋和海洋岛屿等[3]。然而，目前还没有发现针对 CHIKV 感染的疫苗和有效治疗方法[4]。因此，开发针对 CHIKV 的抗病毒药物是必要的。在以往的研究中，传统的细胞分析技术通常基于酶活性的检测，其中荧光探针和非荧光探针都广泛用于检测病毒复制[5]。检测过程包含了对细胞的各种复杂处理，如细胞固定、标记和人工细胞计数。此外，这些方法无法提供有关细胞内病毒复制动态的重要信息。

xCELLigence 实时细胞分析（RTCA）是一种基于分析培养基中阻抗产生的变化来实时记录细胞生长的无标记细胞分析高端技术方法。微电极被焊接在特殊的

细胞培养板（称为 E-Plates）的底部[6]。在这个系统中，微电极通过传感器在细胞活动之前调节电子阻抗，以记录任何微小的变化。RTCA 系统在微生物[7]、环境毒性[8]、细胞功能[9]等诸多研究领域得到了广泛的应用。xCELLigence 系统可用于 CHIKV 抗病毒药物的筛选。由于 CHIKV 是一种复制周期短的病毒，这种准确、实时的检测方法能够在早期检测到病毒感染，因此该技术使用范围广。

在本章中，我们阐述了基于病毒感染诱导的 CPE，应用 RTCA 系统对经利巴韦林处理的 CHIKV 感染 Vero 细胞系进行定量分析。该方法能够在较短的时间内筛选出潜在的抗病毒药物，与传统的基于 CPE 的比色检测筛选方法相比，可以在整个实验过程中提供关于细胞活动的详细信息。在此，我们采用 RTCA 系统的方案来监测细胞生长增殖，以确定最佳的 Vero 细胞接种密度，确定不同浓度利巴韦林的细胞毒性及抗病毒活性。

23.2 材 料

所有的溶液都用在 18MΩ cm 敏感性条件下精炼的无自由基去离子水配制。除非另有规定，试剂的配制和保存均在室温下进行。

23.2.1 组织培养

1. 2×MEM：含 Earle's 平衡盐和 2mmol/L L-谷氨酰胺，pH 7.4。向 1L 量筒中加入 100ml 水（见注释 1），然后加入 19g MEM 粉末和 4.4g 碳酸氢钠（见注释 2），再用 HCl 或 NaOH 调节 pH 至 7.4，并使用 MilliQ H_2O 定容至 1L。最后用 0.2μm 孔径的过滤器过滤除菌，于 4℃ 保存（见注释 3）。

2. 含 10% FBS 的 MEM：含 Earle's 平衡盐和 10% 胎牛血清（FBS）。于 500ml 的玻璃瓶中加入 250ml 2×MEM、190ml MilliQ H_2O、5ml 200mmol/L L-谷氨酰胺、5ml 非必需氨基酸（NEAA；100×储存液为 10mmol/L）和 50ml FBS。颠倒混匀后保存于 4℃。

3. 含 2% FBS 的 MEM：含有 Earle's 平衡盐和 2% 胎牛血清（FBS）。与上述操作相同，但 FBS 浓度为 2%。

4. 1.2% 的胰蛋白酶–乙二胺四乙酸（见注释 4）。于 100ml 的玻璃瓶中加入 88.8ml 1×PBS、10ml 10×乙二胺四乙酸（0.53mmol/L）、1.2ml 10% 胰蛋白酶和 1ml 青霉素/链霉素（10 000U）。保存于 4℃。

5. 1×磷酸盐缓冲液（1×PBS）。

23.2.2 细胞

Vero 细胞系 CCL81（ATCC；见注释 5）。

23.2.3　病毒

CHIKV 毒株 MY/065/08/FN295485 的细胞培养上清，滴度为 $10^{4.5}$ EID_{50}（鸡胚半数感染量）/ml。病毒株属于 ECSA 基因型，其 E1 蛋白有一个 A 226 V 突变[10]（见注释 6）。

23.2.4　抗病毒化合物

50mg/ml 利巴韦林：称取 5mg 化合物溶于 100μl 二甲基亚砜（DMSO）中，获得 50mg/ml 储存溶液。涡旋振荡溶解和分装后保存于−20℃备用（见注释 7）。

23.2.5　RTCA 组件

1. RTCA SP 系统包（ACEA Biosciences）。RTCA SP 系统由三个主要部分组成：一个 RTCA 分析单元，型号 W380（包括电源和串行电缆）；一个 RTCA SP 工作站单元（包括一个 RTCA SP 工作站，一个 RTCA-96 保护罩，一个 RTCA-96 架子，RTCA 触针，RTCA 触针拔出工具和 RTCA 清洁套件）；一个 RTCA 控制单元（包括预装了 RTCA 软件的笔记本电脑）。

2. 检测板 96（E-Plate 96）。

3. 孵育器。

23.3　方　　法

除非另有说明，否则所有程序应均在室温下进行。

23.3.1　细胞增殖分析

1. 在 E-Plate 96 的每个孔中加入 50μl 含 10% FBS 的 MEM。将 E-Plate 96 放进 RTCA SP 工作站里，然后置于连接系统的培养箱中，以获得背景读数。将 E-Plate 96 与系统连接。

2. 计数细胞后，用含 10% FBS 的 MEM 接种三种不同数量（$1.5×10^4$ 个、$1.8×10^4$ 个和 $2.0×10^4$ 个）的细胞（见注释 8）。向 E-Plate 96 中每孔加 50μl 的细胞悬液，每个细胞接种量做 4 个重复孔。E-Plate 96 于层流空气中室温孵育 30min（见注释 9）。

3. 将 E-Plate 96 放入 RTCA SP 工作站，于 37℃进行连续阻抗记录（图 23-1；见注释 10）。

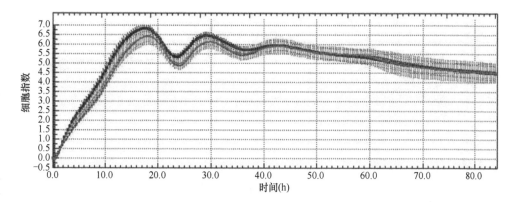

图 23-1　Vero 细胞增殖曲线。通过测量 CI 值（细胞指数）连续地监测接种在 E-Plate 96 中的细胞，以优化细胞接种密度并确定在抗病毒化合物添加之前病毒感染的合适时间点。每隔 2min 观察一次细胞特征，如黏附、扩散和增殖。彩色曲线表示 E-Plate 96 中每孔接种的细胞数，红线：15 000 个细胞/孔；绿线：18 000 个细胞/孔；蓝线：20 000 个细胞/孔。每个数据点均表示三次数据分析的平均值±标准偏差。（彩图请扫封底二维码）

23.3.2　细胞毒性试验

1. 在 E-Plate 96 中，以 1.8×10^4 个/孔的量接种细胞（见注释 11）。

2. 每次测定之前，取出 100μl 含 10% FBS 的 MEM。通过两倍系列稀释制备 5 种不同浓度的利巴韦林溶液（见注释 12）。用含 2% FBS 的 MEM 配制化合物，并通过 0.2μm 滤膜过滤。向每个孔中加入 100μl 利巴韦林和 100μl 含 2% FBS 的 MEM，每个稀释倍数 3 个复孔，得到的利巴韦林最终浓度分别为 100μg/ml、50μg/ml、25μg/ml、12.5μg/ml 和 6.25μg/ml。向 3 孔中各加入 200μl 含 2% FBS 的 MEM 作为阴性对照。

3. 将 E-Plate 96 放入 RTCA SP 工作站，于 37℃进行连续阻抗记录（图 23-2）。

23.3.3　抗病毒试验

1. 测定分析前，应使用相同的程序准备和接种细胞。

2. 在每个孔中取出 100μl 含 10% FBS 的 MEM。通过两倍系列稀释配制三种不同浓度的利巴韦林溶液（见注释 14）。使用含 2% FBS 的 MEM 制备化合物，并通过 0.2μm 滤膜过滤。

3. 加入 100μl 含 2% FBS 的 MEM，然后加入 50μl CHIKV。在摇床上孵育 30min，然后在 37℃、5% CO_2 培养箱中孵育 1h（见注释 13）。

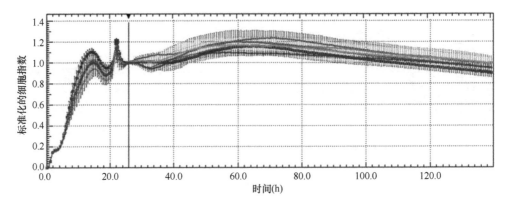

图 23-2　通过 RTCA 评估化合物浓度对 Vero 细胞的影响。随着利巴韦林浓度增加，孵育 120h 后细胞增殖。黑色垂直线表示利巴韦林处理 CHIKV 感染 Vero 细胞的时间点（即 Vero 细胞接种 18h 和病毒感染后）。彩色曲线代表连续稀释的利巴韦林浓度，红线：100μg/ml；蓝线：50μg/ml；粉线：25μg/ml；蓝绿色线：12.5μg/ml；紫线：6.25μg/ml；绿线：0μg/ml。每个数据点表示三次数据分析的平均值±标准偏差。（彩图请扫封底二维码）

4. 去病毒悬液，每孔加入 100μl 每个浓度的化合物，每个浓度 3 个复孔。每孔再加入 100μl 含 2% FBS 的 MEM。

5. 对于 CHIKV 感染的细胞和阴性对照，加入 200μl 含 2% FBS 的 MEM，3 个复孔。

6. 将 E-Plate 96 放入 RTCA SP 工作站，于 37℃进行连续阻抗记录（图 23-3）。

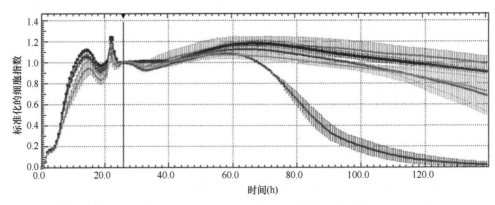

图 23-3　利用经利巴韦林处理的 Vero 细胞，采用 RTCA 评估利巴韦林对 CHIKV 的抗病毒作用。不同浓度的利巴韦林处理后，检测细胞增殖、伸展和黏附特征，通过 RTCA 监测其抗病毒作用。每 2min 测量一次细胞阻抗。黑色垂直线表示利巴韦林处理 CHIKV 感染 Vero 细胞的时间点（即 Vero 细胞接种 18h 和病毒感染后）。彩色曲线代表未感染 Vero 细胞、感染 Vero 细胞和经不同浓度利巴韦林处理的感染 Vero 细胞，红线：阳性对照（感染 CHIKV）；绿线：阴性对照（未感染 CHIKV）；蓝线：100μg/ml；粉线：50μg/ml；绿线：25μg/ml。每个数据点表示三次数据分析的平均值±标准偏差。（彩图请扫封底二维码）

23.4　注　释

1. 对配制培养基的水进行高压灭菌，以避免培养基被污染。将其他组分添加到培养基粉末中可能结块，因此，提前在量筒中添加一些水，这样磁棒可以比较容易且平稳地搅拌。

2. 培养基中的细胞将产生 CO_2，高浓度的 CO_2 将影响培养基的 pH，可加入碳酸氢钠充当缓冲剂以稳定培养基的 pH。

3. 处理真空驱动的过滤塑料瓶时，请使用护目镜。

4. 乙二胺四乙酸作为促进剂，可从细胞表面除去钙和镁，从而使胰蛋白酶水解特异性肽键。钙和镁位于支持细胞与细胞黏附的细胞外基质，可覆盖胰蛋白酶作用的肽键。

5. Vero 细胞系来源于非洲绿猴肾。此细胞系在含有 10% FBS 的 EMEM 中贴壁生长，培养条件为 37℃和含 5% CO_2 的潮湿空气。

6. 用 Vero 细胞系感染病毒。一旦出现完全的 CPE，则通过冻融法收集。以 $1000 \times g$ 离心 10min 除去细胞碎片。根据里德和穆恩所发明的 $TCID_{50}$ 方法，测定 Vero 细胞系培养物上清液的病毒原液滴度[11]。等体积分装并保存在−80℃备用。

7. DMSO 是一种光敏试剂，因此在制备溶液时应避免直接暴露在光下。

8. 进行背景读数前，准备不同浓度的细胞悬液，因为可能需要一些时间进行细胞计数。

9. 孵育对于细胞均匀分配在孔底部是很重要的。

10. 细胞指数（CI）是基于测量的阻抗，反映细胞数量、细胞形态、黏附等级及细胞活力变化的参数。CI 值为零，表示细胞不存在或不黏附在电极上。相比之下，随着更多细胞附着在电极上，将导致阻抗测量值的增加，因此 CI 值增加[12]。

11. 根据细胞指数（CI）选择最佳浓度。在给出的实例中（图 23-2），在利巴韦林处理前孵育 18h 的细胞最佳浓度为 1.8×10^4 个/孔。基本上，三种浓度的细胞没有显示出 CI 值存在差异，因此，选择 1.8×10^4 个细胞/孔作为细胞浓度的中值数。

12. 每个稀释倍数溶液的化合物浓度应该是所需浓度的两倍，因为我们必须与 100μl 培养基混合，以保证在 200μl 的总体积中产生所需的最终浓度。

13. 该步骤是为了确保 CHIKV 进入细胞。

14. 对于抗病毒活性测定分析，应通过两倍系列稀释制备三种不同浓度的化合物溶液。浓度应该是所需浓度的两倍，以保证在加入等体积的含 2% FBS 的培养基中后，产生所需的最终浓度。

致谢：作者感谢马来亚大学马来亚研究资助旗舰基金（旗舰基金号：FL001-13HTM）、高影响力研究基金 E000013-20001 和研究生研究基金（基金编号：PG037-2013B）对这项工作的资助。

参 考 文 献

1. Rizzo F, Cerutti F, Ballardini M et al (2014) Molecular characterization of flaviviruses from field-collected mosquitoes in northwestern Italy, 2011–2012. Parasit Vectors 7: 1–11

2. Ross RW (1956) The new ala epidemics III: the virus isolation, pathogenic properties and relationship to the epidemics. J Hyg 54: 177–191

3. Coffey LL, Failloux AB, Weaver SC (2014) Chikungunya virus-vector interactions. Viruses 6: 4628–4663

4. Lundstrom K (2014) Alphavirus-based vaccines. Viruses 6: 2392–2415

5. Ge Y, Deng T, Zheng X (2009) Dynamic monitoring of changes in endothelial cell-substrate adhesiveness during leukocyte adhesion by microelectrical impedance assay. Acta Biochim Biophys Sin 41: 256–262

6. Solly K, Wang X, Xu X et al (2004) Application of real-time cell electronic sensing (RT-CES) technology to cell-based assays. Assay Drug Dev Technol 2: 363–372

7. Slanina H, König A, Claus H et al (2011) Realtime impedance analysis of host cell response to meningococcal infection. J Microbiol Methods 84: 101–108

8. Leme DM, Grummt T, Heinze R et al (2011) Cytotoxicity of water-soluble fraction from biodiesel and its diesel blends to human cell lines. Ecotoxicol Environ Saf 74: 2148–2155

9. Keogh R (2010) New technology for investigating trophoblast function. Placenta 31: 347–350

10. Sam IC, Chan YF, Chan SY et al (2009) Chikungunya virus of Asian and Central/East African genotypes in Malaysia. J Clin Virol 46: 180–183

11. Reed LJ, Muench HA (1938) Simple method of estimating fifty percent end points. Am J Hyg 27: 493–497

12. Xing JZ, Zhu L, Jackson JA et al (2005) Dynamic monitoring of cytotoxicity on microelectronic sensors. Chem Res Toxicol 18: 154–161

第二十四章 双顺反子杆状病毒表达载体系统筛选干扰基孔肯雅病毒感染的化合物

郭素成，腾超一，何一俊，陈滢儒，吴宗远

摘要：基孔肯雅病毒（*Chikungunya virus*，CHIKV）是基孔肯雅热的病原体，在过去 10 年中已在许多国家出现。目前还没有有效的药物能控制这种疾病。利用双顺反子杆状病毒表达载体系统在草地夜蛾昆虫细胞（*Spodoptera frugiperda* insect cell，Sf21）中共表达 CHIKV 结构蛋白 C（衣壳）、E2 和 E1 及增强绿色荧光蛋白（EGFP）。CHIKV E1 介导 EGFP 阳性 Sf21 细胞相互融合，以及其与未感染细胞融合形成合胞体，利用该系统能够鉴定阻止合胞体形成的化学物质。利用该方法鉴定的化合物可能能作为抗 CHIKV 的药物。

关键词：杆状病毒，基孔肯雅病毒，内部核糖体进入位点，合胞体

24.1 引 言

基孔肯雅病毒属于披膜病毒科甲病毒属[1]。CHIKV 是一种包膜病毒，其基因组为大小约 11.8kb 的单股正链 RNA，CHIKV 原型株 S27（AF369024）的基因组大小为 11 826 个核苷酸。CHIKV 基因组包含两个可读框（ORF），位于 5′UTR 和 3′UTR 两个非翻译区之间。对其他甲病毒与该病毒的序列相似性研究表明，位于 5′端的第一个 ORF 编码非结构蛋白（nsP1、nsP2、nsP3 和 nsP4）的多聚蛋白前体，在病毒复制中起作用[2]。第二个 ORF 由 CHIKV 的 26S 亚基因组 RNA 组成，编码多聚结构蛋白（C、E2、E1），其中 E1 和 E2 为糖蛋白[2]。

CHIKV 与登革病毒由同一媒介——伊蚊传播，如白纹伊蚊和埃及伊蚊，引起基孔肯雅热[3]。基孔肯雅热进入急性期后通常伴有发热和皮疹，然后是关节痛，可持续数月。基孔肯雅热于 1953 年在坦桑尼亚和乌干达首次发现[4]。从那时起，基孔肯雅病毒感染在非洲、东南亚、印度次大陆和印度洋都有暴发。2007 年 8 月，在意大利报道了欧洲大陆的首次暴发，共有 217 例实验室确诊病例[5]。这是气候温和的国家第一次暴发基孔肯雅热。目前，基孔肯雅病毒感染已在 40 多个国家得

到确认。针对基孔肯雅热尚无有效的疫苗或抗病毒治疗方法,因此开发有效的基孔肯雅热疫苗或抗病毒治疗方法成为一个重要课题。

昆虫细胞杆状病毒表达载体系统(BEVS)此前广泛应用于重组蛋白的制备[6]。我们的研究已经证明,将一个内部核糖体进入位点(IRES)整合到杆状病毒基因组中,可以产生双顺反子杆状病毒表达载体[7,8]。这种基于 IRES 的双顺反子杆状病毒表达载体不仅可以在同一感染细胞中同时产生两个感兴趣的基因,而且可以共表达绿色荧光蛋白,有利于重组病毒的分离和滴度测定。近年来,功能性的基孔肯雅病毒糖蛋白 E1 和 E2 已在 BEVS 系统昆虫细胞中成功高表达,并可正确糖基化和被弗林(furin)蛋白酶裂解[9,10]。表达的 E1 或 E2 蛋白除了可以作为候选疫苗外,E1 蛋白在杆状病毒感染的昆虫细胞中表达对于显示膜融合活性和诱导合胞体形成也是必不可少的[9,11]。这些结果表明,利用荧光显微镜可以很容易地监测 EGFP 和 CHIKV 结构蛋白在 Sf21 细胞中的共表达与合胞体的形成。利用这种分子"标志物"可检测膜融合,分析细胞融合事件,并可能揭示需要低 pH 和胆固醇的 CHIKV 膜融合的机制。

在本章中,我们介绍了应用这一新型 BEVS 系统筛选基孔肯雅热的潜在治疗药物,并展示了昆虫细胞培养和利用双顺反子杆状病毒转化载体制备重组杆状病毒所需的材料。然后,我们描述了利用重组杆状病毒在昆虫细胞中表达 CHIKV 结构蛋白筛选候选防止细胞融合的化合物。最后,我们还展示了化合物体外抗 CHIKV 活性的测定方案,以验证通过重组杆状病毒介导的方法鉴定的化合物。

24.2 材　料

24.2.1 昆虫细胞培养

1. Sf21(IPLB-Sf21AE)细胞系。
2. 含 10%胎牛血清的 Grace's/TNM-FH 培养基(FBS;Caisson Laboratories)。
3. T-75cm^2 组织培养瓶。

24.2.2 重组杆状病毒产生与纯化

1. 双顺反子杆状病毒转移载体:pBac-CHIKV-26S-Rhir-E(见注释 1;图 24-1)。
2. 线性化的 BaculoGold 杆状病毒 DNA(BD;见注释 2)。
3. 转染试剂 Cellfectin II(Invitrogen)。
4. 无血清 TNM-FH 培养基。
5. 添加 10%胎牛血清的 TNM-FH 培养基。
6. 24 孔和 96 孔细胞培养板。

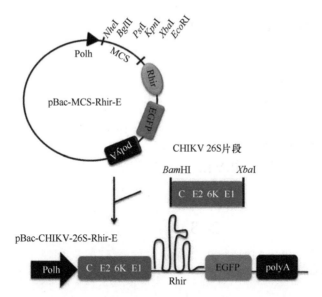

图 24-1　双顺反子杆状病毒转移载体 pBac-CHIKV-26S-Rhir-E。在双顺反子杆状病毒转移载体 pBac-Rhir-E 中，RhPV 5′UTR 的 IRES 位于 6 个克隆位点（NheI、BglII、PstI、KpnI、XbaI 和 EcoRI）和 EGFP 基因之间。将基孔肯雅病毒的 26S 亚基因组（CHIKV 26S RNA）的 cDNA 克隆到 Polh 启动子（多角体蛋白启动子）和 RhPV-IRES EGFP 序列之间的多克隆位点（MCS）内。将两侧翼为 BamHI（5′端）和 XbaI（3′端）位点、中间包含有基孔肯雅病毒 S27 非洲原型株（AF369024）全长结构基因（7559～11 293）的 cDNA 片段克隆到 pBac-Rhir-E 的 BglII 和 XbaI 位点上，得到的质粒命名为 pBac-CHIKV-26S-Rhir-E。

7. 倒置荧光显微镜（Nikon）。

24.2.3　昆虫细胞融合抑制试验

1. Sf21（IPLB-SF21AE）细胞系。

2. 重组杆状病毒 vAc-CHIKV-26S-Rhir-E。

3. 倒置荧光显微镜（Nikon）。

4. FDA 批准的药物库和选定的化合物。

5. Sf-900 II SFM（serum-free medium）培养基（pH 6.2，见注释 3）：含有 5% 胎牛血清（FCS）和 1×抗生素/抗真菌药（Gibco）。

6. Sf-900 II SFM 培养基（pH 6.8）：含有 2%胎牛血清和 1×抗生素/抗真菌药，混匀后用 2mol/L NaOH 调节 pH 至 6.8。

7. Sf-900 II SFM 培养基（pH 5.8）：含有 2%胎牛血清、1×抗生素/抗真菌药和 100μg/ml 胆固醇，混匀后用 2mol/L HCl 调节 pH 至 5.8。

8. 含 3%多聚甲醛的 1×PBS。

24.2.4 化合物体外抗 CHIKV 活性测定

1. BHK-21 细胞系。

2. CHIKV S27 病毒株。

3. 含 5% FCS 的 DMEM。

4. 荧光基团 594 标记的山羊抗兔 IgG（Invitrogen）。

5. 甲醇和丙酮混合物（1∶1），保存于−20℃。

6. 文献报道的兔抗 CHIKV E2 抗体[9]。

7. 1×PBS。

24.3 方 法

24.3.1 昆虫细胞培养

1. 无菌转移 25ml TNM-FH 培养基到 T-75cm^2 培养瓶。将培养瓶置于 26～28℃培养箱中。拧松瓶盖，使其充氧。培养基避免光照。

2. 在 37℃水浴中快速解冻 Sf21 细胞。在细胞完全解冻之前，用 70%乙醇喷洒瓶身消毒。

3. 轻轻地将解冻的全部内容物转移到含有 25ml 培养基的 T-75cm^2 培养瓶中。

4. 4h 后，用含 10% FBS 的 25ml 新鲜 TNM-FH 培养基替换原培养基。

5. 继续培养 3～4 天，直到细胞密度达到>2×10^6 个细胞/ml。使用手动细胞计数器计算总细胞数。

6. 当细胞密度达到 2×10^6 个细胞/ml 时，进行细胞传代。

7. 用 TNM-FH 培养基稀释细胞至（3～5）×10^5 个细胞/ml 后，每个 T-75cm^2 培养瓶接种 25ml。

8. 轻轻旋转烧瓶使细胞均匀分布。将 T-75cm^2 培养瓶置于 26～28℃的非湿化培养箱中培养。

9. 一旦细胞达到大约 30 代，应该丢弃，解冻复苏新鲜细胞（见注释 4）。

24.3.2 在 Sf21 细胞中产生重组杆状病毒

1. 在 24 孔板上接种 Sf21 细胞（2×10^5 个细胞/ml）。在生长至融合度达到 80%之前，使细胞附着 1～2h（见注释 5）。

2. 在 1.5ml 无菌管中，加入 0.25μg 线性化的 BaculoGold 杆状病毒 DNA 和 1μg 的 pBac-CHIKV-26S-Rhir-E 质粒 DNA（见注释 6）。

3. 将 350μl 无血清 TNF-FH 培养基和 4μL 转染试剂 Cellfectin II 加入管内。轻

轻颠倒混匀 15～20 次，室温孵育 30min。

4. 弃去 24 孔板中的培养基，将全部转染混合液滴到每孔的昆虫细胞上。每孔 2 滴或 3 滴，轻轻旋动培养板以确保均匀分布。

5. 于 27℃孵育 5h。

6. 弃去每孔的转染液，然后加入含有 10%胎牛血清的新鲜 TNM-FH 培养基，27℃培养 4～5 天。

7. 在荧光显微镜下监测绿色荧光。收集上清液和被感染细胞，用于进一步的病毒纯化（见注释 7）。

24.3.3　重组杆状病毒的纯化

如 24.3.2 节所述，线性化杆状病毒 DNA 和转移载体（质粒 DNA）已共转染 Sf21 细胞，因此培养基含有重组杆状病毒和野生型杆状病毒的混合物（vAc-CHIKV-26S-Rhir-E；图 24-2）。为了纯化重组杆状病毒，用 RhPV-IRES 介导表达的绿色荧光蛋白来指导选择过程（见注释 8），如下所述。

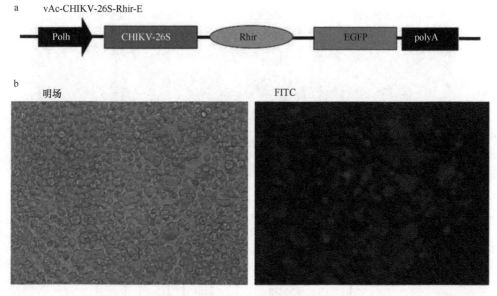

图 24-2　重组杆状病毒 vAc-CHIKV-26S-Rhir-E 感染诱导 Sf21 细胞形成合胞体。（a）重组杆状病毒 vAc-CHIKV-26S-Rhir-E 示意图。（b）在荧光显微镜下，用明场（左图）或 FITC 通道（右图）检查被 vAc-CHIKV-26S-Rhir-E 感染的 Sf21 细胞。（彩图请扫封底二维码）

1. 于 96 孔板每孔接种细胞悬液 50μl，含 $4×10^4$ 个 Sf21 细胞。

2. 向 900μl 含 10% FBS 的 TNM-FH 培养基中加入 100μl 病毒原液，将病毒样品从 10^{-1} 连续稀释至 10^{-9}，在稀释过程中应彻底混匀。

3. 每一行细胞用相同稀释倍数的病毒进行感染，将孔板在27℃条件下培养3天。

4. 在荧光显微镜下监测EGFP表达细胞，在96孔板的每个孔内找EGFP表达细胞的单个蚀斑。

5. 使用200μl吸头小心地弃去每孔的培养基。

6. 在一个新的24孔板的每孔中加入30μl培养基。轻轻摇动孔板以均匀分布病毒。将孔板放在27℃培养，直至在显微镜下观察到80%的细胞表达EGFP时回收培养基（见注释9）。

24.3.4　昆虫细胞融合抑制试验（图24-3）

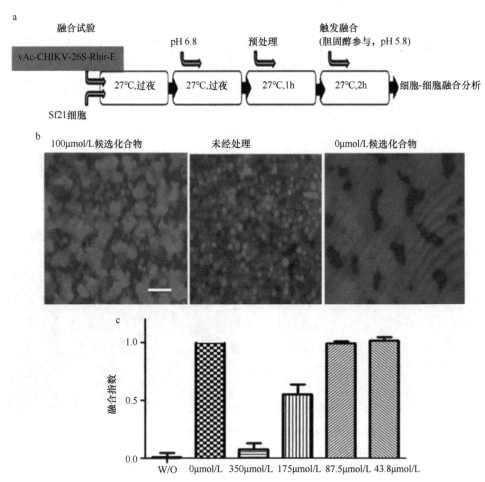

图24-3　候选化合物阻断CHIKV诱导的Sf21细胞间融合。（a）细胞融合抑制试验流程。（b）在图（a）所述的条件下，有或无100μmol/L候选化合物处理时，vAc-CHIKV-26S-Rhir-E感染诱导Sf21细胞的融合。（c）连续系列稀释的候选化合物处理后，vAc-CHIKV-26S-Rhir-E感染诱导Sf2细胞的融合。通过融合指数定量合胞体形成量。（彩图请扫封底二维码）

1. 于 96 孔组织培养板中接种 Sf21 细胞[27℃条件下，含有 5% FCS 的 Sf-900 II SFM（pH 6.2）中培养的 10^5 个细胞]，用重组杆状病毒 vAc-CHIKV-26S-Rhir-E（MOI 为 1）进行感染。

2. 感染后 1 天（dpi），用含 2% FCS 的 Sf-900 II SFM（pH 6.8）培养基替换旧培养基，再培养 24h。

3. 用含有 2% FCS 的 Sf-900 II SFM（pH 6.8）培养基和待测化合物（100μmol/L 和 10μmol/L）在 27℃预处理感染 Sf21 细胞 1h。

4. 通过替换用含 2% FCS 和 100μg/ml 胆固醇的 Sf-900 II SFM（pH 5.8）系列稀释的被测化合物溶液来触发昆虫细胞融合，然后在 27℃温育 2h。

5. 每孔加入 50μl 含 3%多聚甲醛的 PBS 进行固定。

6. 用倒置荧光显微镜拍摄昆虫细胞融合的图像。

7. 计算融合指数：1−（EGFP 阳性细胞数/EGFP 阳性细胞核数）。在合胞体细胞大小、细胞数和总面积的比较中，计数至少 100 个 EGFP 阳性单细胞，并按参考文献[11]中所述方法进行测量。

24.3.5　体外抗 CHIKV 活性测定（图 24-4）

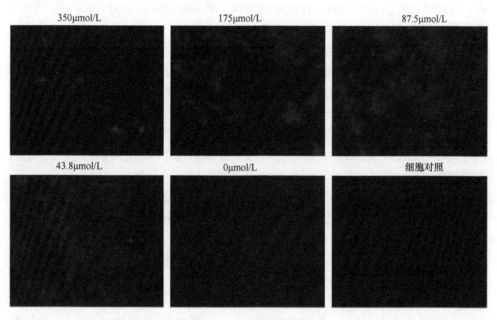

图 24-4　系列稀释的候选化合物处理后，CHIKV 感染的 BHK-21 细胞内 CHIKV E2 蛋白的免疫荧光分析。（彩图请扫封底二维码）

1. 将 BHK-21 细胞（10^5 个细胞，用含 5% FCS 的 DMEM 培养基于 37℃培养）

接种到 96 孔培养板中过夜培养。

2. 有待测化合物时，用 CHIKV S27 毒株（MOI 为 1）感染细胞。

3. 孵育 20h 后，用冰浴的丙酮和甲醇混合物（1∶1）将细胞固定 5min。然后风干 5min。

4. 加兔抗 CHIKV E2 抗体（1∶100），在室温与细胞孵育 1h。

5. 以 100μl/孔用 PBS 洗涤三次。

6. 加荧光基团 Alexa Fluor 594 标记的山羊抗兔 IgG（1∶500），在室温与细胞孵育 1h。

7. 以 100μl/孔用 PBS 洗涤三次。

8. 用倒置荧光显微镜和多模式微孔板读取仪捕获 CHIKV E2 免疫荧光的信号并评分。

24.4　注　释

1. pBac-MCS-Rhir-E 是双顺反子杆状病毒转移载体，目的基因[如基孔肯雅病毒 26S 亚基因组的 cDNA（CHIKV 26S RNA）]可以克隆到其多克隆位点（MCS）内。该载体含有来自罗帕洛西普姆帕迪病毒（*Rhopalosiphum padi* virus）[12,13]的内部核糖体进入位点（IRES），可以实现双顺反子表达。

2. pBac-MCS-Rhir-E 是基于 pBluebac 4.5 杆状病毒转移载体（Invitrogen）构建的。为了产生重组杆状病毒，需要将 pBluebac 4.5 衍生成的杆状病毒转移载体与 Bac-N 蓝色线性化病毒 DNA（Invitrogen）重组。然而，目前还没有可用的 Bac-N 蓝色线性化病毒 DNA，因此在该方案中使用 BaculoGold 线性化杆状病毒 DNA。

3. 当 pH 低于 5.5 时，杆状病毒的 gp64 蛋白可以诱导细胞融合[14]。因此，在测定 vAc-CHIKV-26S-Rhir-E 感染诱导的 Sf21 细胞融合时，控制 pH 高于 5.5 是至关重要的。

4. 昆虫细胞传代对于重组杆状病毒的产生和病毒的扩增至关重要。我们发现新的 Sf21 细胞更容易被杆状病毒感染。此外，据报道较高的传代数可能会产生较低的病毒滴度[15]。

5. Sf9 细胞也可通过同源重组方法产生重组杆状病毒。然而，我们发现 Sf21 细胞的重组率高于 Sf9 细胞的重组率。

6. 病毒 DNA 的量可以相应地调整和改变。但是，总 DNA（转移载体加病毒 DNA）应保持低于 1.5μg。根据我们的经验，如果 DNA 的量超过 1.5μg，转染和重组率都会降低。

7. 转移载体与杆状病毒 DNA 之间的同源重组在昆虫细胞中非常罕见（通常重组率只有 0.1%～1%），而且在培养基中总是会产生显性的野生型病毒。重组病毒和野生型病毒在感染细胞中不易区分。在 Sf21 细胞中共转染转移载体和病毒 DNA 后，通过在荧光显微镜下直接观察，我们可以通过绿色荧光蛋白（EGFP）和 RhPV-IRES 判断是否成功产生重组杆状病毒。

8. 蚀斑试验是纯化重组病毒的常规方法。基于 RhPV-IRES 共表达的 GFP，可以在荧光显微镜下轻易地鉴定杆状病毒 DNA 与转移载体在昆虫细胞中同源重组是否成功。因此，表达 GFP 的细胞与重组病毒感染的细胞相关，可用于从野生型病毒中纯化目标病毒。

9. 重复 3～4 次步骤 2～6，并选择至少 4 个不同的克隆。为了确认重组杆状病毒 vAc-CHIKV-26S-Rhir-E 是否能够表达 CHIKV 的结构蛋白，如前所述，用抗 CHIKV E1 和 E2 抗体进行 Western blotting 检测[9]。

致谢：该研究得到科技部的支持（NSC103-2321-B-033-001，105-2321-B-033-001 & NSC 102-2632-M-033-001-MY3）。

参 考 文 献

1. Griffin DE (2007) Alphaviruses. In: Knipe DM, Howley PM (eds) Fields virology, 5th edn. Lippincott-Williams & Wilkins, Philadelphia, pp 1023–1068

2. Solignat M, Gay B, Higgs S, Briant L, Devaux C (2009) Replication cycle of Chikungunya: a re-emerging arbovirus. Virology 393: 183–197

3. Powers AM, Logue CH (2007) Changing patterns of Chikungunya virus: re-emergence of a zoonotic arbovirus. J Gen Virol 88: 2363–2377

4. Ross RW (1956) A laboratory technique for studying the insect transmission of animal viruses, employing a bat-wing membrane, demonstrated with two African viruses. J Hyg (Lond) 54: 192–200

5. Rezza G, Nicoletti L, Angelini R, Romi R, Finarelli AC, Panning M, Cordioli P, Fortuna C, Boros S, Magurano F (2007) Infection with Chikungunya virus in Italy: an outbreak in a temperate region. Lancet 370: 1840–1846

6. Unger T, Peleg Y (2012) Recombinant protein expression in the baculovirus-infected insect cell system. Methods Mol Biol 800: 187–199

7. Chen WS, Villaflores OB, Lu CF, Wu HI, Chen YJ, Teng CY, Chang YC, Chang SL, Wu TY (2012) Functional expression of rat neuroligin-1 extracellular fragment by a bi-cistronic baculovirus expression vector. Protein Expr Purif 81: 18–24

8. Wu TY, Chen YJ, Teng CY, Chen WS, Villaflores O (2012) A bi-cistronic baculovirus expression vector for improved recombinant protein production. Bioeng Bugs 3: 129–132

9. Kuo SC, Chen YJ, Wang YM, Kuo MD, Jinn TR, Chen WS, Chang YC, Tung KL, Wu TY, Lo SJ (2011) Cell-based analysis of Chikungunya virus membrane fusion using baculovirus-expression vectors. J Virol Methods 175: 206–215

10. Metz SW, Geertsema C, Martina BE, Andrade P, Heldens JG, van Oers MM, Goldbach RW, Vlak JM, Pijlman GP (2011) Functional processing and secretion of Chikungunya virus E1 and E2 glycoproteins in insect cells. Virol J 8: 353

11. Kuo SC, Chen YJ, Wang YM, Tsui PY, Kuo MD, Wu TY, Lo SJ (2012) Cell-based analysis of Chikungunya virus E1 protein in membrane fusion. J Biomed Sci 19: 44

12. Woolaway KE, Lazaridis K, Belsham GJ, Carter MJ, Roberts LO (2001) The 5′ untranslated region of Rhopalosiphum padi virus contains an internal ribosome entry site which functions efficiently in mammalian, plant, and insect translation systems. J Virol 75: 10244–10249

13. Chen YJ, Chen WS, Wu TY (2005) Development of a bi-cistronic baculovirus expression vector by the Rhopalosiphum padi virus 5′ internal ribosome entry site. Biochem Biophys Res Commun 335: 616–623

14. Blissard GW, Wenz JR (1992) Baculovirus gp64 envelope glycoprotein is sufficient to mediate pH-dependent membrane fusion. J Virol 66: 6829–6835

15. Maruniak JE, Garcia-Canedo A, Rodrigues JJ (1994) Cell lines used for the selection of recombinant baculovirus. In Vitro Cell Dev Biol Anim 30: 283–286

第二十五章　基孔肯雅病毒感染中和试验：蚀斑减少中和试验

诺阿兹拉·穆罕默德·阿扎米，梅孟令，高崎智彦

摘要：中和试验是在病毒浓度恒定的情况下，通过计算病毒活性下降百分比来检测和定量血清中和抗体滴度的技术。中和抗体滴度通常是通过计数蚀斑数量（细胞病变引起的局部感染区域），并与标准病毒的蚀斑数量进行比较，最后计算病毒总体感染性下降的百分比来确定的。常规中和试验采用蚀斑减少中和试验（PRNT）测定基孔肯雅病毒（*Chikungunya virus*，CHIKV）中和抗体的滴度。在此，我们描述了用Vero细胞系进行蚀斑减少中和试验来检测中和抗体滴度的方法。

关键词：蚀斑减少中和试验，抗体，基孔肯雅病毒，中和抗体，中和试验，Vero细胞系

25.1　引　　言

基孔肯雅热是一种由甲病毒属基孔肯雅病毒感染引起的经蚊媒传播的急性发热性疾病，其特征是关节痛[1]。据推测，在CHIKV感染中，抗体在抗病毒方面起着重要作用[2]。病毒中和抗体在该疾病预防中起重要作用。病毒与病毒中和抗体发生相互作用被认为是病毒在细胞内感染或复制能力降低的原因[3]。病毒抗体的检测和定量可采用常规的或替代的方法，包括：血凝抑制（HI）试验、焦点减少中和试验（FRNT）、间接荧光抗体（IFA）试验、蚀斑减少中和试验（PRNT）和微量中和试验（MNT）。由亨德森（Henderson）和泰勒（Taylor）于1959年建立的检测虫媒病毒蚀斑和测定血清中和抗体效价的PRNT方法被普遍认为是传统血清学方法中最具特异性的方法[4]。由于病毒量通常是固定的，因此可通过该技术来测定病毒活性降低的百分比以检测和定量样本中的中和抗体，包括单克隆抗体和多克隆抗体。

PRNT是通过检测病毒中和抗体水平来确定保护水平的一种替代方法。这些分析基于试验观察，中和抗体滴度可用作判断针对疾病保护水平的指标[3]。由杜

尔贝科（Dulbecco）开发的蚀斑试验可用于研究动物病毒的灭活（或中和），经改良用于测定血清中和抗体滴度[4,5]。随后，其他研究人员开发了一种体外 PRNT 试验，以测定能中和 50% 感染性病毒颗粒（$PRNT_{50}$）所需的抗体量[6]。在疫苗效力研究中，通过 PRNT 试验来检测中和抗体水平，以确定候选疫苗诱导免疫应答的保护能力。

PRNT 试验的基本设计理念：在体外形成病毒–抗体复合物，并通过在对病毒敏感的细胞中形成蚀斑来测量中和作用[3]。通过混合 CHIKV 和待测样本（单克隆抗体、多克隆抗体、血清或血浆），在特定的孵育条件和时间下形成病毒–抗体复合物。然后将病毒–抗体复合物加入对病毒敏感的细胞中，随后用半固体培养基将其覆盖，培养 3～5 天，或者直到观察到细胞病变效应（CPE）和蚀斑形成。采用半固体培养基是为防止子代病毒在培养基中扩散，形成局灶性的细胞病变效应（蚀斑）。通过直接对活细胞染色，在覆盖层中添加染料或去除覆盖层培养基后添加染料来显示蚀斑。

然而，这种方法与传统的 PRNT 检测方法不同，染色材料（染色剂或染料）是在去除覆盖物后添加的。在传统方法中，通常在第一层或第二层覆盖物中添加染料来监测活细胞中蚀斑的发展。去除覆盖层后再添加染料有几个优点：蚀斑不必立即计数，化学固定细胞可长期稳定保存[3]。

以标准化的病毒量为基数，通过比较和计数蚀斑数量，以总病毒感染性降低的百分比来表征中和抗体滴度。在含有 CHIKV 特异性中和抗体的样本中，因为中和抗体可以阻止宿主细胞的感染，所以蚀斑的数量将少于试验对照孔。在缺乏 CHIKV 特异性中和抗体的情况下，蚀斑的数量将与对照孔相似。这里我们描述一种采用患者血清样本和 Vero 细胞系的常规 PRNT 试验。

25.2 材　　料

在干净的工作台上配制试剂，并将其保存于 4℃（除非另有说明）。将胎牛血清（FBS）在 56℃ 水浴中热灭活 30min，然后于 -20℃ 长期保存。

1. 用于 PRNT 试验的细胞系：猴肾细胞系（Vero 和 LLC-MK2）或蚊子细胞系（C6/36；见注释 1）。

2. 完全培养基：EMEM/10% FBS（已热灭活）。可选：在生长培养基中加入 20U/ml 青霉素和 20μg/ml 链霉素，以防止潜在的细菌污染。

3. 1× Dulbecco's 磷酸盐缓冲液（DPBS）。

4. 0.05%（V/V）胰蛋白酶-EDTA 溶液。

5. CHIKV 毒种：在本试验中，病毒的最适滴度为 2.5×10^3 pfu/ml。如果病毒滴度过高（见注释 2），用 EMEM/10% FBS 稀释病毒。

6. 血清或血浆样本：在进行本试验之前，在 56℃加热灭活所有血清或血浆样品以灭活补体因子。使用前让样品冷却至室温。

7. 维持培养基：Eagle's MEM/1%甲基纤维素-4000、0.94% Eagle's MEM（含卡那霉素）、2%热灭活 FBS、2mmol/L L-谷氨酰胺和 7.5%（m/V）碳酸氢钠溶液。1L 维持培养基的制备：准备两个 1L 的培养瓶，在瓶上贴"溶液 A"和"溶液 B"标签。在"溶液 A"瓶中加入 10g 甲基纤维素，放入磁性搅拌棒。在"溶液 B"瓶中加入 9.4g Eagle's MEM(含卡那霉素)，并将其溶解在 1L 超纯水（MilliQ water）中。分别对"溶液 A"和"溶液 B"进行高压灭菌。将两种溶液冷却至约 60℃后，将"溶液 B"添加至"溶液 A"。将瓶子放在冰上，用磁力搅拌器搅拌溶液，直到溶液从浑浊的黄色变成透明的黄色（见注释 3）。向溶液中加入 10ml 200mmol/L L-谷氨酰胺（100×）、20ml FBS 和 31.5ml 7.5%（m/V）碳酸氢钠。混匀，直到所有成分溶解。所有溶液组分加入后，最终将得到澄清的橙红色混合物。

8. 10%（V/V）甲醛：用蒸馏水稀释甲醛。室温保存试剂（见注释 4）。

9. 亚甲基蓝溶液（6×）：称取 2.25g 4 水亚甲基蓝盐粉末，稀释至 500ml 蒸馏水中。加入 0.375ml 1mol/L 氢氧化钠溶解亚甲基蓝（见注释 5）。于室温保存。

10. 具有恒定二氧化碳（CO_2）供应和至少 95%湿度的培养箱。

11. 二级生物安全柜。

12. 灯箱和菌落计数器：用于菌落计数。

25.3　方　　法

所有用于细胞培养的设备和试剂必须是无菌的，试验中必须使用适当的灭菌技术。细胞培养条件：37℃和 5% CO_2 加湿培养箱。除非另有规定，否则所有试验必须在干净的试验台上进行。所有血清样本在 56℃加热灭活 30min，并在使用前冷却至室温。

25.3.1　在 12 孔板准备细胞单层

1. 准备 Vero 细胞单层（T-75cm² 培养瓶）。

2. 弃去旧的培养基。

3. 用 10ml DPBS 洗涤细胞两次。

4. 用 1×EDTA-胰蛋白酶溶液消化细胞 5～10min，轻轻拍打细胞瓶，使细胞从培养瓶壁上分离脱落。

5. 取 10ml 完全培养基轻轻反复吹打使细胞悬浮。

6. 以 $1.0 \times 10^5 \sim 2.0 \times 10^5$ 个细胞/孔的浓度接种 12 孔板。对于本试验中使用的任何细胞系，建议以低传代水平增殖和保存，以保持形成 CPE 的敏感性。感染试验细胞最佳接种浓度也应在进行 PRNT 试验之前预先确定。

7. 每孔加入 1ml 完全培养基。

8. 轻轻地将培养板水平倾斜 3～5 次，以确保细胞形成均匀的单层，然后在加湿的培养箱（37℃、5% CO_2）中孵化过夜。使细胞生长至融合度达到 70%～90%。

9. 如果细胞融合度没达到 70%～90%，就再培养一天。

25.3.2　CHIKV-抗体免疫复合物的制备

1. 从 1：5 起，用含 10% FBS 的 EMEM 培养基连续倍比稀释样本，直至 1：2560。如有可能，每种稀释倍数换用新的枪头。

2. 将 25μl 稀释样本加入到 25μl 的 CHIKV 悬液（滴度为 2.5×10^3 pfu/ml）中，最终浓度约为每孔 62.5pfu。

3. 病毒和抗体混合物于 37℃ 孵育 60min（见注释 6）。

25.3.3　感染检测

1. 根据试验要求,该试验可设定为 2 个复孔或 3 个复孔。每组的布局如图 25-1 所示。

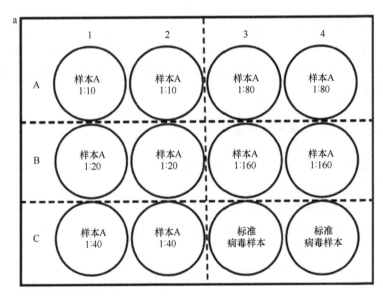

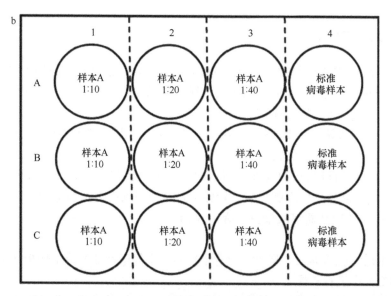

图 25-1　CHIKV 蚀斑减少中和试验（PRNT）12 孔板布置图。（a）每个样本 2 个复孔的布局；（b）每个样本 3 个复孔的布局。标准病毒样本（阴性对照）代表样本中没有抗体。

2. 弃去 12 孔板中培养基（见注释 7）。

3. 向每孔中加入 100μl 病毒和抗体混合物：用移液器将病毒和抗体混合物加到孔壁上，避免将混合物直接滴注到细胞上。

4. 将培养板在 37℃孵育 60min。孵育过程中，每 10min 轻轻倾斜一次培养板，共 6 次（总时间：60min），如图 25-2 所示（见注释 8）。

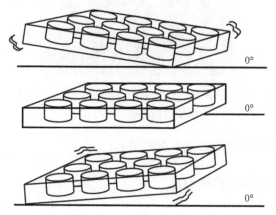

图 25-2　细胞培养板倾斜时的运动方向示意图。每 10min 轻轻倾斜平板一次，共 6 次（总共 60min 培养时间），以防止细胞干燥。

5. 每孔加 1.5ml 维持培养基，在 37℃、5% CO_2 加湿培养箱中培养细胞 3～5 天。

25.3.4 蚀斑可视化

1. 用显微镜或肉眼检查是否有蚀斑（病毒感染引起的细胞病变效应）。在 CHIKV 感染后的第 2~4 天，通常会出现蚀斑或细胞病变效应。蚀斑出现的时间和蚀斑的外观取决于病毒株。

2. 用肉眼确认一旦形成蚀斑，用 10% 甲醛在室温固定细胞 60min（见注释 9）。完成此步骤后，可以在生物安全柜外执行以下操作。

3. 用流动的自来水冲洗细胞培养板，但不要将细胞培养板直接放在自来水下，因为这可能会损坏细胞单层。轻轻拍打并使用纸巾去除多余的水。

4. 用 6×亚甲基蓝溶液染色细胞 1h 以上。

5. 重复步骤 3。

6. 干燥细胞培养板：将培养板置于室温（空气干燥法）或干燥柜（培养温度低于 45℃）中进行干燥。

7. 细胞培养板干燥后，在灯箱下用菌落计数仪计数蚀斑（图 25-3）。

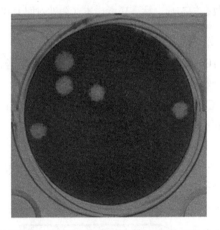

图 25-3　CHIKV S27 毒株在 Vero 细胞系上引起的蚀斑（照片由林常昆博士提供，彩图请扫封底二维码）。

8. 染色后的细胞板可在室温长期存放。

25.3.5 蚀斑减少中和效价的测定

计数每孔、每一血清稀释倍数和对照孔的蚀斑数量。中和效价定义为，与不加 CHIKV 抗体的单层细胞对照孔比较，在蚀斑数量减少 50%、70% 和 90% 时的最高血清稀释倍数（表 25-1）。更高的减少率（>70%）被认为具有更高的特异性，但 50% 的减少率通常用于测定中和效价。

表 25-1 CHIKV 感染患者血清样本的中和效价示例

样本	蚀斑计数	平均蚀斑计数
标准病毒样本	18，29	23.5
1：10	7，11	9
1：20	18，9	13.5
1：40	14，17	15.5
1：80	19，21	20
1：160	13，21	17.5

注：与标准病毒样本相比较（以标准病毒样本为对照），能使蚀斑数量减少达 50%以上时，血清样品的最大稀释倍数即为中和效价。在本例中，测试样本的 CHIKV 中和效价（$PRNT_{50}$）为 1：10。

25.3.6 微量中和试验

虽然蚀斑减少中和试验是测定病毒中和抗体和保护性抗体滴度的金标准，但该试验费时费力。最近，利用 96 孔微孔板开发了一种用于 CHIKV 检测的快速微量中和试验（MNT），可以在更短的试验周期内检测更多的样本量。在 MNT 试验中，血清样本在 96 孔微孔板中进行连续的两倍稀释，再与病毒共同孵育。再将细胞加到微孔板内的血清–病毒混合物中，培养 1～4 天，然后固定。根据参数设计，试验结果可通过 PAP（过氧化物酶–抗过氧化物酶）染色技术、细胞活力测定或观察 CPE 发生情况来确定[2,7,8]。自动化测试时，可用读板仪器测定活细胞中溶解后染料的光密度[7]。然而，还需要进一步以 PRNT 为标准来验证这些试验方法，以确定每种试验技术的有效性和等效性。

25.4 注 释

1. 猴肾细胞系（Vero 和 LLC-MK2）适合于病毒蚀斑的形成，因为这些细胞发生 CHIKV 感染时易出现 CPE[8,9]。Vero 细胞是来源于非洲绿猴肾的贴壁细胞系，已广泛应用于病毒学研究。蚊子细胞系（C6/36）通常用于 CHIKV 接种、分离和扩增。

2. 毒种最好不要反复冻融，因为这样会降低病毒滴度并影响滴定结果。确保试验中使用的病毒反复解冻的次数不超过三次。

3. 在将瓶子放置在冰上之前，确保溶液低于 40℃，以防止玻璃瓶破裂。

4. 使用个人防护设备（PPE），如面罩和手套。稀释甲醛时，应在通风柜中操作。吸入或摄入甲醛会造成危害（美国国家环境保护局）。

5. 接触氢氧化钠时，请戴手套。氢氧化钠试剂是刺激性物质，接触时对皮肤、眼睛、呼吸道和胃肠道有腐蚀性。

6. 延长病毒和抗体混合物的孵育时间可能会导致部分病毒失活[3]。为了推迟试验，在 37℃孵育 1h 后，可将病毒和抗体混合物保存于 4℃，混合物可以保存24h。为了达到最佳效果，混合后应立即进行测定。

7. 病毒感染期间，关闭生物安全柜风机，防止细胞干燥。将病毒–抗体混合物加入检测孔中之前，吸出所有孔中的旧培养基。为了确保细胞在感染检测过程中不会变干，一次只用两个 12 孔板进行试验。

8. 确认培养箱中的细胞培养板放置在水平架上。确认培养基均匀地分布在细胞单层上。在这一步骤中，细胞培养板孵育时间至多 90min。感染试验的 10min孵育时间最好从加病毒开始感染后立即进行计算。

9. 感染后第 3 天检查蚀斑形成情况，肉眼观察到蚀斑时终止试验。

致谢：我们感谢日本国立传染病研究所病毒学 I 系的林常昆博士慷慨地为我们提供了一个 CHIKV 蚀斑图（图 25-3）。部分工作得到了日本厚生劳动省的"新发和再发传染病研究"研究基金（H26-shinkou-jitsuyouka-007）、环境部的环境研究和技术发展基金（S-8）及日本学术振兴会（JSPS）的青年科学家资助基金（B）（26870872）的支持。

参 考 文 献

1. Staples JE, Breiman RF, Powers AM (2009) Chikungunya fever: an epidemiological review of a re-emerging infectious disease. Clin Infect Dis 49(6): 942–948

2. Mallilankaraman K, Shedlock DJ, Bao H, Kawalekar OU, Fagone P, Ramanathan AA, Ferraro B, Stabenow J, Vijayachari P, Sundaram SG, Muruganandam N, Sarangan G, Srikanth P, Khan AS, Lewis MG, Kim JJ, Sardesai NY, Muthumani K, Weiner DB (2011) A DNA vaccine against Chikungunya virus is protective in mice and induces neutralizing antibodies in mice and nonhuman primates. PLoS Negl Trop Dis 5(1): e928. doi: 10.1371/journal.pntd.0000928

3. Roehrig J, Hombach J, Barrett A (2008) Guidelines for plaque-reduction neutralization testing of human antibodies to dengue viruses.Viral Immunol 21: 123–132

4. Thomas SJ, Nisalak A, Anderson KB, Libraty DH, Kalayanarooj S, Vaughn DW, Putnak R, Gibbons RV, Jarman R, Endy TP (2009) Dengue Plaque Reduction Neutralization Test (PRNT) in primary and secondary dengue virus infections: how alterations in assay conditions impact performance. Am J Trop Med Hyg 81(5): 825–833. doi: 10.4269/ajtmh.2009.08-0625

5. Dulbecco R, Vogt M, Strickland AGR (1956) A study of the basic aspects of neutralization of two animal viruses, Western equine encephalitis virus and poliomyelitis virus. Virology 2(2): 162–205

6. Russell PK, Nisalak A, Sukhavachana P, Vivona S (1967) A Plaque Reduction Test for dengue virus neutralizing antibodies. J Immunol 99(2): 285–290

7. Hobson-Peters J (2012) Approaches for the development of rapid serological assays for surveillance and diagnosis of infections caused by zoonotic flaviviruses of the Japanese encephalitis virus serocomplex. BioMed Res Int 2012: 379738

8.   Walker T, Jeffries CL, Mansfield KL, Johnson N (2014) Mosquito cell lines: history, isolation, availability and application to assess the threat of arboviral transmission in the United Kingdom. Parasit Vectors 7(1): 382. doi: 10.1186/1756-3305-7-382
9.   Stim TB (1969) Arbovirus plaquing in two Simian kidney cell lines. J Gen Virol 5(3): 329–338. doi: 10.1099/0022-1317-5-3-329

第二十六章　CHIKV 反向遗传学研究方法

帕卡拉·普埃克斯，J·朱江昂

摘要：利用基于感染性 cDNA 克隆（即携带病毒基因组双链拷贝的质粒载体）的反向遗传系统，对病毒 RNA 基因组进行遗传操作，极大地提高了人们对 RNA 病毒生物学的认识。到目前为止，已经用不同的质粒载体和/或细菌宿主菌重组构建了基孔肯雅病毒（Chikungunya virus，CHIKV）的感染性 cDNA 克隆。在本章，我们描述了构建 CHIKV 感染性 cDNA 克隆的方法和通过定点突变对克隆进行遗传操作的方法。

关键词：反向遗传学，基孔肯雅病毒，感染性 cDNA 克隆，定点突变

26.1　引　言

基孔肯雅病毒是一种由蚊子传播的甲病毒，被认为是一种新出现的易流行病原体[1]。CHIKV 基因组为单股正链 RNA，长度约为 12 000 个核苷酸。病毒基因组包含一个 5'端帽子结构（5'cap）和一个 3'端多聚-A（poly-A）尾，编码两个可读框（OFR），其两侧是一个 5'未翻译区（5'UTR）和一个 3'未翻译区（3'UTR；[2]）。病毒 RNA 基因组在易感细胞中具有感染性。

通过已成功建立起来的反向遗传系统，提高了我们对 CHIKV 各个方面的认识，包括：病毒生物学、诊断、治疗和疫苗研发等[3-11]。该系统基于构建一个感染性 cDNA 克隆，即携带病毒基因组双链拷贝的质粒载体，通过这个克隆在体外产生合成病毒。这种克隆使得我们能通过对 CHIKV 基因组进行遗传操作来研究该病毒复制的分子机制，确定其毒力、发病机制和传播的遗传决定因素[3-11]。一般来说，CHIKV 感染性 cDNA 克隆是在质粒载体中构建的。真核启动子序列，如巨细胞病毒（CMV）即早期启动子，或由噬菌体 DNA 依赖的 RNA 聚合酶识别的启动子序列，如噬菌体 T7 或 SP6，分别插入病毒基因组上游，用于病毒 cDNA 模板的体外和体内转录。根据 cDNA 克隆中启动子的不同，将质粒 cDNA 克隆或将体外转录获得的 RNA 转录本转染到易感细胞中产生 CHIKV。

对于多个 RNA 病毒家族，在建立反向遗传系统时，常常遇到一个非常普遍的问题，即由于病毒基因组的突变、缺失或重排，产生的病毒 cDNA 常不稳定，

可能产生一种非感染性克隆[12-18]。这个问题是由质粒载体在宿主菌细胞中扩增时，病毒 cDNA 编码产物对宿主菌产生毒性作用而导致的[18]。解决该问题的一个方法是使用中等或低拷贝数的质粒载体和适宜的宿主菌[15-17]。

我们通过低拷贝数质粒载体 pSMART-LCKan 和大肠杆菌 XL10-Gold，构建了 CHIKV 临床分离株 SGEHIDSD67Y2008 和 SGEHICHD122508 的感染性 cDNA 克隆。通过在病毒基因组中引入突变等基因操作来研究 CHIKV 复制和发病机制的遗传决定因素。在本章中，我们将描述 CHIKV 感染性 cDNA 克隆的构建策略和通过定点突变修饰病毒基因组操作流程的技术细节。本章所描述的策略和方法也可应用于其他 CHIKV 病毒株与 RNA 病毒的感染性 cDNA 克隆及突变病毒体的构建。

CHIKV 感染性 cDNA 克隆的构建和修饰分为以下步骤（图 26-1）：①提取病毒基因组 RNA 并将其反转录成单链 cDNA；②以单链 cDNA 为模板，通过 PCR 扩增得到横跨整个基因组的两个重叠 cDNA 片段；③将双链 cDNA 片段克隆到低拷贝数质粒载体中，然后转化到宿主菌中进行扩增，两个 cDNA 片段将组装成全长 cDNA 克隆；④将全长 cDNA 克隆体外转录成病毒 RNA；⑤用转录的病毒 RNA 转染易感细胞系，以获得克隆衍生病毒；⑥进一步扩增培养以获得高滴度的克隆衍生病毒，并与亲本病毒进行比较，开展克隆衍生病毒与亲本病毒遗传和表型特征比较研究；⑦通过基于 PCR 的突变和重组克隆技术产生突变病毒。

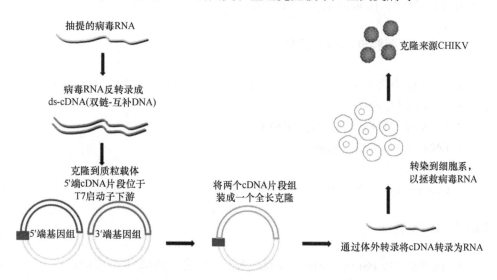

图 26-1　构建 CHIKV 全长感染性 cDNA 克隆的策略。从感染病毒的细胞中提取病毒 RNA 并反转录成 cDNA。用 PCR 方法获得部分重叠的两个 cDNA 片段，并克隆到一个低拷贝数的质粒载体中。利用病毒基因组唯一的酶切位点，将两个 cDNA 片段连接起来，完成全长 cDNA 克隆的构建。进行体外转录产生病毒 RNA 之前，在病毒基因组的 3′端，线性化含全长克隆的载体。将 CHIKV RNA 转录本转染到 CHIKV 易感细胞中，以拯救感染性克隆病毒。

26.2 材　　料

26.2.1　病毒 RNA 提取

1. 含 CHIKV 的细胞培养上清。
2. 病毒 RNA 提取试剂盒：QIAamp® Viral RNA mini kit（见注释 1）。

26.2.2　反转录

反转录：200U SuperScript™ III 反转录酶（见注释 1）、1× RT 缓冲液、0.5mmol/L dNTP、40U RNA 酶抑制剂（RI）、2U RNA 酶 H（RNase H）、10mmol/L DTT、5mmol/L MgCl$_2$、30pmol 寡核苷酸引物（oligonucleotide primer）。

26.2.3　PCR 扩增

PCR 反应：2.5U Q5®高保真 DNA 聚合酶（见注释 1），1×PCR 缓冲液、0.2mmol/L dNTP、10pmol 寡核苷酸引物。

26.2.4　琼脂糖凝胶电泳和胶回收

1. 1% TAE 琼脂糖凝胶（100ml）：1g 琼脂糖，100ml 1×TAE（40mmol/L Tris-乙酸盐、1mmol/L EDTA）。
2. DNA 分子量标准物：1kb DNA ladder。
3. DNA 染料：SYBR Green。
4. 凝胶成像仪。
5. QIAquick 胶回收试剂盒（见注释 1）。

26.2.5　DNA 克隆

1. 试剂盒 CloneSmart® Blunt Cloning Kit 中的质粒 pSMART-LCKan。
2. 宿主菌大肠杆菌：XL10-Gold 超级感受态细胞。
3. 限制性内切酶和缓冲液：1×缓冲液，10U *Sac*I、*Not*I 或 *Age*I。
4. DNA 连接：1U T4 DNA 连接酶，1× T4 DNA 连接酶缓冲液。
5. DNA 磷酸化：10U T4 多核苷酸激酶，1×T4 多核苷酸激酶缓冲液，20μmol/L dATP。

6. 含卡那霉素的 2YT 培养基：1.6%蛋白胨（m/V），0.5%酵母提取物（m/V），85mmol/L NaCl，30μg/ml 卡那霉素。

7. 含卡那霉素的 2YT 琼脂固体培养基：2YT 培养基，1.5%琼脂，30μg/ml 卡那霉素。

8. SOC（super optimal broth with catabolite repression）培养基：2% 蛋白胨（m/V），1%酵母提取物（m/V），8.5mmol/L NaCl，20mmol/L 葡萄糖，2.5mmol/L KCl，10mmol/L MgCl$_2$。

9. 质粒制备试剂盒：PureYield™ Plasmid Midiprep system（Promega），Pure-Yield™ Plasmid Miniprep system（见注释 1）。

10. PCR 产物纯化试剂盒：QIAquick PCR purification kit（见注释 1）。

26.2.6　RNA 转录与加帽

1. 限制性内切酶和缓冲液：1×缓冲液，10U *Not* I。
2. RNA 体外转录试剂盒：mMESSAGE mMACHINE® T7 kit（见注释 1）。
3. RNA 提取试剂盒：RNeasy mini kit（见注释 1）。
4. 1% TAE 琼脂糖凝胶（见 26.2.4 节）。
5. RNA 分子量标准物：RiboRuler High Range RNA ladder 或 0.5～10kb RNA ladder。
6. 2×RNA 上样缓冲液：95%甲酰胺，0.025% SDS，0.025%溴酚蓝，0.025%二甲苯氰醇 FF，0.025%溴化乙锭，0.5mmol/L EDTA。

26.2.7　克隆衍生 CHIKV 复制与扩增

1. 转染试剂：Lipofectamine™ 2000（见注释 1），Opti-MEM。
2. 细胞系：叙利亚幼地鼠肾细胞（BHK-21），白纹伊蚊细胞（C6/36）。
3. 细胞培养基：RPMI-1640 或 Leibovitz（L15）培养基/10% FBS 或 5% FBS。
4. 24 孔细胞培养板。
5. T-75cm^2 细胞培养瓶。
6. 1×PBS。

26.2.8　定点突变

1. PCR 扩增：CloneAmp HiFi PCR 预混液，每个寡核苷酸引物 200nmol/L。
2. DNA 克隆：连接试剂盒 In-Fusion HD cloning kit，宿主菌 XL10-Gold 大肠杆菌超级感受态细胞。

26.3 方 法

26.3.1 病毒 RNA 提取与 cDNA 合成

1. 通过细胞培养扩增 CHIKV，然后收获感染细胞培养上清液。根据 QIAamp® Viral RNA mini kit 制造商的说明书，提取病毒 RNA，用 60μl AVE 缓冲液洗脱（见注释 2）。

2. 用 SuperScript™ III 反转录酶合成覆盖 CHIKV 全长基因组的第一链 cDNA（见注释 3）。在 0.2ml 管子中，建立 20μl 反转录反应体系，即将 8μl 病毒 RNA 和 3μl（30pmol）针对 CHIKV 基因组 3′端的反向引物（图 26-2；见注释 4）混合后，于 65℃加热 5min，冰上冷却 5min。加入终浓度为 0.5mmol/L 的 dNTP、1×RT 缓冲液、10mmol/L DTT、40U 的 RNA 酶抑制剂和 200U 的 SuperScript™ III 反转录酶。将混合物在 42℃孵育 1h，然后在 70℃孵育 15min，使酶失活。加入 2U RNaseH，在 37℃孵育 20min。将反转录产物保存在-20℃备用。

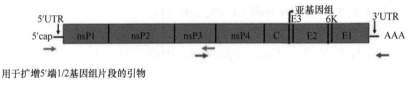

用于扩增 5′端 1/2 基因组片段的引物

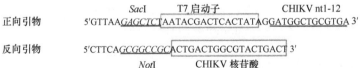

用于扩增 3′端 1/2 基因组片段的引物

图 26-2 扩增基因组 5′端和 3′端 cDNA 片段的引物设计。顶部为 CHIKV 基因组结构示意图。箭头表示引物在基因组中的位置。5′端 1/2 基因组片段扩增的正向引物包含一个唯一的 *Sac*I 酶切位点、一个 T7 RNA 聚合酶启动子序列和 GG 残基，以及位于病毒基因组 5′端的 12 个病毒核苷酸序列。用于扩增 3′端 1/2 基因组片段的反向引物包含病毒基因组 3′端的 7 个病毒核苷酸序列、一个由 48 个 A 构成的多聚尾和一个唯一的 *Not* I 酶切位点。

26.3.2 PCR 扩增病毒 cDNA 片段

1. 使用 Q5®高保真 DNA 聚合酶（见注释 5）通过 PCR 扩增两个长度约 6kb

的重叠 cDNA 片段，即 5′端和 3′端各半。为了便于克隆，扩增 5′端病毒基因组一半长度的 cDNA 片段时，在病毒基因组 5′端正向引物上游加一个唯一的 SacI 酶切位点、一个 T7 RNA 聚合酶启动子序列和 GG 残基，在病毒序列反向引物的下游加一个唯一的 NotI 酶切位点（图 26-2；见注释 6）。对于 3′端 cDNA 片段的扩增，在病毒基因组序列正向引物上游加一个唯一的 SacI 酶切位点，在病毒基因组序列反向引物下游加一个由 48 个腺苷酸（A）组成的多聚尾和一个唯一的 NotI 位点（图 26-2；见注释 6）。

2. 按照 Q5$^®$高保真 DNA 聚合酶使用说明，在 0.2ml 管子中，建立 50μl 的 PCR 反应体系，包括：25pmol 的正向和反向引物、0.2mmol/L 的 dNTP、2.5U 的 Q5$^®$高保真 DNA 聚合酶、2μl 的 cDNA（来自 26.3.1 节）和 1×PCR 缓冲液。PCR 扩增条件：98℃变性 30s，扩增 35 个循环（98℃ 10s、70～72℃ 30s 和 72℃ 30s/kb），最后在 72℃延伸 2min（见注释 5）。

3. 进行琼脂糖凝胶电泳，确认 PCR 产物是否符合预期大小。在 1%的 TAE 琼脂糖凝胶中取 PCR 产物 7μl，在 1×TAE 缓冲液中，于约 6V/cm 电压下进行电泳。

4. 为接下来的克隆纯化 PCR 产物：在进行 1% TAE 琼脂糖凝胶电泳前，将 PCR 产物与上样缓冲液和 SYBR Green 混合。进行凝胶电泳。在蓝光凝胶成像仪上观察 DNA，并从凝胶中切取预期大小的 DNA 条带，然后用商业化试剂盒进行胶回收（见注释 7）。

26.3.3　将病毒 cDNA 克隆至质粒载体

1. 为了方便接下来的平末端克隆，先用 T4 多核苷酸激酶将纯化的 cDNA 片段末端磷酸化（见注释 8）。在 0.2ml 管子中建立 50μl 磷酸化反应体系：250μg 纯化的 cDNA 片段、1×T4 多核苷酸激酶缓冲液、10μl 的 0.1mmol/L dATP 和 10U 的 T4 多核苷酸激酶。混合物在 37℃孵育 30min。

2. 用 QIAquick PCR 纯化试剂盒纯化末端修饰过的 cDNA 片段，去除 T4 多核苷酸激酶。用分光光度计测定 cDNA 片段的浓度。

3. 用 CloneSmart$^®$平末端克隆试剂盒（图 26-3），将已纯化的平末端 cDNA 片段克隆到已酶切过的平末端 pSMART-LCKan 载体中。在 0.2ml 管子中建立 10μl 的连接反应体系：将 500ng 磷酸化 cDNA 片段、适量的载体 DNA 与 2.5μl 的 4×CloneSmart$^®$载体预混液混合，然后加入 1μl 连接酶。混合物在 21～25℃孵育 2h，然后在 70℃热变性 15min。

4. 将 2μl 的 DNA 连接混合物加入 100μl 的 XL10-Gold 超级感受态细胞中进行转化，轻弹管子使之混匀，然后将管子在冰上孵育 30min。在 42℃水浴中热激 30s；转入冰上孵育 2min，然后加入 1ml 预热的 SOC 培养基。将管子在 37℃、

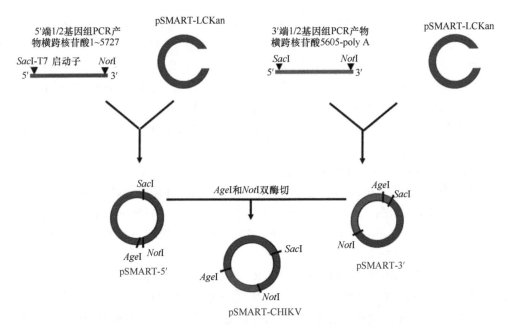

图 26-3　pSMART-CHIKV 质粒构建示意图。利用平末端 pSMART-LCKan 载体构建含 CHIKV 基因组 5′端和 3′端 1/2 片段的克隆。通过酶切位点 NotI（已被整合在引物序列中）和 AgeI（CHIKV 基因组本身自带）双酶切，将部分重叠的 CHIKV 基因组 5′端和 3′端 1/2 片段连接、组装，构建 pSMART-CHIKV 重组质粒。

220r/min 振荡孵育 1h。将转化混合物涂布到含卡那霉素（30μg/ml）的 2YT 琼脂平板上，在 30℃培养 18～24h（见注释 9）。

　　5. 挑取单个大肠杆菌菌落至含卡那霉素（30μg/ml）的 2YT 培养基中，于 30℃、220r/min 振荡培养 18～24h（见注释 10）。用质粒制备试剂盒纯化质粒 DNA，用限制性内切酶分析鉴定质粒 DNA，筛选克隆。对含有目的片段的 cDNA 克隆进行测序，以确保在 RT-PCR 和克隆步骤中没有引入突变。

　　6. 通过引物包含的一个特定酶切位点和病毒基因组本来就存在的一个酶切位点将两个重叠片段组装成一个全长 cDNA 克隆（图 26-3）。建立第一个酶切反应，用 SacI 酶切 5′端克隆和 3′端克隆。在 37℃孵育 4h，然后进行琼脂糖凝胶电泳，以确定是否酶切完全。使用 QIAquick PCR 纯化试剂盒纯化线性化质粒 DNA。然后，建立第二个酶切反应，用 AgeI 对 5′端克隆和 3′端克隆进行酶切（见注释 11）。用 1% TAE 琼脂糖凝胶电泳分离双酶切片段，切下预期大小的片段，用 QIAquick 凝胶提取试剂盒进行纯化。用分光光度计测定纯化后 DNA 的含量和纯度。

　　7. 在 0.2ml 管子中，建立 10μl 连接反应体系：将 100ng 载体 DNA 与适量的目的插入片段、1×T4 DNA 连接酶缓冲液和 1U 的 T4 DNA 连接酶混合。通常，采用 1∶1 或 3∶1 的插入片段–载体物质的量比（见注释 12）。于 4℃过夜连接。

用 2μl 的 DNA 连接后产物进行上述转化（步骤 4）。

8. 进行细菌菌落的扩增并筛选上述全长 cDNA 克隆（按步骤 5）。将全长 cDNA 克隆进行测序，以确保在克隆步骤中没有引入突变。

26.3.4　CHIKV RNA 转录本合成

1. 用 *Not*I 酶切 3～6μg 含有 CHIKV 全长 cDNA 的质粒使其线性化，取小量酶切反应产物进行凝胶电泳分析，确认质粒被完全线性化。用 QIAquick PCR 纯化试剂盒纯化线性化质粒，并用无 RNase 水洗脱（见注释 13）。凝胶电泳和分光光度法测定纯化质粒的纯度与浓度。

2. 用 T7 RNA 转录试剂盒（如 Message Machine®T7 试剂盒）在体外将纯化的质粒 DNA 转录成病毒 RNA。对于 Message Machine®T7 试剂盒，在 1.5ml 管子中，建立 20μl 的体外转录反应体系，包括：1μg 线性化质粒 DNA、10μl 2×NTP/Ribo-CAP、2μl 10×反应缓冲液、2μl 酶混合物和 1μl 30mmol/L GTP，转录反应体系在 37℃孵育 2h。反应结束后，加入 1μl DNA 酶在 37℃孵育 15min 以去除模板 DNA。

3. 用 RNA 纯化试剂盒（RNeasy mini kit）根据其说明书纯化体外 RNA 转录物，并用 30μl 无 RNase 水洗脱（见注释 14）。

4. 通过变性甲醛琼脂糖凝胶电泳或非变性琼脂糖凝胶电泳、分光光度计测定和分析纯化 RNA 转录物的纯度与浓度。通常采用非变性的 1% TAE 琼脂糖凝胶电泳：将 RNA ladder（分子量标准物）或 RNA 样本与 RNA 上样缓冲液混合，在 65℃加热 5min，然后在冰上冷却约 2min。RNA ladder 或 RNA 样品上样后，在 1×TAE 缓冲液中以 6V/cm 的电压电泳（见注释 15）。

26.3.5　通过 RNA 转染获得感染性克隆来源的 CHIKV

1. 在转染前 18～24h，将 BHK-21 细胞接种到 24 孔细胞培养板中（每孔 $8×10^4$ 个细胞，RPMI/10% FBS 培养基）（见注释 16），转染时细胞生长到融合度达 80% 左右的单层。

2. 转染前，每孔用 400μl 新鲜配制的 RPMI/2% FBS 替换生长培养基。

3. 用 Lipofectamine™ 2000 试剂将体外转录的 RNA 转染到细胞中：将 3μl 脂质体加入 47μl Opti-MEM 中轻轻混匀进行稀释，然后在室温孵育 5min。用 Opti-MEM 稀释 1μg RNA 至最终体积 50μl，并轻轻混匀。将稀释的 RNA 与稀释的脂质体混合，轻轻混匀后，在室温孵育 20min。向每个细胞培养孔中加入 100μl RNA-脂质体复合物，培养 2～3 天后收获病毒（见注释 17）。

26.3.6 克隆来源的 CHIKV 扩增与特性研究

1. 将 1ml 转染后的细胞培养上清加到 T-75cm^2 培养瓶的 C6/36 细胞中，扩增克隆来源的 CHIKV。孵育 90min 后，用预温的 1×PBS 洗涤感染细胞，去除未结合病毒。加入 10ml 含 2% FBS 的 L15 培养基，在 28℃继续培养，直到看到细胞病变效应（CPE）。如果没有可见的 CPE，根据细胞健康状况，在感染后 4～6 天收获病毒（见注释 18）。

2. 通过 RT-PCR 和测序技术对克隆病毒进行遗传鉴定：取 280μl 病毒悬液提取病毒 RNA。按上述方法（见 26.3.1 和 26.3.2 节）进行 RT-PCR。采用 Big-dye-terminator 测序技术的引物步移法对纯化的 PCR 产物进行测序。比较克隆来源的病毒与亲本病毒的序列。

3. 按照先前描述的方案，以亲本病毒作对照，通过比较蚀斑形态和细胞生长动力学对克隆来源病毒的表型进行鉴定[19]。

26.3.7 通过定点突变技术将突变引入全长 cDNA 克隆

1. 构建包含基因组区域的亚基因组克隆，在该区域周围使用唯一的酶切位点引入突变。限制性内切酶酶切和克隆程序如上所述（见 26.3.3 节；图 26-4）。

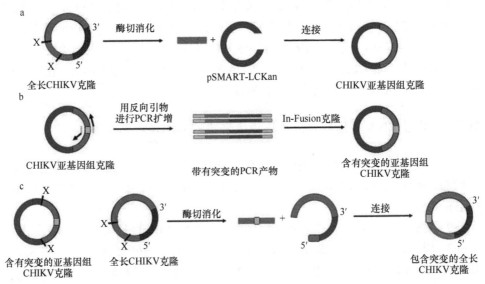

图 26-4 通过定点突变技术将突变引入全长 cDNA 克隆。（a）利用两个唯一的酶切位点（标记为 X）构建 CHIKV 亚基因组克隆。（b）用反向引物进行 PCR 扩增，特定突变位于该反向引物 15bp（黄色）重叠区域内。（c）通过两个唯一的酶切位点（标记为 X）将含有突变的亚基因组片段插回 CHIKV 全长克隆。（彩图请扫封底二维码）

2. 采用 In-Fusion HD 克隆系统，根据生产商的操作说明，通过基于 PCR 的突变技术将突变引入亚基因组克隆中。简言之，设计正向和反向引物，使其 5′端相互重叠 15bp，且重叠区域内包含特定突变（图 26-4）。用 CloneAmp HiFi PCR 反应混合物进行 PCR 扩增（在 0.2ml 管子中，建立 25μl 反应体系）：12.5μl CloneAmp HiFi PCR 预混反应液、200nmol/L 正向引物和反向引物、100ng 模板 DNA。PCR 反应条件：98℃ 10s、55℃ 5s 和 72℃ 5s/kb，35 个循环。通过凝胶电泳分析 PCR 产物，并用凝胶提取试剂盒从凝胶中提取和纯化预期的 PCR 产物（见 26.3.2 节步骤 4）。在 0.2ml 管子中，建立 10μl In-Fusion 连接反应体系：将 100ng 含突变的 PCR 产物与 2μl In-Fusion 酶混合后，在 50℃孵育 15min。如前面所述（见 26.3.3 节步骤 4），将 2μl 连接产物转化入 XL10-Gold 感受态大肠杆菌中。

3. 如前面所述（见 26.3.3 节步骤 5），扩增和筛选质粒克隆后，对克隆进行测序，以确认是否存在特定突变。

4. 如前所述（见 26.3.3 节；图 26-4），用唯一的酶切位点和标准的克隆程序，将含有突变的亚基因组片段与全长 cDNA 克隆中的相应区域交换。

26.4　注　释

1. 虽然我们在工作中使用了指定的试剂盒和试剂，但其他商业化试剂盒和试剂也可能适用。

2. 细胞培养上清的病毒滴度应至少为 10^6pfu/ml。对于 QIAamp® Viral RNA mini kit 的吸附柱，每提取一次 RNA 使用 280μl 病毒悬液。

3. 尽管我们通过 SuperScript™ III 反转录酶合成整个 CHIKV 基因组的单链 cDNA 获得了很好的产量，但是其他以 RNA 为模板能合成 12kb cDNA 的反转录酶也同样适用。或者，用反向引物合成两个半长 cDNA 片段，用于随后 5′端和 3′端片段的 PCR 扩增。

4. 当病毒滴度≥10^6pfu/ml 时，用前述病毒 RNA 的抽提方法，我们在反转录反应中加入最大体积 8μl（1～2μg）的病毒 RNA，取得了较好的结果。用于反应的引物包含了约 7 个特异的针对病毒基因组 3′端的核苷酸序列，后加 48 个 T。如果病毒基因组的 3′端未知，可以使用 oligo-dT 引物。

5. 其他可以用于长片段扩增的高保真 DNA 聚合酶也可以使用。如果使用 Q5® 高保真 DNA 聚合酶，建议通过在线工具（NEB T_m 计算器）来确定所用引物的最佳退火温度。

6. GG 碱基整合到正向引物中可以提高转录效率，而不改变克隆衍生病毒的感染性。设计引物时，扩增 5′端片段的正向引物和扩增 3′端片段的反向引物分别包含了 12 个和 7 个病毒基因组 5′端与 3′端特有的核苷酸，因此，用 5′和 3′RACE-PCR 反应对 cDNA 末端进行快速扩增，可以确定两个末端的病毒序列。

7. 为了避免紫外光对 DNA 造成损伤，提高克隆效率，应在可见光下切取琼脂糖凝胶上预期的 DNA 目的条带。

8. Q5®高保真 DNA 聚合酶产生平末端 PCR 产物。由于预切的平末端质粒载体 pSMART-LCKan 呈去磷酸化形式，而 PCR 生成的 DNA 不是磷酸化的，因此，对 PCR 产物进行磷酸化的目的是便于进行连接反应。

9. 在低温下培养转化菌，以降低病毒 cDNA 在宿主菌中的不稳定性。这种方法报道于感染性人类肠道病毒 71[15]和登革病毒 2 型基因组克隆的构建[18]。

10. 对于低拷贝数质粒 pSMART-LCKan 的小量制备，我们在 3～5ml 含有 30μg/ml 卡那霉素的 2YT 培养基中培养细菌。使用至少 3ml 过夜培养物制备质粒，以确保纯化质粒的量足以进行下一步分析。对于质粒的中量制备，我们在 100ml 含有 30μg/ml 卡那霉素的 2YT 培养基中培养细菌，并取全部过夜培养物进行质粒纯化。用甘油保存的培养物直接培养细菌克隆可能导致较低的质粒 DNA 产量。为了获得更高的产量，建议重新转化质粒 DNA 并用新生长的菌落培养细菌。

11. 对于连续 2 个酶切消化反应，我们用 3～6μg 的 DNA 建立第一个消化反应，以确保质粒 DNA 的浓度足够高，以便在第二次消化后进行连接。如果两种限制性内切酶需要相同的反应缓冲液和孵育条件，则通常可以进行一步双酶切。

12. 设立仅包含质粒载体的对照连接反应以估计背景菌落。

13. 线性化的质粒也可以用苯酚-氯仿萃取法纯化。酶切反应后，用蛋白酶 K（200μg/ml）和 SDS（0.5%）在 50℃处理线性化质粒 30min，然后用苯酚-氯仿萃取和用乙醇沉淀进行纯化。

14. 根据 Message Machine® T7 kit 的操作方案，可以使用 2.5mol/L 氯化锂纯化 RNA 转录本。我们用这两种方法得到了相似的结果。

15. 如果体外转录反应良好，获得的 RNA 转录本应该以全长为主。通常在凝胶电泳之前，用无核酸酶水以 1∶10 和 1∶100 比例对 RNA 转录本进行稀释。

16. BHK-21 细胞容许 CHIKV 复制，具有较高的转染效率，可用于病毒 RNA 的转染。

17. 每天必须观察转染细胞。如果发现高细胞毒性，则将 RNA 转录本量降低至 0.5μg，将脂质体的量降至 2μl。

18. 采用蚀斑试验测定病毒滴度。如有需要，在 C6/36 细胞中再传代一次以提高病毒滴度。用第一或第二代克隆来源的病毒进行鉴定。有必要对克隆来源的病毒进行表型鉴定，并与亲本病毒进行比较。这是为了确保 5′端和 3′端添加的非病毒核苷酸不会影响病毒的复制。

参 考 文 献

1. Nasci RS (2014) Movement of chikungunya virus into the W tern hemisphere. Emerg Infect Dis

20: 1394–1395

2. Weaver SC, Winegar R, Manger ID, Forrester NL (2012) Alphaviruses: population genetics and determinants of emergence. Antiviral Res 94: 242–257

3. Delang L, Segura Guerrero N, Tas A et al (2014) Mutations in the chikungunya virus non-structural proteins cause resistance to favipiravir (T-705), a broad-spectrum antiviral. J Antimicrob Chemother 69: 2770–2784

4. Tretyakova I, Hearn J, Wang E et al (2014) DNA vaccine initiates replication of live attenuated Chikungunya virus *in vitro* and elicits protective immune response in mice. J Infect Dis 209: 1882–1890

5. Scholte FE, Tas A, Martina BE et al (2013) Characterization of synthetic Chikungunya viruses based on the consensus sequence of recent E1-226V isolates. PLoS One 8(8): e71047

6. Delogu I, Pastorino B, Baronti C et al (2011) *In vitro* antiviral activity of arbidol against Chikungunya virus and characteristics of a selected resistant mutant. Antiviral Res 90: 99–107

7. Kümmerer BM, Grywna K, Gläsker S et al (2012) Construction of an infectious Chikungunya virus cDNA clone and stable insertion of mCherry reporter genes at two different sites. J Gen Virol 93: 1991–1995

8. Gorchakov R, Wang E, Leal G et al (2012) Attenuation of Chikungunya virus vaccine strain 181/clone 25 is determined by two amino acid substitutions in the E2 envelope glycoprotein. J Virol 86: 6084–6096

9. Tsetsarkin KA, McGee CE, Volk SM et al (2009) Epistatic roles of E2 glycoprotein mutations in adaption of chikungunya virus to *Aedes albopictus* and *Ae. aegypti* mosquitoes. PLoS One 4: e6835

10. Tsetsarkin K, Higgs S, McGee CE et al (2006) Infectious clones of Chikungunya virus (La Réunion isolate) for vector competence studies. Vector Borne Zoonotic Dis 6: 325–337

11. Vanlandingham DL, Tsetsarkin K, Hong C et al (2005) Development and characterization of a double subgenomic chikungunya virus infectious clone to express heterologous genes in *Aedes aegypti* mosquitoes. Insect Biochem Mol Biol 35: 1162–1170

12. Masters PS (1999) Reverse genetics of the largest RNA viruses. Adv Virus Res 53: 245–264

13. Mishin VP, Cominelli F, Yamshchikov VF (2001) A 'minimal' approach in design of flavivirus infectious DNA. Virus Res 81: 113–123

14. Sumiyoshi H, Hoke CH, Trent DW (1992) Infectious Japanese encephalitis virus RNA can be synthesized from *in vitro*-ligated cDNA templates. J Virol 66: 5425–5431

15. Phuektes P (2009) Development of a reverse genetic system for human enterovirus 71 (HEV71) and the molecular basis of its growth phenotype and adaptation to mice. PhD thesis, Murdoch University. http: //researchrepositor y.mur doch.edu.au/view/author/Phuektes, Patchara.html

16. Hurrelbrink RJ, Nestorowicz A, McMinn PC (1999) Characterization of infectious Murray Valley encephalitis virus derived from a stably cloned genome-length cDNA. J Gen Virol 80: 3115–3125

17. Lai CJ, Zhao BT, Hori H, Bray M (1991) Infectious RNA transcribed from stably cloned full-length cDNA of dengue type 4 virus. Proc Natl Acad Sci U S A 88: 5139–5143

18. Sriburi R, Keelapang P, Duangchinda T et al (2001) Construction of infectious dengue 2 virus cDNA clones using high copy number plasmid. J Virol Methods 92: 71–82

19. Chen KC, Kam YW, Lin RT, Ng MM, Ng LF, Chu JJ (2013) Comparative analysis of the genome sequences and replication profiles of chikungunya virus isolates within the East, Central and South African (ECSA) lineage. Virol J 10: 169

第二十七章　在昆虫细胞中制备基孔肯雅病毒样颗粒和亚单位疫苗

斯特凡·W. 梅茨，戈尔本·P. 皮尔曼

　　摘要：基孔肯雅病毒（*Chikungunya virus*，CHIKV）是一种再次出现的人类病原体，可引起致人衰弱的关节炎性疾病。与登革病毒、寨卡病毒一样，CHIKV 主要由伊蚊传播和在城市圈流行。该病毒自 2013 年底在加勒比海地区出现以来，目前正在美洲迅速传播，且尚无许可疫苗或抗病毒药物，只有少数候选疫苗通过了人类 I 期临床试验。利用重组杆状病毒表达技术，我们制备了适合采用昆虫细胞大规模生产的 CHIKV 糖蛋白亚单位疫苗和病毒样颗粒（VLP）疫苗。这些疫苗，特别是 VLP，在 CHIKV 感染诱发的不同疾病动物模型中显示出高免疫原性和保护力。在本章，我们描述了这些有效的 CHIKV 候选疫苗的生产、纯化和特性。

　　关键词：基孔肯雅病毒，杆状病毒，昆虫细胞，分泌的 E1 和 E2，病毒样颗粒，生产和纯化

27.1　引　　言

　　基孔肯雅病毒是一种由节肢动物——伊蚊传播的病毒。2004 年在肯尼亚重新出现后，CHIKV 在非洲、印度洋和亚洲（东南亚）出现了大规模的流行[1]。最近，CHIKV 已进入欧洲（意大利 2007 年[2]；法国 2010 年[3]），并于 2013 年底在加勒比海地区出现[4]。预计这种病毒将继续传播到中美洲和南美洲，然后在那里与最重要的虫媒病毒登革病毒共同传播[5]。CHIKV 可导致明显的发病，如突然发热、肌痛、皮疹，在某些情况下还可导致严重的慢性关节痛[6,7]。CHIKV（披膜病毒科甲病毒属）是单股正链 RNA 病毒，基因组全长约 11kb，编码两个可读框（ORF），即非结构 ORF 和结构 ORF。病毒基因组被包裹在一个核衣壳中，核衣壳被一个来自宿主的脂质包膜紧密包围，脂质包膜上展示有 E1/E2 三聚体糖蛋白刺突，介导细胞结合和病毒侵入[8]。

　　CHIKV 的全球威胁正在影响数百万人，其以前所未有的速度迅速传播，因此需要有效的对策，包括有效的疫苗。在过去的 10 年中，利用各种疫苗平台，如减

毒活病毒疫苗、DNA 疫苗、嵌合载体疫苗、糖蛋白亚单位疫苗和病毒样颗粒疫苗，开展了许多 CHIKV 候选疫苗的研究[9-16]。不同的表达平台，即哺乳动物细胞转染和昆虫细胞杆状病毒表达系统，已经被用于制备 CHIKV 糖蛋白亚单位 E1 和 E2 疫苗及 VLP 疫苗[14,15]。昆虫细胞杆状病毒表达系统是一个成熟的真核蛋白生产平台，已应用于兽医和人类疫苗学中[17]，非常适合生产接近真实的虫媒病毒蛋白[18,19]。事实上，该系统已用于表达分泌型 E1、E2 糖蛋白亚单位[20]和 CHIKV-VLP[15]。这两种模式的疫苗在动物模型中都具有免疫原性，并且对 CHIKV 诱导的疾病具有保护作用，VLP 是比糖蛋白亚单位更好的免疫原[15,16]。在本章中，我们利用重组杆状病毒载体在昆虫细胞中表达了高免疫原性的 CHIKV-VLP[15,16]和糖蛋白亚单位 sE1 和 sE2[20]，并对其制备、纯化和分析过程进行了描述。对 CHIKV 糖蛋白亚单位和 VLP 表达过程中载体的构建与重组杆状病毒的产生等内容进行了详细阐释。然后，我们又详细介绍了分别基于亲和层析和蔗糖密度梯度离心的糖蛋白亚单位与 VLP 的制备及纯化过程。最后，基于糖基化、弗林蛋白酶裂解和形态学分析，对糖蛋白亚单位和 VLP 特征进行了一步一步地解析。

27.2　材　　料

27.2.1　细胞培养

1. 甜菜夜蛾昆虫细胞 21（Sf21）（Invitrogen）。
2. Sf9-简易滴定（ET）昆虫细胞[21]。
3. Grace's 昆虫细胞培养基（Invitrogen）/10%胎牛血清（FBS）。
4. Sf-900 II 昆虫细胞培养基（Invitrogen）/5% FBS/200μg/ml 遗传霉素。
5. T-75cm^2 培养瓶。
6. 6 孔细胞培养板。
7. 细胞刮子。

27.2.2　重组杆状病毒 Ac-sE1、Ac-sE2 和 Ac-S27 制备

1. 合成 CHIKV S27 多聚结构蛋白 DNA（GeneArt®）。
2. 高保真 DNA 聚合酶。
3. 10mmol/L dNTP 混合物。
4. 正向引物（见注释 1）。
1）sE1-Fw（ggggacaagtttgtacaaaaaagcaggcttaggatccaccatggccacataccaagaggctgc）。
2）sE2-Fw（ggggacaagtttgtacaaaaaagcaggcttaggatccaccatgagtcttgccatcccagttatg）。
5. 反向引物（见注释 1）。

1）sE1-Rv（<u>ggggaccactttgtacaagaaagctgggta</u>aaagcttctaatgatgatgatgatgatgcatccatgac atcgccgtagcgg）。

2）sE2-Rv（<u>ggggaccactttgtacaagaaagctgggta</u>aaagcttctaatgatgatgatgatgatgctgcagcagc tataataatacagaa）。

6. MilliQ 水。

7. 硅珠 DNA 凝胶提取试剂盒（Thermo Scientific）。

8. pDONR207 供体质粒（Invitrogen）。

9. pDEST8 表达质粒（Invitrogen）。

10. BP Clonase™ II 酶混合物（Invitrogen）。

11. LR Clonase™ II 酶混合物（Invitrogen）。

12. 蛋白酶 K 溶液（100μg/ml）。

13. 电转感受态大肠杆菌（DH5α）。

14. LB 液体培养基。

15. LB 琼脂平板（含 7μg/ml 庆大霉素）。

16. LB 琼脂平板（含 7μg/ml 庆大霉素、100μg/ml 氨苄西林）。

17. Tris-EDTA（TE）缓冲液：10mmol/L EDTA、25mmol/L Tris-HCl（pH 8.0）。

18. 电转感受态大肠杆菌（DH10Bac）（见注释 2）。

19. LB 琼脂平板（含 7μg/ml 庆大霉素、50μg/ml 卡那霉素、10μg/ml 四环素、100μg/ml X-Gal，40g/ml IPTG）。

20. 分析重组质粒的引物。

1）M13-Fw（taaagcacggccag）。

2）M13-Rv（caggaaacagatatgac）。

3）Genta-Rv（agccacctactcccaacatc）。

21. Sf21 昆虫细胞。

22. 无血清 Grace's 昆虫细胞培养基。

23. Grace's 昆虫细胞培养基/10% FBS/50μg/ml 庆大霉素。

24. 6 孔细胞培养板。

25. FectoFly™ I（polyplus transfection）转染试剂。

26. 水平摇床。

27. T-75cm^2 培养瓶。

28. 细胞刮子。

29. Sf9-ET 昆虫细胞。

30. Sf-900 II 昆虫细胞培养基/5% FBS/200μg/ml 遗传霉素（G418）。

31. 60 孔微量滴定板。

32. 荧光显微镜。

27.2.3　CHIKV-sE1 和-sE2 糖蛋白亚单位及 VLP 制备

1. Sf21 昆虫细胞。
2. 无血清 Grace's 昆虫细胞培养基。
3. 磷酸盐缓冲盐（PBS）。
4. 水平摇床。

27.2.4　CHIKV-sE1 和-sE2 糖蛋白亚单位纯化

1. Talon® 0.5ml 柱子（Clontech）。
2. Talon 洗涤缓冲液（TWB）：20mmol/L Tris-HCl，100mmol/L NaCl，pH 7.9。
3. Talon 洗脱缓冲液（TEB）：20mmol/L Tris-HCl，100mmol/L NaCl，300mmol/L 咪唑，pH 7.9。
4. 水平摇床。

27.2.5　CHIKV-VLP 纯化

1. 7%（m/V）聚乙二醇（PEG）-6000。
2. 0.5mol/L NaCl。
3. 甘氨酸-Tris-氯化钠-EDTA（GTNE）缓冲液：200mmol/L 甘氨酸，50mmol/L Tris-HCl，100mmol/L NaCl，1mmol/L EDTA，pH 7.3。
4. 在 4℃用 GTNE 缓冲液制备的非连续蔗糖密度梯度 70%（m/V）和 40%（m/V）。
5. SW55 超速软离心管 5ml（Beckman）。
6. SW55 转子（Beckman）。
7. 巴斯德吸管。
8. 水平摇床。

27.2.6　CHIKV 糖蛋白分析

1. 糖蛋白变性缓冲液（New England Biolabs）。
2. G7 反应缓冲液（New England Biolabs）。
3. 10% NP40 缓冲液（New England Biolabs）。
4. 500U/μl PNGase F（New England Biolabs）。
5. MilliQ 水。
6. SDS-PAGE 和 Western blotting 设备。

7. 兔抗 E1、E2 多克隆抗体[20]。

8. Sf21 昆虫细胞。

9. Grace's 无血清昆虫细胞培养基（Invitrogen）。

10. 50μmol/L 弗林蛋白酶抑制剂 I（Calbiochem）。

11. 6 孔细胞培养板。

12. PBS。

13. 水平摇床。

14. 含 0.05% Tween 的 PBS。

15. Sf9-ET 昆虫细胞。

16. Sf-900 II 昆虫细胞培养基/5% FBS/200μg/ml 遗传霉素。

17. Sf-900 II 昆虫细胞培养基/0.2mg/ml 胆固醇。

18. 盐酸酸化 Sf-900 II 培养基，pH 为 5.8、5.5 和 5.0。

19. 荧光显微镜。

20. 400 目方格铜网格（Veco）。

21. 氩气放电器。

22. 滤纸。

23. 2%乙酸铀酰。

24. 透射电子显微镜。

27.3 方 法

27.3.1 细胞培养

1. 在封闭的 T-75cm^2 培养瓶和 27℃（不加 CO_2）条件下，用含 10%胎牛血清的 Grace's 昆虫细胞培养液维持贴壁 Sf21 细胞处于单层。当细胞生长达到融合度约 80%时，用巴斯德吸管从培养瓶的底部开始将细胞吹下来，并通过上下吹打将细胞悬浮起来。用新鲜的补充培养基将细胞按 1∶5 分瓶后，进行维持培养。将细胞在 27℃ 静置 1h，使其附着在培养瓶或孔板的底部。

2. 于 27℃，用昆虫细胞培养基 Sf-900 II/5% FBS/200μg/ml 遗传霉素维持 Sf9-ET 细胞单层培养。当细胞生长达到融合度约 80%时，进行细胞传代：用细胞刮子将细胞从培养瓶壁刮下来，并通过移液管反复吹打将其重新悬浮于培养基中。用新鲜的完全培养基将细胞以 1∶5 的比例传代培养。

27.3.2 重组杆状病毒 *Ac-sE1*、*Ac-sE2* 和 *Ac-S27* 制备

基于 Bac-to-Bac 杆状病毒表达系统，用一个已适应的加利福尼亚核型多角体

病毒（AcMNPV）骨架[22]，构建表达 sE1、E2 亚单位和完整 CHIKV S27 结构盒的重组杆状病毒。合成一个包含适于用 Gateway®克隆的 AttB1/2 重组位点的 S27 结构多聚蛋白克隆片段（GenBank 登录号#AF369024），并以此作为模板扩增 sE1 和 sE2 克隆片段。

1. 为 PCR 扩增 sE1 和 sE2 编码片段，建立一个 20μl 的 PCR 反应体系，包含：20ng 合成的 S27 DNA，4μl 5× Phusion HF 缓冲液，0.25μl 10mmol/L dNTP，0.5μl 10mmol/L Fw-引物（见注释 1），0.5μl 10mmol/L Rv-引物（见注释 1），0.5μl Phusion DNA 聚合酶，用 MilliQ 水补足至 20μl。

2. 扩增目的序列：首先在 95℃进行 3min 的初始变性；然后进行 35 个 PCR 循环：95℃变性 30s、60℃退火 30s、72℃延伸 3min；最后 72℃维持 7min 完成终末延伸。使用硅珠 DNA 凝胶提取试剂盒从琼脂糖凝胶中纯化扩增子。

3. 向 8μl TE 缓冲液（内含 150ng pDONR207 供体质粒）中加入 150ng 合成的 S27 DNA 或 sE1 和 sE2 扩增子。

4. 加入 2μl 的 BP Clonase™ II 酶混合物，在室温孵育 1h。

5. 加入 1μl 蛋白酶 K，37℃孵育 10min 停止反应。

6. 将 1μl 的 BP 反应混合物转化至感受态大肠杆菌 DH5α 中。转化后，在 1ml 的 LB 培养基中复苏细菌 1h。

7. 取 100μl 转化菌涂布 LB 琼脂平板（含 7μg/ml 庆大霉素），并于 37℃过夜培养。

8. 通过测序验证正确重组的 pDONR-sE1、pDONR-sE2 和 pDONR-S27 菌落。

9. 将 150ng pDONR-sE1、pDONR-sE2 或 pDONR-S27 加到 8μl 含 150ng 目的载体[pFastBacI（pFB）的类似物 pDEST8]的 TE 缓冲液中。

10. 添加 2μl LR Clonase™ II 酶混合物，并在室温孵育 1h。

11. 加入 1μl 蛋白酶 K，37℃孵育 10min 终止反应。

12. 将 1μl LR 反应混合物转化至感受态大肠杆菌 DH5α 中。转化后，在 1ml 的 LB 培养基中培养细菌 1h。

13. 将 100μl 转化菌涂布至 LB 琼脂平板（含 7μg/ml 庆大霉素和 100μg/ml 氨苄西林），37℃孵育过夜。

14. 使用任何可用的内部引物进行 PCR 和限制性内切酶酶切分析，验证正确重组的 pFB-sE1、pFB-sE2 和 pFB-S27。

15. 将 1μl 的 pFB-sE1、pFB-sE2 和 pFB-S27 转化至感受态大肠杆菌 DH10Bac 中，并在 37℃于 1ml LB 培养基中培养 4h。

16. 将 100μl 转化细胞 DH10Bac 的 10^{-1} 和 10^{-2} 稀释液分别涂布至 LB 琼脂平板（含 7μg/ml 庆大霉素，50μg/ml 卡那霉素，10μg/ml 四环素，100μg/ml X-Gal，40μg/ml IPTG），37℃培养过夜。

17. 白色菌落表明 sE1、sE2 或 S27 结构盒正确重组到杆状病毒内。使用 Genta-Fw、M13-Fw 和 M13-Rv 引物通过 PCR 分析正确重组杆状病毒穿梭质粒（见注释 3 和 4）。

18. 将重组杆状病毒穿梭质粒保存于 4℃。

19. 在 6 孔板的每个孔接种 2ml 含 8×10^5 个 Sf21 细胞的 Grace's 培养基（不含抗生素），让细胞贴附在孔的底部（见注释 5 和 6）。

20. 将 10μl 重组杆状病毒穿梭质粒 DNA 加入 90μl 的无血清 Grace's 培养基中。

21. 在 95μl 无血清 Grace's 培养基中加入 5μl 转染试剂 FectoFly™ I。

22. 将重组杆状病毒穿梭质粒 DNA 与 FectoFly™ I 溶液混合，于室温孵育 30min。

23. 孵育后，将 200μl 的 FectoFly™ I-DNA 混合物逐滴加入细胞中，在 27℃ 摇床上孵育 4h。

24. 用含 10% FBS 和 50μg/ml 庆大霉素的 Grace's 培养基替换以上培养基，继续培养 4～5 天，直到出现明显的杆状病毒诱导的细胞病变效应（CPE）（见注释 7 和 8）。

25. 通过反复吹打悬浮后收集细胞，于 $1500\times g$ 离心 5min 将细胞组分与上清液分离。

26. 在 T-75cm^2 培养瓶中接种 12ml 用不含抗生素的 Grace's 培养基准备的 8×10^6 个 Sf21 细胞，让细胞贴壁。

27. 去培养基后，向 T-75cm^2 培养瓶中加入 2ml 重组杆状病毒穿梭质粒 Ac-sE1、Ac-sE2 或 Ac-S27 转染后的细胞培养上清。

28. 再向细胞中添加 2ml 的 SFM，并在 27℃ 的摇床上培养 4h。

29. 去培养基，加入 12ml 添加 10% FBS 和 50μg/ml 庆大霉素的 Grace's 培养基，在 27℃ 培养 2～3 天，直到可见清晰的杆状病毒诱导的 CPE。

30. 刮取培养瓶里的细胞，并将其重悬于培养液中。培养液于 $1500\times g$ 离心 5min，收集上清，保存于 4℃。

31. 在 1.5ml 的 Eppendorf 管中，配制 90μl 从 10^{-1} 至 10^{-9} 稀释系列的杆状病毒（BV）悬液（见注释 9）。

32. 用 Sf-900 II/5% FBS/200μg/ml 遗传霉素培养基，将 Sf9-ET 细胞稀释至最终浓度为 1.5×10^6 个细胞/ml。

33. 取 90μl 的 Sf9-ET 细胞悬液加到每个含 90μl 病毒稀释液的管中，并充分混合。

34. 取以上 10μl 细胞-病毒悬浮液加到 60 孔微量滴定板的每个孔中。从孔板底部未感染的 Sf9-ET 细胞孔开始，每稀释倍数 6 个复孔。从最低稀释倍数开始，将不同稀释倍数的病毒稀释液加到剩余的孔。

35. 细胞于 27℃培养约 5 天。

36. 用倒置荧光显微镜观察感染的细胞。

37. 用 GFP 蛋白表达作为感染发生的标志进行结果判定。

38. 累计每个稀释倍数感染和未感染细胞孔的数量：从感染细胞孔的最低浓度和未感染细胞孔的最高浓度开始。

39. 计算每个稀释倍数的累计感染细胞孔百分比（AIW），并使用以下公式计算病毒滴度（见注释 10）。

$$TCID_{50}/ml = 10（a+x）\times 200/ml。$$

$$a= -（Log_n）。$$

n= AIW 百分比高于 50%的最高稀释倍数。

b=稀释倍数 n 的 AIW 百分比。

c=稀释倍数 n 的 10 倍稀释液的 AIW 百分比。

x=AIW 相对百分比=（b-50）/（b-c）。

27.3.3　CHIKV-sE1 和-sE2 亚单位及 VLP 制备

1. 于 T-75cm^2 培养瓶中，接种 12ml 不含抗生素的含 8×10^6 个 Sf21 细胞的 Grace's 培养基，让细胞贴附于培养瓶壁。

2. 以复感染指数（MOI）10 感染细胞：根据 Ac-sE1、Ac-sE2 和 Ac-S27 的病毒滴度，计算所需病毒的量，用 4ml 无血清 Grace's 培养基配制病毒液。

3. 用稀释的 4ml 病毒溶液替换培养基，于 27℃在摇床上培养 4h。

4. 用 10ml 的 SFM 培养基更换培养基，继续培养约 72h，直到杆状病毒诱导的 CPE 清晰可见。

5. 通过离心，将细胞组分与培养上清分离，收获离心上清中糖蛋白亚单位或 VLP。用 PBS 清洗细胞部分，最后将其保存在-20℃，以备后续蛋白表达分析。

27.3.4　sE1 和 sE2 亚单位纯化

CHIKV-sE1 和-sE2 亚单位 C 端包含一个多聚组氨酸尾，可用 Talon® 离心柱进行高效纯化。

1. 用 8ml 的 TWB 缓冲液平衡 Talon® 离心柱。

2. 将含亚单位的上清装入柱中，收集穿过液。

3. 将穿过液重新加入柱中。

4. 当所有上清都通过离心柱后，用 5ml 的 TWB 缓冲液洗三次。

5. 为了从 Talon 介质中洗脱结合的亚单位，在柱子中加入 0.2ml 的 TEB 缓冲液并充分振荡（见注释 11 和 12），柱子放在旋转台上于 4℃旋转 10min。

    6. 将柱子于 4℃、100×g 离心 2min，收集包含 sE1 和 sE2 亚单位的洗脱部分。

    7. 将亚单位保存于−80℃，以供进一步分析和使用。

27.3.5　CHIKV-VLP 纯化

    1. 向培养上清中加入 7%（m/V）聚乙二醇（PEG）-6000 和 0.5mol/L 氯化钠，并在 4℃摇床上孵育 2h，以沉淀出培养上清中分泌的 VLP 和其他蛋白组分。

    2. 将沉淀物在 4℃、4000×g 离心 15min 后，用 4℃的 GTNE 缓冲液 1ml 溶解沉淀。

    3. 用 4℃的 GTNE 缓冲液制备不连续的 70%（m/V）和 40%（m/V）蔗糖密度梯度（见注释 13～15）。

    4. 在不破坏梯度的情况下，将 1ml 含 VLP 的溶液小心地加入 40%浓度的蔗糖部分。

    5. 于 4℃、70 000×g 超速离心 2h。

    6. 仔细分离 70%～40%蔗糖部分含 VLP 的条带，并重新悬浮于 5ml 的 GTNE 缓冲液中。

    7. 将含 VLP 的溶液于 4℃、85 000×g 超速离心 30min，再悬浮于 50μl 的 GTNE 缓冲液中，并保存于−80℃，以供后续分析和使用。

27.3.6　CHIKV 蛋白分析

    对制备的亚单位和 VLP 进行糖基化状态、弗林蛋白酶依赖性裂解成熟、融合活性与形态的特性分析。

    1. 在 95℃条件下，用 1μl 变性缓冲液在 9μl MilliQ 水中处理蛋白样品 10min。

    2. 加入 2μl G7 反应缓冲液、2μl 10% NP40 缓冲液、0.5μl PNGase F 在 4.5μl MilliQ 水中，在 37℃培养 1h。

    3. 将处理和未处理的蛋白样品用 SDS-PAGE 与 Western blotting 进行分析：兔多克隆抗 E1 和 E2 抗体用 PBS-Tween 分别进行 1∶5000 和 1∶20 000 稀释[20]。

    4. 在 6 孔板的每个孔接种 2ml 不含抗生素的含 $8×10^5$ 个 Sf21 细胞的 Grace's 培养基，并让细胞附着在孔的底部。

    5. 以 MOI 为 10 进行计算，用 1ml 无血清 Grace's 培养基配制 Ac-sE2 和 Ac-S27 病毒溶液。

    6. 用病毒溶液置换培养基，于 27℃的摇摆平台上培养 4h。

    7. 去掉 1ml 感染培养基，再加入 2ml 含有 50μmol/L 弗林蛋白酶抑制剂 I 的 Grace's 培养基，于 27℃培养 72h。

8. 用吸管将细胞吹散，收获细胞和培养基组分。通过离心分离培养基中的细胞。

9. 用 PBS 清洗细胞一次，最后用 100μl PBS 悬浮细胞。

10. 将细胞和培养基组分储存于−20℃，以供进一步的分析。

11. 将处理和未处理的蛋白样品用 SDS-PAGE 与 Western blotting 进行分析：兔多克隆抗 E1 和 E2 抗体用 PBS-Tween 分别进行 1∶5000 和 1∶20 000 稀释[20]。

12. 于 6 孔板的每孔接种 2ml 的 Sf-900 II/5% FBS/200μg/ml 遗传霉素培养基（含 8×10⁵ 个 Sf9-ET 细胞），让细胞附着在孔底。

13. 用 1ml 含 Ac-GEP（见注释 16）、Ac-sE1、Ac-sE2 和 Ac-S27 病毒的 Sf-900 II 培养基（5% FBS/200μg/ml 遗传霉素）感染细胞（MOI=10），于 27℃ 摇摆平台上培养 4h。

14. 用添加 0.2mg/ml 胆固醇的 Sf-900 II 培养基置换感染培养基，在 27℃ 培养 72h。

15. 将感染细胞置于 pH 5.8、5.5 和 5.0 的酸化培养基中 2min。

16. 诱导 4h 后用倒置荧光显微镜给合胞体形成情况打分。

17. 用氩气放电处理 400 目方格铜网。放电后 1h 内使用。1h 后再次进行放电处理。

18. 将 5μl 纯化的 VLP 样品加载到网格中，并在室温孵育 2min。

19. 用滤纸小心地除去样品。

20. 在封口膜上滴加 5μl MilliQ 水，将网格倒置在水滴上，用 MilliQ 水冲洗网格 5 次，每次 2min。

21. 用 2% 乙酸铀酰处理网格 15s，并用滤纸小心地去除多余的乙酸铀酰。

22. 风干网格，并用透射电子显微镜分析样品。

27.4　注　释

1. 用于扩增 sE1 和 sE2 编码片段的引物基于 CHIKV S27 序列（Genbank 登录号#AF369024）。引物包含 AttB1/2 重组序列，以便于用 Gateway® 克隆（带下划线的序列）。此外，sE1-Rv 和 sE2-Rv 有一个多聚组氨酸尾，用于高效纯化分泌的糖蛋白。

2. 利用一个编码 AcMNPV 完整基因组的重组杆状病毒穿梭质粒，该基因的结构中具有能够使细菌进行单拷贝复制的 mini-F 复制子和 CHIKV 编码片段插入所需的 attTn7 转座位点，可稳定地电转化感受态大肠杆菌 DH10Bac。除了重组杆状病毒穿梭质粒外，感受态细胞还需要四环素抗性质粒辅助，该辅助质粒编码转座所需的酶。

3. 为了验证 Tn7 是否成功将 sE1、sE2 和 S27 结构盒转座到重组杆状病毒穿梭质粒中，可使用引物 M13-Fw 和 M13-Rv 进行 PCR 鉴定。这些引物的结合位点位于 Tn7 转座位点（attTn7）的两侧，由扩增子的大小可以判断插入物是否成功结合进去。使用引物 M13-Fw 和 Genta-Rv 进行另外的 PCR 验证，庆大霉素抗性标记与 CHIKV 编码序列共同重组到重组杆状病毒穿梭质粒中。因此，将 Genta-Rv 用作内引物，就可以确定重组是否成功。

4. 对白色菌落和正确重组的杆状病毒穿梭质粒进行 PCR 分析，可以显示正确转座和所谓的"空芽孢"混合表型。只要扩增子显示至少部分重组，就可以将分离的重组杆状病毒穿梭质粒重新转化到大肠杆菌 DH10β 中，使空芽孢丢失。

5. 在重组杆状病毒穿梭质粒 DNA 转染过程中，细胞处于对数期是非常重要的。如果细胞密度过高或细胞已达到生长平台期，转染效率会迅速下降。

6. FBS 存在于培养基中不影响转染效率。

7. 被转染的细胞会发生由 FectoFly^{TM} I 转染试剂和杆状病毒复制引起的 CPE，其特征是细胞核增大，继而细胞增大、细胞融合、细胞分裂停滞。

8. 当细胞被 S27 结构盒转染或感染时，可以观察到由 CHIKV 衣壳引起的清晰的 CPE，这是指示感染程度的良好指示。核衣壳在感染细胞核内自组装而形成致密的核体。

9. 在病毒系列稀释和加样至细胞培养孔的过程中，每稀释倍数更换新的吸头是很重要的。使用相同的吸头会导致病毒滴度结果存在偏差。

10. 杆状病毒平均滴度为 $5 \times 10^7 \sim 5 \times 10^8$ TCID$_{50}$/ml。当病毒滴度大于 2×10^9 TCID$_{50}$/ml 时，建议重做终点稀释试验（EPDA）。

11. 当从 Talon 树脂上洗脱亚单位时，用洗脱缓冲液彻底重悬树脂很重要，可以使洗脱效率最大化。

12. 为了确保蛋白的稳定性，所有纯化步骤最好在 4℃进行。

13. 为确保 VLP 的稳定性，所有纯化步骤最好在 4℃进行。

14. 在使用 SW55 软管制备蔗糖密度梯度之前，在室温将其置于水中 1h，可降低其在超速离心过程中出现裂纹的风险。

15. 当制备 70%、40%蔗糖密度梯度时，首先用移液管将 3ml 的 40%蔗糖移到试管中。接下来将巴斯德吸管放入试管中，并将 1ml 的 70%蔗糖放入巴斯德吸管中。这将通过重力使 70%蔗糖置于 3ml 的 40%蔗糖之下，并确保形成清晰和紧实的梯度边界。

16. 为了确保合胞体的形成是由 CHIKV 的 E1 引起的，而不是由杆状病毒本身的 gp64 融合蛋白引起的，试验中应该包括 GFP（Ac-GFP）对照。当培养基的 pH 下降到 gp64 的融合活性范围（pH<5.0）时，只有对照显示有合胞体形成。

参 考 文 献

1. Powers A, Logue C (2007) Changing patterns of chikungunya virus: re-emergence of a zoonotic arbovirus. J Gen Virol 88: 2363–2377
2. Enserink M (2007) Epidemiology. Tropical disease follows mosquitoes to Europe. Science 317: 1485–1487
3. Gould E, Gallian P, De Lamballerie X, Charrel R (2010) First cases of autochthonous dengue fever and chikungunya fever in France: from bad dream to reality! Clin Microbiol Infect 16: 1702–1704
4. Enserink M (2014) Infectious diseases. Crippling virus set to conquer Western Hemisphere. Science 344: 678–679
5. Guzman M, Harris E (2014) Dengue. Lancet 385: 453–465
6. Borgherini G, Poubeau P, Jossaume A, Gouix A, Cotte L et al (2008) Persistent arthralgia associated with chikungunya virus: a study of 88 adult patients on reunion island. Clin Infect Dis 47: 469–475
7. Suhrbier A, Jaffar-Bandjee M, Gasque P (2012) Arthritogenic alphaviruses–an overview. Nat Rev Rheumatol 8: 42–429
8. Strauss J, Strauss E (1994) The alphaviruses: gene expression, replication, and evolution. Microbiol Mol Biol Rev 58: 491–562
9. Levitt N, Ramsburg H, Hasty S, Repik P, Cole F et al (1986) Development of an attenuated strain of chikungunya virus for use in vaccine production. Vaccine 4: 157–162
10. Mallilankaraman K, Shedlock D, Bao H, Kawalekar O, Fagone P et al (2011) A DNA vaccine against chikungunya virus is protective in mice and induces neutralizing antibodies in mice and nonhuman primates. PLoS Negl Trop Dis 5: e928
11. Muthumani K, Lankaraman K, Laddy D, Sundaram S, Chung C et al (2008) Immunogenicity of novel consensus-based DNA vaccines against chikungunya virus. Vaccine 26: 5128–5134
12. Wang D, Suhrbier A, Penn-Nicholson A, Woraratanadharm J, Gardner J et al (2011) A complex adenovirus vaccine against chikungunya virus provides complete protection against viraemia and arthritis. Vaccine 29: 2803–2809
13. Wang E, Volkova E, Adams A, Forrester N, Xiao S et al (2008) Chimeric alphavirus vaccine candidates for chikungunya. Vaccine 26: 5030–5039
14. Akahata W, Yang ZY, Andersen H, Sun S, Holdaway H et al (2010) A virus-like particle vaccine for epidemic Chikungunya virus protects nonhuman primates against infection. Nat Med 16: 334–338
15. Metz S, Gardner I, Geertsema C, Thuy L, Goh L et al (2013) Effective chikungunya virus-like particle vaccine produced in insect cells. PLoS Negl Trop Dis 7(3): e2124
16. Metz S, Martina B, van den Doel P, Geertsema C, Osterhaus A et al (2013) Chikungunya virus-like particles are more immunogenic in a lethal AG129 mouse model compared to glycoprotein E1 or E2 subunits. Vaccine 31: 6092–6096
17. van Oers MM, Pijlman GP, Vlak JM (2015) Thirty years of baculovirus-insect cell protein expression: from dark horse to mainstream technology. J Gen Virol 96: 6–23
18. Metz S, Pijlman G (2011) Arbovirus vaccines; opportunities for the baculovirus-insect cell expression system. J Invertebr Pathol 107(Suppl): S16–S30
19. Pijlman G (2015) Enveloped virus-like particles as vaccines against pathogenic arboviruses.

Biotechnol J 10: 1–12

20. Metz S, Geertsema C, Martina B, Andrade P, Heldens J et al (2011) Functional processing and secretion of Chikungunya virus E1 and E2 glycoproteins in insect cells. Virol J 8: 353–361

21. Hopkins R, Esposito D (2009) A rapid method for titrating baculovirus stocks using the Sf-9 Easy Titer cell line. Biotechniques 47: 785–788

22. Kaba S, Salcedo A, Wafula P, Vlak J, van Oers M (2004) Development of a chitinase and v-cathepsin negative bacmid for improved integrity of secreted recombinant proteins. J Virol Methods 122: 113–118

第二十八章 基孔肯雅病毒DNA新型疫苗的研发程序

钟·克里斯托弗，肯尼斯·E. 乌根，尼兰詹·Y. 萨尔代赛，

大卫·B. 韦纳，卡尔·穆图马尼

摘要：到目前为止，基孔肯雅病毒（*Chikungunya virus*，CHIKV）已引起了几百万人感染。该病毒是一种由蚊虫传播的再次出现的病原体，分类学上被认为是旧世界RNA病毒。尽管CHIKV刚开始的暴发主要限于印度、东亚国家、意大利北部和法国，但近来发现在加勒比海地区、中美洲、南美洲和北美洲的41个国家或地区CHIKV感染的暴发急剧上升。这些地区已报告了CHIKV感染的1 012 347个疑似病例和22 579个实验室确诊病例。过去，基孔肯雅病毒的传播通常与埃及伊蚊相关，然而加勒比海地区的暴发与以往不一样，是以白纹伊蚊作为主要蚊虫传播媒介的。此外，这次流行所造成的患者死亡数目大量增加，而且出现了神经疾病，这表明CHIKV的毒力增强了。目前，还没有针对CHIKV或相关疾病病理的许可疫苗或治疗方法。因此，急需开发能够为CHIKV感染提供免疫的新型疫苗和针对其临床症状的治疗方法。本章描述了我们课题组用非常前沿的技术/方法开发和评价了针对CHIKV的DNA新型疫苗。

关键词：基孔肯雅病毒，囊膜蛋白，DNA疫苗，细胞免疫，体液免疫反应，中和试验

28.1 引　　言

基孔肯雅病毒是一种虫媒病毒，属于披膜病毒科甲病毒属，近来作为一种再现病原体和潜在的生物武器重新引起了关注[1,2]。CHIKV首先是在1952～1953年东非的一次流行中发现的，当时是从一个坦桑尼亚发热患者的血液中分离到的[3,4]。从那时起，又报道了一些基孔肯雅病毒感染暴发，其中范围最大的和影响最深远的是2004年发生在亚洲与非洲的疫情。2005～2006年其在印度洋地区印度和法属留尼汪岛的流行受到关注。现在印度的13个州估计有130万患者[5]。最近，

2013 年 12 月在圣马丁岛发现 2 个实验室确诊的 CHIKV 感染患者，都没有旅游历史。从那时起，CHIKV 感染率开始上升，在新几内亚岛和加勒比海地区发现了数千例患者[6]。全球旅游的日益频繁，增加了 CHIKV 传播到非流行地区的潜在风险。让人担忧的是，近来欧洲、美国、加拿大和澳大利亚也报告了 CHIKV 感染病例。总体而言，CHIKV 已在近 40 个国家有报道，且正在继续向新的地区传播[7,8]。

基孔肯雅病毒是一种有包膜的单股正链 RNA 病毒，基因组大小为 11～12kb，包括 2 个可读框，编码几个非结构蛋白（nsP1～nsP4[9,10]）和结构蛋白（C、E3、E2、6K 和 E1[5]）。CHIKV 的复制周期复杂，因此，其基因组很容易突变。由于这种高突变率，基于囊膜蛋白 E1 基因序列，目前已鉴定了 3 个明显的基因型：东/中/南非（ECSA）基因型、西非基因型和亚洲基因型[11]。由于 CHIKV 具通过基因工程方法拥有更大传播范围的潜力，因此美国国家过敏和传染病研究所（NIAID）将其列为 C 级病原。

CHIKV 通过伊蚊传播给人类。在非洲，其传播是按森林循环进行的，包括森林里的非人灵长类和蚊子。然而，在亚洲发现了通过蚊子将 CHIKV 从感染者传播到未感染者的城市循环[11]。通常认为，埃及伊蚊是 CHIKV 的主要传播媒介，然而，CHIKV 在法属留尼汪岛暴发时，其囊膜蛋白 E1 的 A 226 V 突变导致其对白纹伊蚊的感染性增加[12,13]。现在，白纹伊蚊是印度洋群岛的主要传播媒介[14]。值得注意的是，在北美洲这 2 种蚊子都存在[15-17]。除了基于虫媒的传播途径外，血液传播也是可能的。在妊娠前一周内发病的患有病毒血症的孕妇，据报道可通过母婴传播方式将病毒传播给新生儿[18,19]。

基孔肯雅热虽然通常不引起死亡，但已观察到很高的发病率。一旦传播，CHIKV 的潜伏期为 2～6 天。无前驱症状，感染后 4～7 天出现突发症状[7]。临床上，基孔肯雅热可分为急性期和慢性期。急性期持续几天到几个星期，主要特点是：高烧、僵硬、头痛、斑丘疹或瘀点皮疹、恶心、呕吐、肌痛、多发性关节痛、关节僵硬和畏光[3,5,7]。有些急性期患者后来进一步转变为慢性期。慢性期表现为持续性、致残性多发性关节炎，可以持续数周到数年。慢性关节疼痛发生在 30%～40% 的感染者中，并可导致患者的弯曲或弯腰姿势。事实上，基孔肯雅这个词源于斯瓦希里语或马孔德语，意思是"扭曲的"或"弯曲的"。有证据表明，甲病毒在滑膜组织中持续存在，持续刺激诱导的先天性和适应性免疫反应可能导致慢性关节炎[20-23]。已报道的基孔肯雅热相关疾病综合征包括：呼吸衰竭、心血管失代偿、脑膜炎、严重急性肝炎、对皮肤产生严重影响、其他中枢神经系统问题和肾功能衰竭[24-28]。有时，基孔肯雅病毒感染导致千分之一的死亡率[7]。CHIKV 感染对老年人、儿童和有潜在疾病的人影响更大[11,25,27]。

CHIKV 感染可通过非甾体类抗炎药、类固醇、卧床休息、液体置换、补液和轻度运动进行对症治疗[3,11,29]。目前，虽然有些正在评估的潜在治疗方案，包括

CHIKV 抗体、利巴韦林、干扰素-α 和氯喹，但还没有被批准的针对基孔肯雅热的抗病毒治疗方法[3,30-36]。从预防的角度来看，目前还没有获得许可的疫苗。值得注意的是，美国陆军开发的一种 CHIKV 减毒候选疫苗，在 2000 年进入了 II 期临床试验，共涉及 58 名研究对象，他们都产生了中和抗体[37]。然而，由于担心研发过程中病毒在未经认证的细胞培养物中传代，该疫苗的研发被叫停了。后来研究也发现，该候选疫苗只是通过两个点突变减弱毒力，从而增加了毒力逆转的风险[38]。

鉴于最近的基孔肯雅病毒感染疫情，重新开展了疫苗开发工作。除了开发与评价甲醛灭活和减毒活疫苗之外，美国陆军还探索了其他疫苗和抗体，包括：嵌合甲病毒疫苗、从康复期 CHIKV 患者中分离出的纯化免疫球蛋白和病毒样颗粒疫苗[7,37,39-45]。除此之外，DNA 疫苗也是一种很有前途的疫苗，我们研究团队已经非常熟悉该疫苗，并已对 CHIKV 的 DNA 疫苗进行了研究[9,46,47]。

最初的 DNA 疫苗大约在 20 年前报道。DNA 作为一种疫苗平台，已经在许多临床方案中进行了应用。这项技术之所以具有吸引力，有多种原因，如与减毒活病毒疫苗和灭活病毒疫苗相比，它具有极好的安全性，构建和生产简单。此外，该平台不需考虑抗载体的免疫。从理论上讲，这个平台对疫苗学领域有很大的帮助。然而在过去，免疫效果问题一直困扰着该平台，限制了它的应用。虽然 DNA 疫苗早期在小动物中的研究结果不错，但是在非人灵长类动物（NHPS）和临床研究中发现其主要问题是免疫效力不高。许多临床研究已经评估和比较了 DNA 与一些替代的递送平台、配方。在这些研究中，人的整体反应率和诱导反应程度都很差。目前正在研究多种提高 DNA 疫苗免疫原性的策略，包括质粒序列优化、添加佐剂和免疫策略改进（如初次加强免疫方案和质粒递送改进）。质粒序列优化包括：优化密码子以提高目的基因在人细胞中的表达；优化 RNA 以提高 mRNA 的稳定性和在核糖体上更有效地翻译；添加先导序列以提高翻译效率，以及制备共同的免疫原以诱导更多的交叉反应。我们已经报道，利用这些质粒改善了目的基因在体内的表达；然而，这些方法本身并不能诱导像病毒载体那样强度的免疫[48-51]。

利用 DNA 疫苗有可能构建一种通用疫苗，允许在不同的系统发育群体中诱导交叉免疫反应。通过获得不同分离株的常用序列，我们可以开发针对保守区的疫苗，从而增强交叉反应。穆图马尼等在一项研究中证明了这种方法。他们通过对 1952～2006 年从病毒分离的 21 个序列进行比对，设计了一个针对 CHIKV 的 E1、E2 和核衣壳蛋白中一致序列的质粒[47]。然后，为了改善疫苗效果，对质粒进行了进一步的修饰，包括：密码子和 RNA 的优化，添加一个强 Kozak 序列及用免疫球蛋白 E 先导序列替换一个信号肽。用这个质粒免疫小鼠，诱导了强烈的干扰素-γ 反应、T 淋巴细胞增殖和总 IgG 增加，同时提高了抗 E1、E2 和核衣壳蛋白的特异性 IgG 抗体的水平。

马利兰克曼等的一项研究对这一方法做了进一步的探讨，结果证明在小鼠模型中，DNA 疫苗对 CHIKV 感染有保护作用，在小鼠和非人灵长类动物中诱导了 CHIKV 的中和抗体[9]。具体来说，他们构建了一种表达 CHIKV 所有三种囊膜糖蛋白（E3+E2+E1）的单一共同包膜蛋白疫苗，并将其命名为 CHIKV-Env。在确认了 CHIKV-Env 的体外表达后，体内研究表明 CHIKV-Env 在三次免疫小鼠后，能够诱导细胞毒性 CD8$^+$ T 细胞应答反应，可比单独使用含有 E1、E2 或 E3 的 DNA 疫苗构建物诱导更高水平的包膜特异性血清 IgG。此外，中和抗体和血凝抑制抗体明显高于单独包含 E1 或 E2 的构建物。与未攻毒相比，用小鼠适应的 CHIKV 毒株进行攻毒后，CHIKV-Env 免疫接种可降低促炎性细胞因子 IL-6 和 TNF-α 的产生，恢复和维持体重，抑制病毒血症，减少大脑、心脏、肝、肺和肾的病理异常。恒河猴的研究表明，4 只 CHIKV-Env DNA 免疫猴中有 3 只具有可检测到的包膜特异性、功能性 CTL（细胞毒性 T 细胞）活性。而且，所有 4 只猴都产生了中和抗体。对患者样本进一步研究表明，在恢复期的人体样本中发现了高水平的中和抗体和血凝抑制抗体，这表明在自然感染过程中，这些抗体的滴度与宿主在病程中清除 CHIKV 的能力有关。

进一步的研究表明，非结构蛋白-2 表达 DNA 质粒（pnsP2）对 DNA 疫苗 CHIKV-Evn 所诱导的保护性免疫起潜在的佐剂作用[46]。与单纯用 pEnv 免疫相比，pEnv 和 pnsP2 联合免疫小鼠，诱导了更高水平的血清 CHIKV-Env 抗体。pEnv+pnsP2 诱导的细胞反应也明显高于单纯 pEnv 诱导的细胞反应。联合免疫抑制了病毒血症，提高了存活率，并在攻毒后显著减少 TNF-α 和 IL-6 的产生。pEnv+pnsP2 组在研究期间未表现出感染的任何临床症状，100%存活到第 12 天或之后，只有 2 种质粒联合免疫的动物脑组织切片才显示出正常形态。

本章中，我们描述和总结了基孔肯雅病毒 DNA 疫苗开发与评估所涉及的方法。具体来说，本章讨论了构建基孔肯雅病毒 DNA 疫苗的方法，以及用于评价 DNA 构建物在体外和体内表达与效力的各种试验程序。检测体外表达的方法包括转染哺乳动物细胞系，以及进一步使用免疫荧光分析和蛋白质印迹法进行确认。证明体内功能的方法基于小鼠和非人灵长类动物模型的 DNA 疫苗接种，然后进行细胞或体液免疫反应测定。证明 DNA 疫苗在体外对抗 CHIKV 有效性的方案包括中和试验和小鼠攻毒试验。本章介绍的一些技术不一定是 DNA 疫苗研究特有的，也可推广到其他疫苗的开发。

28.2 材 料

28.2.1 体外转染

1.293T 人胚胎肾细胞（见注释 1）。

2. DMEM（Dulbecco's Modified Eagle Medium）。

3. D10 培养基：DMEM、10%热灭活胎牛血清（FBS）和青霉素-链霉素混合物（100IU/ml 青霉素和 100μg/ml 链霉素）。在无菌条件下，混合 50ml 热灭活 FBS、5ml 青霉素-链霉素混合物和 445ml DMEM。除菌过滤并保存于 4℃。

4. PBS。

5. CHIKV DNA 疫苗及对照 pVax1 构建物。

6. TurboFectin 8.0 转染试剂（OriGene Technologies）。

7. 含蛋白酶抑制剂混合物（Roche）的细胞裂解缓冲液（Cell Signaling Technology）。

28.2.2　SDS-PAGE 和 Western blotting

1. NuPAGE LDS 样品缓冲液。

2. NuPAGE 还原剂。

3. NuPAGE 抗氧化剂。

4. NuPAGE 转移缓冲液。

5. 10% Bis-Tris 凝胶。

6. MOPS-SDS 电泳缓冲液：50mmol/L MOPS，50mmol/L Tris-碱，0.1% SDS，1mmol/L EDTA，pH 7.7。

7. Immobilon-FL 膜（EMD Millipore）。

8. 10%甲醇/NuPAGE 转移缓冲液（见注释 2）。

9. Odyssey 封闭缓冲液（LI-COR Biosciences）。

10. Odyssey 封闭缓冲液/0.1% Tween-20。

11. Odyssey 封闭缓冲液/0.1% Tween-20/0.01% SDS。

12. PBS/0.1% Tween-20。

13. 抗 CHIKV 抗体：商业化 CHIKV 抗体、基孔肯雅热患者血清或 CHIKV 免疫小鼠血清。

14. IR 染料二抗。

15. Odyssey CLx 红外成像系统。

28.2.3　免疫荧光分析

1. 293T 人胚胎肾细胞。

2. D10 培养基。

3. PBS。

4. CHIKV DNA 疫苗和对照 pVax1 DNA 疫苗构建物。

5. 双腔室组织培养处理玻片（BD Falcon）。

6. 2%多聚甲醛水溶液。

7. 0.1%甘氨酸/1%牛血清白蛋白/PBS。

8. CHIKV 一抗和荧光素标记的二抗。

9. 核负染 DAPI（二氨基-2-苯基吲哚）。

10. 防荧光淬灭封片剂 Fluoromount G（Electron Microscopy Sciences）。

11. 激光扫描共聚焦显微镜。

28.2.4　DNA 疫苗免疫小鼠

1. BALB/c 或 C57BL/6 小鼠（见注释 3）。

2. 异氟烷。

3. CHIKV DNA 疫苗及对照 pVax1 构建物。

4. 体内电穿孔机（Inovio Pharmaceutics Inc.）。

28.2.5　免疫小鼠脾细胞分离

1. 匀浆机和匀浆袋（Seward Ltd）。

2. 氯化铵钾（ACK）裂解缓冲液（Cambrex BioScience）。

3. R10 培养基：RPMI-1640/2mmol/L L-谷氨酰胺/10%热灭活胎牛血清/青霉素-链霉素混合物（100IU/ml 青霉素和 100μg/ml 链霉素）。在无菌条件下，将 50ml 热灭活 FBS、5ml 青霉素-链霉素混合物和 445ml 含 2mmol/L L-谷氨酰胺的 RPMI-1640 混合。除菌过滤后保存在 4℃。

4. PBS。

5. 40μm 细胞滤网。

28.2.6　IFN-γ 酶联免疫斑点试验

1. ELISpot 分析用 96 孔板（Millipore）。

2. 抗小鼠 IFN-γ 捕获抗体（R & D Systems）。

3. 1% BSA/PBS：在 100ml 的 PBS 中溶解 1g BSA。

4. 从免疫小鼠分离的脾细胞。

5. R10 培养基。

6. PBS。

7. 刀豆蛋白 A（Con A）。

8. 肽库（见注释 4）。

9. 生物素化抗小鼠 IFN-γ 抗体。

10. 链霉亲和素碱性磷酸酶。

11. BCIP/NBT-plus 底物（MabTech）。

12. ELISpot 读板机（CTL Limited）。

28.2.7 酶联免疫吸附试验（ELISA）

1. 免疫小鼠血清样本。

2. 96 孔高结合力聚苯乙烯板（Corning）。

3. 重组 CHIKV 蛋白。

4. PBS-T：PBS/0.2% Tween-20。加入 1ml Tween-20 至 500ml 的 PBS。

5. 1% FBS/PBS-T：在 99ml 的 PBS-T 中加入 1ml 的 FBS。过滤除菌。

6. 10% FBS/PBS：在 450ml 的 PBS 中加入 50ml 的 FBS。过滤除菌。

7. HRP 偶联的山羊抗鼠 kappa 轻链抗体（Bethyl Laboratories）。

8. 底物 SIGMAFAST-OPD（Sigma-Aldrich）。

9. 终止液：1mol/L H_2SO_4。

10. Biotek EL312e Bio-Kinetics 读板机。

28.2.8 流式细胞术和细胞内细胞因子染色试验

1. 从免疫小鼠分离的脾细胞。

2. U 型底 96 孔板。

3. 疫苗特异性肽库（每肽 5μg/ml）。

4. 蛋白质转运抑制剂混合物（布雷菲德菌素 A 和莫能菌素；eBioscience）。

5. 细胞刺激混合物[含蛋白质转运抑制剂，佛波醇（PMA），离子霉素，布雷菲德菌素 A 和莫能菌素；eBioscience]。

6. R10 培养基。

7. PBS。

8. 细胞活力分析试剂盒：LIVE/DEAD FixableAqua Dead Cell Stain Kit 或 LIVE/DEAD FixableViolet Dead Cell Stain Kit（Life Technologies）。

9. FACS 缓冲液：0.1%叠氮化钠/1% FBS/PBS。

10. 固定/透膜液：BD Cytofix/Cytoperm（BD Biosciences）。

11. 透膜/洗涤洗液：BD Perm/Wash（BD Biosciences）。

12. 表面染色用荧光素偶联抗体：CD19（V450；克隆 1D3；BD Biosciences）、CD4（FITC；克隆 RM4-5；eBioscience）、CD8（APC-Cy7；克隆 53-6.7；BD Biosciences）和 CD44（A700；克隆 IM7；Biolegend）。

13. 细胞内染色用荧光素偶联抗体：IFN-γ（APC；克隆 xMG1.2；Biolegend）、TNF-α（PE；克隆 MP6-xT22；eBioscience）、CD3（PerCP/Cy5.5；克隆 145-2C11；Biolegend）和 IL-2（PeCy7；克隆 JES6-SH4；eBioscience）。

14. LSRII 流式细胞仪（BD Biosciences）。

15. FlowJo 软件（Tree Star）。

28.2.9 病毒中和试验

1. Vero 细胞。

2. M10 培养基：MEM/10%热灭活胎牛血清/青霉素-链霉素混合物（100IU/ml 青霉素+100μg/ml 链霉素）。无菌条件下，混合 50ml 热灭活 FBS 和 5ml 青霉素-链霉素混合物和 445ml 的 MEM。除菌过滤后，保存于 4℃。

3. CHIKV 假病毒（见注释 5）。

4. CHIKV 免疫小鼠血清样本。

5. 报告基因裂解缓冲液（Promega）。

6. 报告基因检测试剂盒：BriteLite Plus Kit（Perkin Elmer）。

7. 平底 96 孔板。

8. GloMax 多孔道检测系统（Promega）。

28.2.10 猕猴 DNA 质粒免疫研究

1. 恒河猴。

2. CHIKV DNA 疫苗及对照 pVax1 构建物。

3. 体内电穿孔机。

4. 采血管：EDTA 管。

5. 梯度离心细胞分离试剂：Ficoll-Paque PLUS（GE Healthcare）。

6. R10 培养基。

7. 氯化铵钾（ACK）裂解缓冲液。

8. 90% FBS 和 10% DMSO 混合物。

28.3 方   法

28.3.1 DNA 疫苗设计

在设计 DNA 疫苗时，需要构建一种不仅表达良好，而且能提供广泛保护性反应的结构体（图 28-1）。

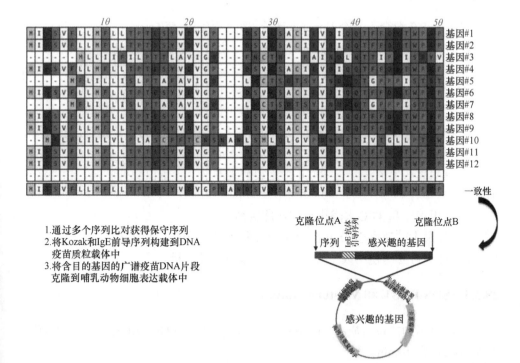

图 28-1　广谱 DNA 疫苗设计。从 NCBI 的 GenBank 数据库获得来自多个病毒株的衣壳或囊膜蛋白的基因序列。使用适当软件、采用 Clustal W 算法对多个序列进行比对，获得一个保守的基因序列，即目的基因，然后对其进行密码子和 RNA 优化，添加 IgE 先导序列和 Kozak 序列。随后，将构建的最终 DNA 片段克隆到合适的哺乳动物表达载体中。（彩图请扫封底二维码）

1. 获得 CHIKV 衣壳和囊膜蛋白基因序列，这些序列在 NCBI 的 GenBank 数据库中很容易获得。

2. 使用适当的生物信息学 DNA 软件，采用 Clustal W 算法执行多序列比对。这将产生一段保守的基因序列，可用于 DNA 疫苗设计（见注释 6）。

3. 通过密码子和 RNA 优化、添加免疫球蛋白 E 先导序列和添加强 Kozak 序列，优化用于表达的保守序列。将该基因克隆到合适的哺乳动物细胞表达载体中，并溶于水中以备免疫（见注释 7）。

28.3.2　体外转染

1. 将 293T 细胞或其他合适的细胞接种于 6 孔板中（0.6×10^6 个细胞/孔，2ml 的 D10 培养基/孔），让细胞在 37℃培养箱中过夜贴壁生长。为每个 DNA 样本准备足够的孔，同时为 pVax1 阴性对照 DNA 准备一个额外的孔。

2. 第二天检查细胞，确保它们生长至融合度达到 55%～75%。

3. 对于每个样本，将 100μl 无血清培养基（DMEM）和 20μl 转染试剂

Turbo Fectin 8.0 混合于一个 Eppendorf 管，并在室温孵育 5min。

4. 向混合物中加入 5μg 目的 DNA 样本，并在室温孵育 30min。

5. 在这步孵育结束之前，补充细胞培养基。缓慢地向细胞中加入 TurboFectin 与 DNA 混合物（见注释 8）。将细胞送回培养箱。

6. 转染 48～72h 后，小心地取出并收集上清液。

7. 用 2ml 冷 PBS 彻底清洗每个细胞培养孔或用细胞刮刀收集细胞。将细胞溶液移入 15ml 离心管中，于 4℃、200×g 离心 5min。

8. 移除离心上清液，用 100μl 细胞裂解缓冲液（含蛋白酶抑制剂）悬浮培养细胞。

9. 使用干冰和 37℃水浴进行三次冻融循环。

10. 以最大转速离心 5min，收集含有表达蛋白质的上清液。

11. 样本可立即使用或于−20℃保存，以备后续分析。

28.3.3 SDS-PAGE 和 Western blotting

1. 将分离到的蛋白质在 NuPAGE LDS 样品缓冲液和 NuPAGE 还原剂中变性，并在 70℃孵育 10min。

2. SDS-PAGE 电泳分离蛋白质：10% Bis-Tris 胶、MOPS-SDS 电泳缓冲液、500μl NuPAGE 抗氧化剂补充到上部（内腔）。设定电压为 150V，电泳约 1h。

3. 在 10%甲醇/NuPAGE 转移缓冲液（含 NuPAGE 抗氧化剂）中，30V 电转 1h，将胶上蛋白条带转移到 Immobilon-FL 膜。

4. 完成转膜后，在 Odyssey 封闭缓冲液中，4℃过夜封闭膜。

5. 第二天，将 CHIKV 抗体、基孔肯雅热患者血清或 CHIKV 免疫小鼠血清用 0.1% Tween-20/Odyssey 封闭缓冲液适当稀释（1∶250 至 1∶500）后，将膜置于抗体稀释液中室温孵育 1h。

6. 用 0.1% Tween-20/PBS 于室温洗膜 4 次，每次 5min。

7. 用 0.1% Tween-20/0.01% SDS/Odyssey 封闭缓冲液将 IR 染料二抗以 1∶15 000 稀释，将膜置于抗体稀释液中，室温孵育 1h。

8. 于室温用 0.1% Tween-20/PBS 洗膜 4 次，每次 5min。

9. 最后用 PBS 洗膜，并用 Odyssey CLx 红外成像系统进行成像观察。

28.3.4 免疫荧光分析（IFA）

1. 选用合适的细胞系，将 2×10^5 个细胞接种于按组织培养要求处理的双腔室玻片中，使细胞过夜黏附。

2. 如前所述，用 DNA 疫苗或 pVax1 载体对照进行转染。

3. 转染后 48h，从玻璃腔室中吸出培养基，用 PBS 清洗。

4. 室温下用 2%多聚甲醛固定细胞 20min。

5. 吸去多聚甲醛，用 PBS 清洗两次。加 0.3% Triton-X/PBS，于 4℃孵育 10min。

6. 加 CHIKV 一抗，于 4℃孵育过夜（见注释 9）。

7. 用 PBS 洗去多余的一抗。

8. 加入荧光素标记的二抗，并于 37℃孵育 2h（见注释 10）。

9. 用 PBS 洗去多余的二抗。

10. 用 PBS 将 DAPI 以 1∶10 000 稀释，复染 5min。

11. 用约 20μl 的 Fluoromount G 固定盖玻片（见注释 11）。

12. 使用激光扫描共聚焦显微镜获取图像。

28.3.5 DNA 疫苗免疫小鼠

1. 用适当的 DNA 重组质粒（CHIKV 衣壳蛋白、CHIKV 囊膜蛋白、对照 pVax1 构建物等）以总体积 25～50μl（含 25μg 的 DNA 量）在股四头肌或胫骨前肌免疫经异氟醚麻醉的小鼠（每组 5 只）。

2. 在注射部位立即进行体内电穿孔（两次 0.2A、52ms/脉冲、4s 点火延迟的脉冲）（见注释 12）。

3. 间隔 2 周重复免疫，共 3 次。

4. 在最后一次免疫后，处死小鼠进行免疫分析，或进入 BSL3 设施进行 CHIKV 攻毒试验研究（见注释 13）。

28.3.6 免疫小鼠脾细胞分离

1. 末次免疫后 1～2 周获取脾。

2. 用 10ml 的 R10 培养基收集单个脾（见注释 14）。

3. 将脾转移至组织匀浆袋，高速匀浆 60s。

4. 经细胞过滤器过滤至新的 50ml 锥形管：用 10ml 无菌 PBS 清洗袋各面，将细胞悬液加到 40μm 滤器内，流穿注入至 50ml 锥形管。

5. 于 300×g 离心 10min，倒去上清液。

6. 用 5ml ACK 裂解缓冲液重新悬浮细胞离心沉淀，并孵育 5min。

7. 用 PBS 装满锥形管以稀释裂解液。

8. 以 300×g 离心 5min，倒去上清液（见注释 15）。

9. 用 20ml 的 R10 培养基再次悬浮离心沉淀。

10. 用 40μm 细胞过滤器将细胞悬液过滤收集到新的 50ml 锥形管中。

11. 计数细胞，制备 $1.0×10^7$ 个细胞/ml 密度的细胞悬液（见注释 16）。

28.3.7 IFN-γ 酶联免疫斑点试验（见注释 17）

1. 用无菌 PBS 稀释抗小鼠 IFN-γ 捕获抗体（1∶100），并包被 96 孔 ELISpot 板，4℃孵育 24h。

2. 以 200μl/孔用 PBS 洗板 3～4 次，然后用 1% BSA/PBS 封闭至少 2h。

3. 移除封闭液，在每个孔中添加免疫小鼠的脾细胞（100μl 中含 200 000 个细胞）及单独的 100μl 培养基（阴性对照）、100μl 含 1∶1500 稀释 Con A 的培养基（阳性对照）或 100μl 含肽片段的培养基（10μg/ml）。

4. 将培养板置于 37℃、5% CO_2 培养箱中培养 12～48h。

5. 以 200μl/孔用 PBS 清洗细胞 3～4 次。

6. 每孔加入 100μl 用 PBS 稀释（1∶100）的生物素化抗小鼠 IFN-γ 抗体。

7. 用保鲜膜包好培养板，于 4℃孵育过夜。

8. 以 200μl/孔用 PBS 洗板 3～4 次（见注释 18）。

9. 每孔加入 100μl 用 PBS 稀释（1∶1000）的链霉亲和素碱性磷酸酶，于室温避光孵育 2h。

10. 以 200μl/孔用 PBS 洗板 3～4 次。

11. 每孔加入 100μl 的 BCIP/NBT-plus 底物，显影至斑点出现（见注释 19）。

12. 用流动的自来水彻底冲洗以终止反应（见注释 20）。

13. 把培养板面朝下放在操作台上，过夜晾干。

14. 使用自动 ELISpot 读板机进行计数量化（见注释 21）。

28.3.8 ELISA 结合实验（见注释 22）

1. 用重组 CHIKV 蛋白包被 96 孔高结合力聚苯乙烯板（100μl/孔，0.25～1.0μg/ml 蛋白质），4℃孵育过夜。

2. 以 200μl/孔用 PBS-T 洗板 3～4 次，然后在室温用 10% FBS/PBS 封闭 1h。

3. 以 200μl/孔用 PBS-T 洗板 3～4 次。

4. 用 1% FBS/PBS-T 按对数或半对数比例制备样本连续稀释液（见注释 23）。

5. 加入稀释的样本，室温孵育 1h。

6. 以 200μl/孔用 PBS-T 洗板 3～4 次。

7. 每孔加入 100μl 用 1% FBS/PBS-T 按 1∶20 000 稀释的 HRP 偶联羊抗鼠 kappa 轻链抗体，室温孵育 1h。

8. 以 200μl/孔用 PBS-T 洗板 3～4 次。

9. 每孔加入 100μl 检测底物 SIGMAFAST-OPD，室温孵育 10min。

10. 每孔加入 100μl 的 1mol/L H_2SO_4 以终止反应。

11. 用 Biotek EL312e Bio-Kinetics 读板计于 450nm 读取 ELISA 板。

28.3.9 流式细胞术（FACS）和细胞内细胞因子染色（ICS）分析（见注释 24 和 25）

1. 确定染色所需的脾细胞数：建议每个样本在 50μl 染色缓冲液中的最终浓度不小于 $1×10^6$ 个细胞。

2. 根据所需样本数量，将等分细胞加入 U 型底 96 孔板中。

3. 于 37℃、5% CO_2 条件下，在蛋白转运抑制剂混合物存在时，用疫苗特异性肽库（每肽 5μg/ml）刺激脾细胞 5~6h。分别用细胞刺激（鸡尾酒）混合物和 R10 培养基作为阳性对照和阴性对照。

4. 于 300×g 离心 5min，使细胞沉淀，并倾弃上清液。

5. 用 200μl 的 PBS 洗涤细胞。

6. 于 300×g 离心 5min，使细胞沉淀，并倾弃上清液。

7. 为了染色活/死细胞，将细胞沉淀重新悬浮于 50μl 的 Live/Dead Aqua（1∶500，PBS）或 Live/Dead Violet（1∶20，PBS）中，并在室温避光孵育 10min。

8. 于 300×g 离心 5min，使细胞沉淀，并倾弃上清液。

9. 用 200μl 的 PBS 洗涤细胞。

10. 于 300×g 离心 5min，使细胞沉淀，并倾弃上清液。

11. 对于表面染色，确定所需抗体的总体积（每个样品 50μl），并用 FACS 缓冲液稀释各个抗体至所需浓度，配成染色混合物。

12. 用染色混合物重悬细胞，并在室温避光孵育 20~30min。

13. 于 300×g 离心 5min，使细胞沉淀，并倾弃上清液（见注释 26）。

14. 用 200μl 的 FACS 缓冲液洗涤细胞，于 300×g 离心 5min，使细胞沉淀，倾弃上清液。

15. 用 100μl 的 BD 固定/透膜缓冲液悬浮细胞后，于 4℃ 孵育 20min。

16. 于 400×g 离心 5min，倾弃上清液。

17. 用 BD 透膜/洗涤缓冲液稀释抗体至所需浓度，获得细胞内染色混合物。向每个样本中加 50μl 染色混合物后，于 4℃ 避光孵育 1h。

18. 于 400×g 离心 5min，倾弃上清液。

19. 用 200μl 的 FACS 缓冲液洗涤细胞，于 300×g 离心 5min，倾弃上清液。重复 1 次。

20. 用 200μl 的 FACS 缓冲液重悬细胞后，进行测试和分析（见注释 27）。

21. 使用 LSRII 流式细胞仪收集数据，并用 FlowJo 软件（Tree Star）进行分析。用 SPICE v5. Boolean 划门，并用 FlowJo 软件检测 T 淋巴细胞的多功能性[53]。

28.3.10　病毒中和试验（见注释 28）

1. Vero 细胞接种含 M10 培养基的 6 孔培养板：细胞密度为 $3.0×10^6$ 个细胞/孔、2ml 培养基/孔。

2. 细胞于 37℃、5% CO_2 条件下培养 24h。

3. 使用 1000μl 的 Pipette-Aid 移液器小心地从孔中移除培养基，并向每个孔中添加 2ml 新鲜的 M10 培养基。

4. 将 50～100pg 假病毒添加到相应的孔中。

5. 向相应的孔中加入 200μl 血清（见注释 29）。

6. 在 37℃、5% CO_2 条件下培养 48h。

7. 小心地移除培养基。向每个孔中加入 2ml 无菌 PBS，并用 1000μl 移液器将细胞从培养皿中冲洗下来。

8. 将细胞溶液转移到 15ml 锥形离心管中，并在 4℃ 以 $200×g$ 离心 5min。小心地丢弃上清液（见注释 30）。

9. 向每个离心管中加入 200μl 的报告基因裂解缓冲液。

10. 用移液器将细胞重悬，并转移到标记的 Eppendorf 管中。

11. 在工作台上，将管子转移到干冰中冷冻，然后用手或在 37℃ 水浴中解冻。反复冻融 3 次。

12. 样本在微型离心机中以最大速度离心 5min，然后将上清液转移到新的标记管中。

13. 在平底 96 孔板中，每个孔加样 100μl（2 个复孔）。

14. 向每个样本中加入 100μl 的 BriteLite Plus 试剂。通过移液器充分混合。

15. 等待至少 1min，但不超过 15min。然后使用 GloMax 多孔道检测系统读板。

16. Vero 细胞保持完整、细胞病变效应 100% 抑制的情形下，用血清最高稀释倍数的倒数来判定中和滴度。使用 Graphpad Prism 5 软件对剂量-反应（可变斜率）"S" 形曲线进行非线性回归拟合，并确定 IC_{50} 值。

28.3.11　恒河猴 DNA 质粒免疫研究

1. 在第 0 周、第 4 周和第 8 周用 1mg（10mg/ml）的每种 DNA 疫苗免疫 5～10 只恒河猴，方法是肌内注射至股四头肌，然后电穿孔。用 pVax1 载体作为对照，免疫相等数量的动物。

2. 每隔 2 周给恒河猴采血，收集 5ml 血样用于血清研究，收集 10ml 血样置于 EDTA 管中，用于外周血单个核细胞（PBMC）的分离。

3. 采用标准 Ficoll-Paque 离心方法分离 PBMC，并用 R10 完全培养基重悬细胞。

4. 用 ACK 裂解缓冲液裂解红细胞。

5. 用 R10 培养基悬浮细胞和计数，然后用 90% FBS/10% DMSO 冻存（10×10^6 个细胞/ml），直到进一步使用。

6. 小鼠试验也可以采用类似的免疫分析。

28.4　注　释

1. 可以使用任何合适的哺乳动物细胞系，如 RD、BHK-21 或 Vero 细胞。

2. 如果同时转移两块膜，则用 20%甲醇替代 10%甲醇。

3. 根据美国国立卫生研究院（Bethesda）与动物使用和管理委员会（IACUC）的指南，6～8 周龄的 BALB/c 或 C57BL/6 小鼠应该饲养在有温度控制、光循环设施的环境中。根据动物研究的需要，进行试验分组。

4. 肽库由 15 个氨基酸组成，有 9 个或 11 个氨基酸重叠，这些氨基酸覆盖了全长蛋白。

5. 假病毒是通过囊膜蛋白表达质粒与囊膜蛋白缺失慢病毒骨架质粒共转染获得的。共转染产生的假病毒颗粒能够感染细胞，但由于缺乏完整的基因组而无法产生感染性子代。囊膜蛋白仅决定病毒受体结合、膜融合、病毒侵入和中和抗体反应。将 CHIKV 囊膜糖蛋白整合到慢病毒假颗粒内得到 CHIKV 的假病毒。在这种试验中，假病毒基因组中必须含有萤光素酶基因。

6. 在设计 DNA 疫苗时，构建一种不仅能良好表达，而且能提供广泛保护性反应的结构体将非常有用。因此，建议采用通用的疫苗构建方法。

7. 如同马里兰卡曼（Mallilankaraman）等构建的质粒，在单个 DNA 质粒编码多个抗原的情况下，可以添加弗林蛋白酶裂解位点以利于后续处理[9]。

8. 逐滴加入混合物。然后轻轻旋转，使其分布均匀。

9. 我们提供了利用一抗和二抗组合的例子：来自 CHIKV 免疫小鼠血清的鼠抗囊膜 IgG 抗体（1：500）和 Alexa Fluor 488 标记的抗鼠 IgG（Invitrogen，Molecular Probes）。

10. 加入荧光素标记二抗及其后面的所有步骤都应在暗处进行，或将玻片覆盖，以尽量减少与光的接触。

11. 理想状态下，让封片后的盖玻片干燥一夜，再成像。然而，玻片也可马上成像，但需要谨慎。

12. 采用肌内注射结合电穿孔技术（EP）的 DNA 疫苗给药方法已被证明能增加质粒的摄取，增强疫苗的免疫原性反应，在最近的人类临床试验中证明了疫苗的有效性[9,52-56]。

13. CHIKV 攻毒注射操作过程类似于 DNA 疫苗免疫小鼠。每只小鼠后肢背侧皮下注射 25μl 1×10^{7}pfu 的 CHIKV 病毒株。攻毒后 14 天内，每天监测小鼠的存活情况及感染症状，如足部肿胀、体重减轻和嗜睡。通过游标卡尺测量足部肿胀（高度和宽度）。对体重降低超过 30% 的动物实施安乐死，采集血清样本进行细胞因子定量和免疫分析。在攻毒后第 7 天和第 14 天，从尾部或眼眶后收集血样。用蚀斑试验分析病毒血症（pfu/ml）。

14. 如果要把脾集中起来，可以把所有的脾放到一个装有适量 R10 培养基的管子里（如在 30ml 的 R10 中可加入三个脾）。

15. 如果细胞离心沉淀后仍含有大量红细胞，则重复 ACK 裂解步骤。

16. 细胞现在可以进行细胞内细胞因子染色或酶联免疫斑点（ELISpot）试验。

17. 用 ELISpot 试验检测抗原特异性 T 淋巴细胞的免疫应答。IFN-γ 是 II 型干扰素，在先天性和适应性免疫中具有重要作用，具有多种功能，主要与辅助性 T 细胞和细胞毒性 T 细胞对感染的应答有关。IFN-γ 的 ELISpot 分析可用于测定免疫原诱导细胞反应的能力和鉴定显性表位。

18. 从这一刻开始，可以准备一个装有 PBS 的盆，每次洗板时将板子浸入 PBS 中。

19. 显色时间为 10～40min，具体取决于试验条件和试剂。参考含有 Con A 的反应孔，以确定何时终止显色。

20. 移走板盖，冲洗膜背面，确保反应完全停止。

21. 减去背景（仅含培养基）后，将原始值标准化为 sfu/百万脾细胞。

22. 用小鼠免疫血清（疫苗构建物或 pVax1 对照质粒）进行 ELISA 检测，以测定抗体表达动力学及其与靶抗原结合的能力。在不同时间点采集免疫小鼠的血清样本。

23. 流式细胞术和细胞内细胞因子染色可用于进一步分析免疫反应与测定 T 淋巴细胞的多功能性。

24. 如果不需要细胞内染色，跳过步骤 14～18。

25. 如果细胞不能在同一天内进行测试，用 1% 多聚甲醛/FACS 缓冲液重悬细胞。保存于 4℃，并在染色后 24h 内测试样本。

26. 病毒中和试验用于测定抑制细胞病变效应的血清最高稀释倍数。

27. 多只动物的血清合并在一起。

28. 可使用 100μl 或 200μl 吸头去除多余的上清液。

29. 细胞裂解物可在 −20℃ 短期保存，可在 −80℃ 长期保存，或立即用于萤光素酶分析。

30. 在小鼠攻毒研究成功之后，疫苗开发的下一步是在非人灵长类动物模型中测试效力。

致谢：我们感谢韦纳实验室的塞利克·弗林盖和艾玛·罗谢尔对文中方法的重大贡献、批判性阅读和编辑。

参 考 文 献

1. Teo TH, Lum FM, Claser C, Lulla V, Lulla A, Merits A, Renia L, Ng LF (2013) A pathogenic role for CD4$^+$ T cells during Chikungunya virus infection in mice. J Immunol 190(1): 259–269. doi: 10.4049/jimmunol.1202177

2. Long KM, Whitmore AC, Ferris MT, Sempowski GD, McGee C, Trollinger B, Gunn B, Heise MT (2013) Dendritic cell immunoreceptor regulates Chikungunya virus pathogenesis in mice. J Virol 87(10): 5697–5706. doi: 10.1128/JVI.01611-12

3. Burt FJ, Rolph MS, Rulli NE, Mahalingam S, Heise MT (2012) Chikungunya: a re-emerging virus. Lancet 379(9816): 662–671. doi: 10.1016/S0140-6736(11)60281-X

4. Ross RW (1956) The Newala epidemic. III. The virus: isolation, pathogenic properties and relationship to the epidemic. J Hyg 54(2): 177–191

5. Her Z, Kam YW, Lin RT, Ng LF (2009) Chikungunya: a bending reality. Microbes Infect 11(14–15): 1165–1176. doi: 10.1016/j.micinf.2009.09.004

6. Van Bortel W, Dorleans F, Rosine J, Blateau A, Rousset D, Matheus S, Leparc-Goffart I, Flusin O, Prat C, Cesaire R, Najioullah F, Ardillon V, Balleydier E, Carvalho L, Lemaitre A, Noel H, Servas V, Six C, Zurbaran M, Leon L, Guinard A, van den Kerkhof J, Henry M, Fanoy E, Braks M, Reimerink J, Swaan C, Georges R, Brooks L, Freedman J, Sudre B, Zeller H (2014) Chikungunya outbreak in the Caribbean region, December 2013 to March 2014, and the significance for Europe. Euro Surveill 19(13)

7. Schwartz O, Albert ML (2010) Biology and pathogenesis of chikungunya virus. Nat Rev Microbiol 8(7): 491–500. doi: 10.1038/nrmicro236

8. Suhrbier A, Jaffar-Bandjee MC, Gasque P (2012) Arthritogenic alphaviruses–an overview. Nat Rev Rheumatol 8(7): 420–429. doi: 10.1038/nrrheum.2012.64

9. Mallilankaraman K, Shedlock DJ, Bao H, Kawalekar OU, Fagone P, Ramanathan AA, Ferraro B, Stabenow J, Vijayachari P, Sundaram SG, Muruganandam N, Sarangan G, Srikanth P, Khan AS, Lewis MG, Kim JJ, Sardesai NY, Muthumani K, Weiner DB (2011) A DNA vaccine against Chikungunya virus is protective in mice and induces neutralizing antibodies in mice and nonhuman primates. PLoS Negl Trop Dis 5(1): e928. doi: 10.1371/journal.pntd.0000928

10. Silva LA, Khomandiak S, Ashbrook AW, Weller R, Heise MT, Morrison TE, Dermody TS (2014) A single-amino-acid polymorphism in Chikungunya virus E2 glycoprotein influences glycosaminoglycan utilization. J Virol 88(5): 2385–2397. doi: 10.1128/JVI.03116-13

11. Thiboutot MM, Kannan S, Kawalekar OU, Shedlock DJ, Khan AS, Sarangan G, Srikanth P, Weiner DB, Muthumani K (2010) Chikungunya: a potentially emerging epidemic? PLoS Negl Trop Dis 4(4): e623. doi: 10.1371/journal.pntd.0000623

12. Dubrulle M, Mousson L, Moutailler S, Vazeille M, Failloux AB (2009) Chikungunya virus and *Aedes mosquitoes*: saliva is infectious as soon as two days after oral infection. PLoS One 4(6): e5895. doi: 10.1371/journal.pone.0005895

13. Schuffenecker I, Iteman I, Michault A, Murri S, Frangeul L, Vaney MC, Lavenir R, Pardigon N, Reynes JM, Pettinelli F, Biscornet L, Diancourt L, Michel S, Duquerroy S, Guigon G, Frenkiel MP, Brehin AC, Cubito N, Despres P, Kunst F, Rey FA, Zeller H, Brisse S (2006)

Genome microevolution of chikungunya viruses causing the Indian Ocean outbreak. PLoS Med 3(7): e263

14. Vazeille M, Moutailler S, Coudrier D, Rousseaux C, Khun H, Huerre M, Thiria J, Dehecq JS, Fontenille D, Schuffenecker I, Despres P, Failloux AB (2007) Two Chikungunya isolates from the outbreak of La Reunion (Indian Ocean) exhibit different patterns of infection in the mosquito, *Aedes albopictus*. PLoS One 2(11): e1168

15. Eisen L, Moore CG (2013) *Aedes (Stegomyia) aegypti* in the continental United States: a vector at the cool margin of its geographic range. J Med Entomol 50(3): 467–478

16. Pesko K, Westbrook CJ, Mores CN, Lounibos LP, Reiskind MH (2009) Effects of infectious virus dose and bloodmeal delivery method on susceptibility of *Aedes aegypti* and *Aedes albopictus* to chikungunya virus. J Med Entomol 46(2): 395–399

17. Reiskind MH, Lounibos LP (2013) Spatial and temporal patterns of abundance of *Aedes aegypti* L. (*Stegomyia aegypti*) and *Aedes albopictus* (Skuse) [*Stegomyia albopictu*s (Skuse)] in southern Florida. Med Vet Entomol 27(4): 421–429. doi: 10.1111/mve.12000

18. Gerardin P, Barau G, Michault A, Bintner M, Randrianaivo H, Choker G, Lenglet Y, Touret Y, Bouveret A, Grivard P, Le Roux K, Blanc S, Schuffenecker I, Couderc T, Arenzana Seisdedos F, Lecuit M, Robillard PY (2008) Multidisciplinary prospective study of mother-to-child chikungunya virus infections on the island of La Reunion. PLoS Med 5(3): e60. doi: 10.1371/journal. pmed.0050060, 07-PLME-RA-1274 [pii]

19. Ramful D, Carbonnier M, Pasquet M, Bouhmani B, Ghazouani J, Noormahomed T, Beullier G, Attali T, Samperiz S, Fourmaintraux A, Alessandri JL (2007) Mother-to-child transmission of Chikungunya virus infection. Pediatr Infect Dis J 26(9): 811–815. doi: 10.1097/INF.0b013e 3180616d4f

20. Poo YS, Nakaya H, Gardner J, Larcher T, Schroder WA, Le TT, Major LD, Suhrbier A (2014) CCR2 deficiency promotes exacerbated chronic erosive neutrophil-dominated Chikungunya virus arthritis. J Virol 88(2): 6862–6872. doi: 10.1128/JVI.03364-13

21. Hoarau JJ, Gay F, Pelle O, Samri A, Jaffar Bandjee MC, Gasque P, Autran B (2013) Identical strength of the T cell responses against E2, nsP1 and capsid CHIKV proteins in recovered and chronic patients after the epidemics of 2005–2006 in La Reunion Island. PLoS One 8(12): e84695. doi: 10.1371/journal.pone.0084695

22. Labadie K, Larcher T, Joubert C, Mannioui A, Delache B, Brochard P, Guigand L, Dubreil L, Lebon P, Verrier B, de Lamballerie X, Suhrbier A, Cherel Y, Le Grand R, Roques P (2010) Chikungunya disease in nonhuman primates involves long-term viral persistence in macrophages. J Clin Invest 120(3): 894–906. doi: 10.1172/JCI40104, 40104 [pii]

23. Lidbury BA, Rulli NE, Suhrbier A, Smith PN, McColl SR, Cunningham AL, Tarkowski A, van Rooijen N, Fraser RJ, Mahalingam S (2008) Macrophage-derived proinflammatory factors contribute to the development of arthritis and myositis after infection with an arthrogenic alphavirus. J Infect Dis 197(11): 1585–1593. doi: 10.1086/587841

24. Farnon EC, Sejvar JJ, Staples JE (2008) Severe disease manifestations associated with acute chikungunya virus infection. Crit Care Med 36(9): 2682–2683. doi: 10.1097/CCM.0b013e3181843d94

25. Couderc T, Chretien F, Schilte C, Disson O, Brigitte M, Guivel-Benhassine F, Touret Y, Barau G, Cayet N, Schuffenecker I, Despres P, Arenzana-Seisdedos F, Michault A, Albert ML, Lecuit M (2008) A mouse model for Chikungunya: young age and inefficient type-I interferon signaling are risk factors for severe disease. PLoS Pathog 4(2): e29

26. Queyriaux B, Simon F, Grandadam M, Michel R, Tolou H, Boutin JP (2008) Clinical burden of chikungunya virus infection. Lancet Infect Dis 8(1): 2–3. doi: 10.1016/S1473-3099(07)70294-3

27. Robin S, Ramful D, Le Seach F, Jaffar-Bandjee MC, Rigou G, Alessandri JL (2008) Neurologic manifestations of pediatric chikungunya infection. J Child Neurol 23(9): 1028–1035. doi: 10.1177/0883073808314151, 0883073808314151 [pii]

28. Simon F, Paule P, Oliver M (2008) Chikungunya virus-induced myopericarditis: toward an increase of dilated cardiomyopathy in countries with epidemics? Am J Trop Med Hyg 78(2): 212–213. doi: 78/2/212 [pii]

29. Couderc T, Khandoudi N, Grandadam M, Visse C, Gangneux N, Bagot S, Prost JF, Lecuit M (2009) Prophylaxis and therapy for Chikungunya virus infection. J Infect Dis 200(4): 516–523. doi: 10.1086/600381

30. Brighton SW (1984) Chloroquine phosphate treatment of chronic Chikungunya arthritis. An open pilot study. S Afr Med J 66(6): 217–218

31. Briolant S, Garin D, Scaramozzino N, Jouan A, Crance JM (2004) *In vitro* inhibition of Chikungunya and Semliki Forest viruses replication by antiviral compounds: synergistic effect of interferon-alpha and ribavirin combination. Antiviral Res 61(2): 111–117

32. de Lamballerie X, Leroy E, Charrel RN, Ttsetsarkin K, Higgs S, Gould EA (2008) Chikungunya virus adapts to tiger mosquito via evolutionary convergence: a sign of things to come? Virol J 5: 33. doi: 10.1186/1743-422X-5-33, 1743-422X-5-33 [pii]

33. Khan M, Santhosh SR, Tiwari M, Lakshmana Rao PV, Parida M (2010) Assessment of *in vitro* prophylactic and therapeutic efficacy of chloroquine against Chikungunya virus in vero cells. J Med Virol 82(5): 817–824. doi: 10.1002/jmv.21663

34. Ravichandran R, Manian M (2008) Ribavirin therapy for Chikungunya arthritis. J Infect Dev Ctries 2(2): 140–142

35. Schilte C, Couderc T, Chretien F, Sourisseau M, Gangneux N, Guivel-Benhassine F, Kraxner A, Tschopp J, Higgs S, Michault A, Arenzana Seisdedos F, Colonna M, Peduto L, Schwartz O, Lecuit M, Albert ML (2010) Type I IFN controls chikungunya virus via its action on nonhematopoietic cells. J Exp Med 207(2): 429–442. doi: 10.1084/jem.20090851

36. Smee DF, Alaghamandan HA, Kini GD, Robins RK (1988) Antiviral activity and mode of action of ribavirin 5′-sulfamate against Semliki Forest virus. Antiviral Res 10(6): 253–262

37. Edelman R, Tacket CO, Wasserman SS, Bodison SA, Perry JG, Mangiafico JA (2000) Phase II safety and immunogenicity study of live chikungunya virus vaccine TSI-GSD-218. Am J Trop Med Hyg 62(6): 681–685

38. Gorchakov R, Wang E, Leal G, Forrester NL, Plante K, Rossi SL, Partidos CD, Adams AP, Seymour RL, Weger J, Borland EM, Sherman MB, Powers AM, Osorio JE, Weaver SC (2012) Attenuation of Chikungunya virus vaccine strain 181/clone 25 is determined by two amino acid substitutions in the E2 envelope glycoprotein. J Virol 86(11): 6084–6096. doi: 10.1128/JVI.06449-11

39. Hallengard D, Kakoulidou M, Lulla A, Kummerer BM, Johansson DX, Mutso M, Lulla V, Fazakerley JK, Roques P, Le Grand R, Merits A, Liljestrom P (2014) Novel attenuated Chikungunya vaccine candidates elicit protective immunity in C57BL/6 mice. J Virol 88(5): 2858–2866. doi: 10.1128/JVI.03453-13

40. Noranate N, Takeda N, Chetanachan P, Sittisaman P, A-Nuegoonpipat A, Anantapreecha S (2014) Characterization of chikungunya virus-like particles. PLoS One 9(9): e108169. doi: 10.1371/journal.pone.0108169

41. Brandler S, Ruffie C, Combredet C, Brault JB, Najburg V, Prevost MC, Habel A, Tauber E, Despres P, Tangy F (2013) A recombinant measles vaccine expressing chikungunya viruslike particles is strongly immunogenic and protects mice from lethal challenge with chikungunya

virus. Vaccine 31(36): 3718–3725. doi: 10.1016/j.vaccine.2013.05.086

42. Kumar M, Sudeep AB, Arankalle VA (2012) Evaluation of recombinant E2 protein-based and whole-virus inactivated candidate vaccines against chikungunya virus. Vaccine 30(43): 6142–6149. doi: 10.1016/j.vaccine.2012.07.072

43. McClain DJ, Pittman PR, Ramsburg HH, Nelson GO, Rossi CA, Mangiafico JA, Schmaljohn AL, Malinoski FJ (1998) Immunologic interference from sequential administration of live attenuated alphavirus vaccines. J Infect Dis 177(3): 634–641

44. Tiwari M, Parida M, Santhosh SR, Khan M, Dash PK, Rao PV (2009) Assessment of immunogenic potential of Vero adapted formalin inactivated vaccine derived from novel ECSA genotype of Chikungunya virus. Vaccine 27(18): 2513–2522. doi: 10.1016/j.vaccine.2009.02.

45. Wang E, Kim DY, Weaver SC, Frolov I (2011) Chimeric Chikungunya viruses are nonpathogenic in highly sensitive mouse models but efficiently induce a protective immune response. J Virol 85(17): 9249–9252. doi: 10.1128/JVI.00844-11

46. Bao H, Ramanathan AA, Kawalakar O, Sundaram SG, Tingey C, Bian CB, Muruganandam N, Vijayachari P, Sardesai NY, Weiner DB, Ugen KE, Muthumani K (2013) Nonstructural protein 2 (nsP2) of Chikungunya virus (CHIKV) enhances protective immunity mediated by a CHIKV envelope protein expressing DNA Vaccine. Viral Immunol 26(1): 75–83. doi: 10.1089/vim.2012.0061

47. Muthumani K, Lankaraman KM, Laddy DJ, Sundaram SG, Chung CW, Sako E, Wu L, Khan A, Sardesai N, Kim JJ, Vijayachari P, Weiner DB (2008) Immunogenicity of novel consensus-based DNA vaccines against Chikungunya virus. Vaccine 26(40): 5128–5134. doi: 10.1016/j.vaccine.2008.03.060

48. Hokey DA, Weiner DB (2006) DNA vaccines for HIV: challenges and opportunities. Springer Semin Immunopathol 28(3): 267–279. doi: 10.1007/s00281-006-0046-z

49. Kutzler MA, Weiner DB (2008) DNA vaccines: ready for prime time? Nat Rev Genet 9(10): 776–788. doi: 10.1038/nrg2432

50. Laddy DJ, Yan J, Khan AS, Andersen H, Cohn A, Greenhouse J, Lewis M, Manischewitz J, King LR, Golding H, Draghia-Akli R, Weiner DB (2009) Electroporation of synthetic DNA antigens offers protection in nonhuman primates challenged with highly pathogenic avian influenza virus. J Virol 83(9): 4624–4630. doi: 10.1128/JVI.02335-08, JVI.02335-08 [pii]

51. Muthumani G, Laddy DJ, Sundaram SG, Fagone P, Shedlock DJ, Kannan S, Wu L, Chung CW, Lankaraman KM, Burns J, Muthumani K, Weiner DB (2009) Coimmunization with an optimized plasmid encoded immune stimulatory interleukin, high-mobility group box 1 protein, results in enhanced interferon-gamma secretion by antigen-specific CD8 T cells. Immunology 128(1 Suppl): e612–e620. doi: 10.1111/j.1365-2567.2009.03044.x, IMM3044 [pii]

52. Bagarazzi ML, Yan J, Morrow MP, Shen X, Parker RL, Lee JC, Giffear M, Pankhong P, Khan AS, Broderick KE, Knott C, Lin F, Boyer JD, Draghia-Akli R, White CJ, Kim JJ, Weiner DB, Sardesai NY (2012) Immunotherapy against HPV16/18 generates potent TH1 and cytotoxic cellular immune responses. Sci Tranl Med 4(155): 155ra138. doi: 10.1126/scitranslmed.3004414

53. Muthumani K, Falzarano D, Reuschel EL, Tingey C, Flingai S, Villarreal DO, Wise M, Patel A, Izmirly A, Aljuaid A, Seliga AM, Soule G, Morrow M, Kraynyak KA, Khan AS, Scott DP, Feldmann F, LaCasse R, Meade-White K, Okumura A, Ugen KE, Sardesai NY, Kim JJ, Kobinger G, Feldmann H, Weiner DB (2015) A synthetic consensus anti-spike protein DNA vaccine induces protective immunity against Middle East respiratory syndrome coronavirus in nonhuman primates. Sci Transl Med 7(301): 301ra132. doi: 10.1126/scitranslmed. aac7462

54. Flingai S, Plummer EM, Patel A, Shresta S, Mendoza JM, Broderick KE, Sardesai NY,

Muthumani K, Weiner DB (2015) Protection against dengue disease by synthetic nucleic acid antibody prophylaxis/immunotherapy. Sci Rep 5: 12616. doi: 10.1038/srep12616

55. Muthumani K, Wise MC, Broderick KE, Hutnick N, Goodman J, Flingai S, Yan J, Bian CB, Mendoza J, Tingey C, Wilson C, Wojtak K, Sardesai NY, Weiner DB (2013) HIV-1 Env DNA vaccine plus protein boost delivered by EP expands B- and T-cell responses and neutralizing phenotype *in vivo*. PLoS One 8(12): e84234. doi: 10.1371/journal.pone.0084234

56. Trimble CL, Morrow MP, Kraynyak KA, Shen X, Dallas M, Yan J, Edwards L, Parker RL, Denny L, Giffear M, Brown AS, Marcozzi Pierce K, Shah D, Slager AM, Sylvester AJ, Khan A, Broderick KE, Juba RJ, Herring TA, Boyer J, Lee J, Sardesai NY, Weiner DB, Bagarazzi ML (2015) Safety, efficacy, and immunogenicity of VGX-3100, a therapeutic synthetic DNA vaccine targeting human papillomavirus 16 and 18 E6 and E7 proteins for cervical intraepithelial neoplasia 2/3: a randomised, double-blind, placebo-controlled phase 2b trial. Lancet 386 (10008): 2078–2088. doi: 10.1016/S0140-6736(15)00239-1, pii, S0140-6736(15)00239-1